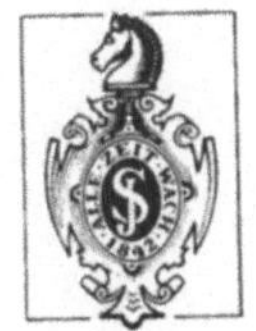

Volker Pudel

Zur Psychogenese und Therapie der

Adipositas

Untersuchungen
zum menschlichen Appetitverhalten

Zweite Auflage

Mit 25 Abbildungen und 24 Tabellen

Springer-Verlag
Berlin Heidelberg GmbH 1982

Priv.-Doz. Dr. rer. nat. Volker Pudel
Diplom-Psychologe

Leiter der Arbeitsgruppe für Ernährungsforschung
Zentrum 16: Psychologische Medizin Universität Göttingen
Von-Siebold-Straße 5, 3400 Göttingen

ISBN 978-3-540-11242-6   ISBN 978-3-642-88749-9 (eBook)
DOI 10.1007/978-3-642-88749-9

CIP-Kurztitelaufnahme der Deutschen Bibliothek
Pudel, Volker:
Zur Psychogenese und Therapie der Adipositas:
Unters. zum menschl. Appetitverhalten / Volker
Pudel. – 2. Aufl. – Berlin; Heidelberg; New York: Springer, 1982.

Satz- und Bindearbeiten: G. Appl, Wemding. Druck: aprinta, Wemding
2121/3140-543210

Vorwort zur zweiten Auflage

Auch vier Jahre nach Erscheinen der ersten Auflage gilt, daß die eigentliche Ätiologie der Adipositas noch weitgehend unbestimmt ist. Nach der gegenwärtigen Sachlage ist auch nicht zu erwarten, daß in Kürze mit relevanten Befunden zu rechnen ist, die grundlegend neue (vor allem kausal wirkende) Behandlungsprinzipien eröffnen, da trotz (oder wegen) zunehmender Forschungsaktivitäten die Anzahl offener Fragen nicht reduziert wird. Diese neueren Aspekte der Adipositasforschung sind in die zweite Auflage eingearbeitet worden. Insbesondere das Aufgabenfeld der Ernährungsforschung wurde neu definiert, zudem wurden neuere Daten aus einer repräsentativen Untersuchung zum Problem des Übergewichts in der Bundesrepublik Deutschland aufgenommen. Praktische Konsequenzen aus den hier dargestellten Konzepten der Verhaltensforschung werden für die Behandlung des Übergewichts in der Breitenarbeit inzwischen seit einigen Jahren in Niedersachsen gezogen. Die vorliegenden Resultate, die summarisch einen Behandlungserfolg von etwa 50% konstatieren, sind ermutigend. Sie deuten an, daß die Therapie des Übergewichts mehr sein muß als ein diätetischer Leitfaden zur Reduzierung der Energieaufnahme. Sie zeigen, daß Adipositas mehr ein Verhaltensproblem, und nur oberflächlich ein „Kalorienproblem" ist. Grund zur Zufriedenheit allerdings kann auch die gute Erfolgsquote von 50% nicht sein, denn umgekehrt bleiben auch 50% der abnahmebereiten Patienten ohne wünschenswerten Erfolg. Doch sind die verhaltenspsychologischen Rahmenbedingungen Anlaß zu einem therapeutischen Optimismus, der die Resignation in der Adipositastherapie ablösen kann.

Göttingen, im November 1981   Der Verfasser

Vorwort zur ersten Auflage

Bis heute sind die Probleme der Adipositastherapie nicht gelöst, weil auch die Grundlagen der Pathogenese nicht sicher bekannt sind. Der Titel sollte also nicht die Erwartung nahelegen, daß hier eine Anleitung gegeben wird, wie der adipöse Patient *nun endlich* erfolgreich behandelt werden kann. So verstanden, würde das Buch in die Fußstapfen einer „Schlankheitswerbung" treten, die schon immer die Adipositas als „schnell, bequem und erfolgreich" heilbar dargestellt hat. Dem adipösen Patienten blieb es dann in der Regel überlassen, durch eine Kette von selbst durchlittenen Mißerfolgen zu erfahren, was in der internationalen Literatur ohnehin übereinstimmend berichtet wird: Die Therapie der Adipositas ist langwierig, unbequem und selten erfolgreich.

Dennoch können verhaltenswissenschaftliche Überlegungen und Untersuchungen helfen, Adipositastherapie über den rein diätetischen Aspekt hinaus als psychologisches und psychosoziales Problem aufzufassen. Damit wird das Verständnis für die besondere Situation des Adipösen erleichtert und der therapeutische Umgang könnte akzeptabler gestaltet werden. Diese Überlegung ist einer der Leitgedanken der Ernährungspsychologie. Die Aufgabenstellung dieser verhältnismäßig jungen Forschungsrichtung ist ganz sicher umfassender und vielschichtiger als sie hier behandelt werden kann. Seit erst 10 Jahren werden zunehmend häufiger Forschungsarbeiten zu ernährungspsychologischen Themen publiziert, die sich zumeist auf das Eßverhalten übergewichtiger Menschen beziehen. Ziel dieses Buches ist es nicht so sehr, die Grundidee der Ernährungspsychologie einer breiten Leserschaft vorzustellen, als vielmehr dem Praktiker, der häufig mit den Problemen der Gewichtsreduktion konfrontiert wird, therapeutische Alternativen anzubieten. Die allseits festgestellten Mißerfolge tragen nicht gerade zur Entlastung des Therapeut-Patient-Verhältnisses bei, denn die gutgemeinten Ratschläge des Therapeuten werden vom Patienten nicht realisiert. Sind nun die Ratschläge ungünstig? Oder ist der Patient „willensschwach"? Für diese

Diskussion möchte das Buch Argumente beisteuern. Da im deutschen Sprachraum bisher keine zusammenfassende Darstellung der verhaltenswissenschaftlichen Untersuchungen vorliegt, wird zunächst ausführlich über diese *experimentelle Forschung* berichtet.

In den letzten Jahren wird der *Verhaltenstherapie* zunehmend Bedeutung beigemessen. Dieser Behandlungstechnik ist der zweite Teil des Buches gewidmet. Zuvor soll eine kurze Einführung in die grundlegenden Prinzipien der *Lernpsychologie* ein besseres Verständnis der verhaltenstherapeutischen Maßnahmen unterstützen. Mehr tabellarisch folgt ein *Überblick* über Methoden und Ergebnisse der bisher durchgeführten verhaltenstherapeutischen Behandlungen.

Auf den letzten Seiten folgen einige allgemeine Bemerkungen zu den therapeutischen *Rahmenbedingungen*, wie sie sich gegenwärtig als geeignet darstellen.

Da in diesem Buch der Schwerpunkt auf ernährungspsychologische Aspekte gelegt wird, bleiben Probleme der diätetischen, medikamentösen und chirurgischen Therapie ausgeklammert.

Hypothesen und Modellvorstellungen zur Psychogenese und Therapie der Adipositas basieren zu einem wesentlichen Teil auf experimentellen Studien, die seit 1970 im Göttinger Sonderforschungsbereich 33 „Nervensystem und biologische Information" durchgeführt werden (PUDEL, 1976b).

Mein Dank gilt besonders Herrn Prof. Dr. J.-E. MEYER, der diese Forschungsrichtung anregte und viele Jahre die Arbeitsgruppe leitete. Weiterhin danke ich meinen Kollegen Dr. JUNG, Dipl.-Psych. METZDORFF und Dr. OETTING für ihre aktive Mitarbeit, Frau Dipl.-Psych. MÜHLE für die Zusammenstellung der verhaltenstherapeutischen Untersuchungen, Frau JUNG und Frau SPÖRHASE für die Bearbeitung des Manuskriptes.

Göttingen, im Juli 1978   Der Verfasser

Inhaltsverzeichnis

1 Einleitende Bemerkungen zur Adipositas-Therapie

Im Jahre 1825 formulierte BRILLAT-SAVARIN die drei absoluten Grundpfeiler jeder Adipositas-Therapie: „Zurückhaltung beim Essen, Mäßigung beim Schlafen und Anstrengung zu Fuß oder zu Pferd". Anderthalb Jahrhunderte später heißt der moderne Slogan „Essen und Trimmen, beides muß stimmen", und schon auf einen Blick wird deutlich, daß sich in den Zielvorstellungen der Adipositas-Therapie scheinbar nicht viel geändert hat.

Diese Zielvorstellungen basieren auf der einhelligen Überzeugung, daß die Adipositas durch eine positive Energiebilanz verursacht wird. Die denkbaren Kombinationen der Überbilanzierung beschreibt WALLIS (1975): „Der Fettsüchtige ißt zuviel und bewegt sich zuwenig, bzw. er ißt vielleicht normal und bewegt sich viel zuwenig, bzw. er ißt vielleicht viel zuviel und bewegt sich normal".

Das Bilanz-Prinzip:

- positive Energiebilanz
- Folge: *Gewichtszunahme*

In der positiven Energiebilanz die Ursache der Adipositas zu sehen, ist theoretisch sicher richtig, erscheint jedoch unter heuristischen Aspekten unfruchtbar. Denn ebensowenig stimulierend für Forschung und Therapie wäre die analoge Behauptung, die *Ursache* des Alkoholismus sei der überhöhte Alkoholkonsum.

Dennoch hat die kausalinterpretierte Beziehung zwischen positiver Energiebilanz und Adipositas seit Jahrzehnten sowohl Wissenschaftler, Praktiker, aber auch Amateure angeregt, Rezepte, Diäten und Kochtechniken zu beschreiben, die letztlich in Umkehrung des Bilanzprinzips alle das gleiche Ziel verfolgen:

- negative Energiebilanz
- Folge: *Gewichtsabnahme*

In der Literatur ist eine bunte Palette von Methoden beschrieben, über bestimmte Diätformen den Patienten zur Kalorienrestriktion zu motivieren und ihm durch spezielle Besonderheiten der Diät eine langfristige Einhaltung der Vorschriften zu ermöglichen. Beginnend bei einem Computer-Reduktionsprogramm über „Iß die Hälfte", intermittierendes Fasten, kalorienberechnete Mischkost, kalorienreduzierte Lebensmittelprodukte und vielen anderen, als *Modediät* bekanntgewordene Verfahren, wie Atkins —, Taller —, Stillman —, Hollywood —, Humplik —, Mayo —, Psycho —, Punkt- und Brotdiät bis hin zum totalen Fasten, der Nulldiät, reicht das hier lange nicht vollständig aufgelistete Angebot. Schließlich sei noch angeführt, daß sogar versucht wurde, die Kalorienrestriktion über eine Kieferokklusion (RODGERS et al., 1977) durchzusetzen.

Reglementiert wird jedenfalls immer das, *was* gegessen wird. Unterschiedlich streng und umfassend sind die Vorschriften, die sich mitunter nur auf bestimmte Nährstoffe beziehen, oder ohne Bezug auf Nährstoffe lediglich die Kalorienbilanz ins Auge fassen. Kennzeichen vieler Modediäten ist eine gewisse Einseitigkeit in der Ernährungsweise, die zumeist durch geschickte und überzeugende Darstellung das Interesse des Adipösen auf sich zieht. Nicht selten wird sogar der Eindruck erweckt, als gelte das Prinzip der Energiebilanz gerade für diese Spezialdiät nicht. Es wird suggeriert, daß bei Verzicht auf wenige bestimmte Nahrungsmittel oder bestimmte Nährstoffe durchaus ad libitum gegessen werden kann und dennoch Gewicht reduziert wird. „Iß dich schlank" — dieser von Donald G. COOLEY 1941 propagierte Leitsatz für die Hollywood-Diät — beschreibt prägnant diese paradox anmutende Tendenz.

Sicher geht die große Publizität bestimmter Schlankheitsmethoden auf diese und ähnliche *psychologische* Faktoren zurück. Doch die erwünschte Gewichtsreduktion wird nur erreicht, indem ein Energiedefizit hergestellt wird, welches zur Einschmelzung von Fettgewebe führt. Dieser Aspekt wird auch von allen seriösen Reduktionskuren durchaus gesehen und betont. Dem Patienten wird das Bilanzprinzip nahegebracht, mitunter in der bekannten Formulierung: „Sie haben zuviel gegessen, daher müssen Sie nun weniger essen". Doch gerade als erklärender oder gar motivierender Hinweis für den Patienten stellt sich die Frage: Was eigentlich erklärt das Bilanzprinzip?

2

1.1 Der Erklärungswert des Bilanzprinzips

Das Prinzip der Energiebilanz basiert auf einem theoretischen Vergleich von Energie*zufuhr* und Energie*bedarf*. Die physiologischen Grundlagen der Energiebilanz, der Energiezufuhr, des Energiebedarfs und der Energieabgabe sind ausführlich zusammengestellt worden (RIES, 1970; GARROW, 1974; GRIES et al., 1976). Hier soll deshalb nur diskutiert werden, ob der Verweis auf das Bilanzprinzip ein geeignetes Erklärungsmodell für die therapeutische Praxis ist.

Während die Energiezufuhr je nach den angewendeten Methoden der Ernährungserhebung vergleichsweise genau gemessen werden kann, ist die Bestimmung des Energiebedarfs im Einzelfall problematisch. In der Praxis wird zumeist — auf die Gültigkeit des Bilanzprinzips vertrauend – aus den Veränderungen im Körpergewicht und in Kenntnis der Energiezufuhr auf den Energiebedarf zurückgeschlossen.

Ein konstantes Gewicht deutet auf ausgeglichene Energiebilanz; Gewichtszunahme oder Gewichtsabnahme weisen auf Über- bzw. Unterbilanzierung hin. Die Gültigkeit des Bilanzprinzips wird mit Blick auf den Energieerhaltungssatz der Physik festgestellt, wonach Energie weder „erzeugt" noch „vernichtet" werden kann.

Wenn jedoch angenommen wird, daß die zugeführte Energie u. a. als Wärme über die Körperoberfläche abgestrahlt werden kann, dann würde diese Energie im physikalischen Sinne selbstverständlich nicht „vernichtet", obgleich sie nicht zur Vermehrung des Fettgewebes beiträgt. Soweit also das Bilanzprinzip lediglich den Sachverhalt des physikalischen Energieerhaltungssatzes meint, besteht kein Erklärungswert für den adipösen Patienten.

Vielfach wird das Bilanzprinzip jedoch anders interpretiert, indem aus Differenzen der *Energie*bilanz auf *Massen*differenzen, d. h. Gewichtsdifferenzen, abgehoben wird. So ist nicht selten die Rechnung aufgemacht worden, daß eine Steigerung der *Energie*zufuhr um 80 kcal (335 kJ)[1] pro Tag über ein Jahr zu einem *Gewichts*anstieg um

---

1 Trotz Einführung der Maßeinheit „Joule" erscheint es nicht zweckmäßig, auf die Angabe von Kilokalorien (kcal) zu verzichten. Im Text ist es zuweilen fast unmöglich, das Wort „Kalorien" zu ersetzen. Eine Umrechnung in Kilojoule ist auch dann nicht sinnvoll, wenn die Kalorienangabe in einem psychologischen Experiment als Variable verwendet wurde. Sofern es sich

etwa 4 kg führen werde. Allerdings wird die Umkehrung dieser Rechnung nicht empfohlen. Um eine Gewichtsabnahme zu erreichen, wird gefordert, daß der Patient mit seiner Energieaufnahme „deutlich unterhalb des täglichen Kalorienverbrauchs liegt" (GRIES et al., 1976).

Eine Nulldiät wird häufig als Demonstrationsbeispiel für den „uneinsichtigen" Patienten benutzt, um ihn von der Validität des Bilanzprinzips zu überzeugen. Dabei kann heute nur als sicher gelten, daß erhebliche Über- oder Unterbilanzierungen meßbaren Niederschlag in Gewichtsveränderungen haben. Beispielhaft soll kurz auf die Vermont-Studie hingewiesen werden. 9 freiwillige Insassen eines Gefängnisses wurden erheblich überernährt, bis ihr Gewicht um 15–25% angestiegen war. Um diese Gewichtszunahme zu erreichen, waren 6000–10 000 kcal (25–42 MJ)/Tag notwendig. Es wurde festgestellt, daß „Überschußkalorien" notwendig waren, um diesen Anstieg zu ermöglichen. Darüber hinaus ergab sich keine signifikante Beziehung zwischen Kalorienaufnahme und Gewichtszunahme (SIMS et al., 1968).

Die rechnerische Energiebilanzierung enthielt durchschnittlich einen größeren „Fehlbetrag", der nicht auf einen Anstieg des Gewichts, der körperlichen Aktivität, auf intestinale Verluste etc. zurückgeführt werden konnte. GARROW (1974) erklärt den Fehlbetrag über „Luxuskonsumption", während GRIES et al. (1976) schreiben, „diese Kaloriendifferenz bleibt vorderhand unklar", wenngleich sie auf die Möglichkeit einer gesteigerten Thermogenese hinweisen, die bei Nicht-Adipösen durch Überernährung induziert werden könne.

Die Bedeutung der Thermogenese für die Entstehung einer Adipositas wird seit wenigen Jahren intensiv untersucht und diskutiert (vergl. KATHER, SIMON, 1980), allerdings zeichnet sich gegenwärtig noch kein klares Bild ab. So scheint die Schlußfolgerung von GARROW (1981) die Forschungssituation am besten zu beschreiben: „... es besteht Klarheit darüber, daß übergewichtige Personen eine geringere thermoregulatorische Reaktion auf die Nahrungsaufnahme hin haben. Gleichwohl problematisch bleibt der Beweis der Hypo-

---

um Angaben der Energieaufnahme oder Beschreibungen der Testnahrung handelt, werden Angaben in Kilojoule bzw. in Megajoule in Klammern angegeben (1 kcal $\triangleq$ 4,182 kJ; 1000 kcal $\triangleq$ 4,182 MJ).

4

these, daß ein Defekt in der Thermoregulation überhaupt eine wichtige Rolle für die Entstehung oder die Stabilisierung der menschlichen Adipositas spielen kann"

In der therapeutischen Praxis kann der Therapeut selten die Kalorienzufuhr kontrollieren. Aus der festgestellten Gewichtsabnahme schließt er – entsprechend des Bilanzprinzips – auf die Einhaltung der Diät, und damit auf die Glaubwürdigkeit des Patienten. Nachdenkenswert sind in diesem Zusammenhang die Resultate von VEITL (1981), der zumindest im konkreten Fall durch objektive Messung des Energieumsatzes über 24 Stunden im Ganzkörperkalorimeter zeigen konnte, daß während der Reduktionsphase der Energieumsatz bis zu 30% geringer sein kann, als er nach standardisierten Formeln bisher berechnet wurde. Theoretisch vorhergesagte Abnahmeerfolge erweisen sich so als unrealistisch. VEITL (1981) beschließt die Darstellung seiner Ergebnisse mit Blick auf jene Personen, die angeben, wenig zu essen, ohne dabei abzunehmen: „Eine Reihe von Personen mit nachweislich geringem Energiebedarf erhalten so ihre Glaubwürdigkeit zurück."

In Kap. 9.4.5 wird dargestellt, wie in der Praxis verfahren werden kann, um jene Probleme zu umgehen, die sich durch unterschiedlichen Energiebedarf bei verschiedenen Patienten stellen.

Zunächst bleibt hinsichtlich des Erklärungswertes des Bilanzprinzips festzustellen, daß heute nicht ausreichend erforscht ist (GARROW, 1974), in welcher mathematischen Funktion und unter welchen metabolischen, konstitutionellen und anderen individuellen Voraussetzungen eine *begrenzt* positive wie negative *Energie*bilanz zu *Gewichts*differenzen führt. Daß totales Fasten sowie mehr als hundertprozentige Überernährung zu deutlichen Gewichtsveränderungen führen, liegt auf der Hand. Doch ist weder die Nulldiät die Methode der Wahl zur Gewichtsabnahme (BERGER et al., 1976; DRENICK u. JOHNSON, 1978), noch wird eine hundertprozentige Überernährung die häufige Ursache für die Manifestation einer Adipositas sein.

1.2 Symptomtherapie durch Reduktionsdiät

Neben der negativen *Energie*bilanz ist allen Abmagerungskuren jedoch eine relativ negative *Erfolgs*bilanz gemeinsam, wenn die einmal erreichte Gewichtsreduktion langfristig nachkontrolliert wird (DRE-

NICK, 1981). KÜBLER (1978) betont, daß aus diesem Grunde auch kurzfristig erreichte Gewichtsabnahmen nichts über den Wert einer bestimmten Methode aussagen können.

Dies beruht darauf, daß eine erfolgreiche Gewichtsabnahme nicht gleichzeitig auch eine erfolgreiche Therapie jener Ernährungs- und Eßgewohnheiten ist, die ursprünglich zur Gewichtszunahme geführt haben. Gerade die Besonderheiten vieler Reduktionskuren zwingen den Patienten kurzfristig zu ungewohnten Ernährungsweisen, die nur bis zur gewünschten Gewichtsreduktion die gewohnten und eingefahrenen Eßgewohnheiten ersetzen. Dann wird der Patient wieder seinen alten Verhaltensweisen überlassen, und das Gewicht steigt an.

Ausführliche Statistiken über Erfolg und Mißerfolg der vorwiegend diätetisch orientierten Adipositas liegen vor. Ganz im Gegensatz zu allen optimistischen Versprechungen, die von manchen Diäterfindern, Zeitschriften und Public-Relation-Abteilungen der diätetischen Lebensmittelindustrie abgegeben werden, hat sich in der Wissenschaft eher ein therapeutischer Pessimismus verbreitet, wie er schon vor Jahren von STUNKARD (1958) formuliert wurde: „Die wenigsten adipösen Personen kommen zur Behandlung, von denen wiederum nehmen die meisten nicht ab; und jene, die Erfolg hatten, nehmen zumeist wieder zu".

Jahre nach dieser Publikation, in der überwiegend negative Langzeitresultate der Adipositastherapie mitgeteilt wurden, hat die Behauptung weiterhin ihre Gültigkeit. BRAY (1970) schätzt, daß es weniger als 30% aller Patienten gelingt, etwa 9 kg Körpergewicht zu reduzieren; nur weniger als 9% haben einen doppelt so großen Erfolg. Darüber hinaus fehlen in vielen Studien Angaben, wie lange ein Behandlungserfolg angehalten hat, in den wenigsten Fällen wird berichtet, wie viele Patienten während der Behandlung und während der Nachkontrollperiode ausgeschieden sind. Darüber hinaus werden in den wenigsten kontrollierten Untersuchungen Aussagen über die Repräsentativität des Behandlungskollektivs gemacht.

Beispielhaft seien nach STUNKARD u. MCLAREN-HUME (1959) einige Untersuchungen an größeren Kollektiven mit ihren Erfolgsquoten zitiert (Tabelle 1).

Allen diätetisch-orientierten Reduktionsmaßnahmen ist gemeinsam, daß die Übergewichtigkeit als *Symptom* in den Vordergrund gerückt

6

Tabelle 1. Übersicht über Behandlungsergebnisse zur Gewichtsreduktion, wie sie in der medizinischen Literatur der letzten 30 Jahre berichtet wurden (nach STUNKARD u. McLAREN-HUME, 1959)

Autor	Anzahl Patienten	Gewichtsreduktion: Prozentsatz der Patienten			
		weniger als 4,5 kg	4,5–9,0 kg	mehr als 9,0 kg	mehr als 18,2 kg
FELLOWS (1931)	294	47	27	26	5
EVANS (1938)	130	59	19	22	5
GRAY u. KALLENBACH (1939)	314	52	20	28	8
OSSERMANN u. DOLGER (1951)	55	35	36	29	2
MUNVES (1953)	48	61	27	12	4
HARVEY u. SIMMONS (1954)	290	47	30	23	6
YOUNG et al. (1955)	131	40	32	28	3
FEINSTEIN et al. (1958)	106	17	24	59	31

wird. Damit können diese Maßnahmen als symptom-orientierte Therapieansätze klassifiziert werden. Die Rezidivquote ist erheblich, weil vorschnell in der positiven Energiebilanz auch die Ursache gesehen wurde; die eigentliche Ursache, die überhaupt zur positiven Energiebilanz führte, aber unbehandelt blieb.

Die Vorstellung von Ursache und Wirkung bei der Adipositas bedarf daher einer Ergänzung. Wenn es Gründe gibt, die einen Menschen zu relativ hyperkalorischer Nahrungsaufnahme anregen, dann müssen neben dem Symptom des Übergewichts auch jene Faktoren in einer Therapie gesehen werden, die den Gewichtsanstieg überhaupt möglich machten.

1.3 Störung der Appetit- und Sättigungsregulation

Die subjektiven Gefühle des Hungers und Appetits veranlassen den Menschen zu essen. Das subjektive Gefühl der Sättigung führt zur Beendigung der Nahrungsaufnahme. Damit kommt subjektiven Erlebensweisen eine entscheidende Rolle für die Regulation der Nahrungsaufnahme zu. Diese Feststellung soll gleichermaßen für schlanke wie adipöse Menschen zutreffen: Sie werden durch Hunger-, Appetit- und Sättigungsgefühle in ihrer Nahrungsaufnahme reguliert (WOOLEY et al., 1976).

Die Regulation der Nahrungsaufnahme und damit die Frage nach der Steuerung von Hunger- und Sättigungsgefühlen ist bis heute auch für den schlanken Menschen nicht eindeutig geklärt. Eine Reihe von Modellen ist vorgeschlagen worden (Zusammenfassung bei LEITZMANN, 1981), die zumeist auf tierexperimenteller Basis beruhen; so die thermostatische Theorie (BROBECK, 1948, 1960), die glycostatische Theorie (MAYER, 1953, 1955) oder die lipostatische Theorie (LE MAGNEN, 1976). In jüngster Zeit wird die Gültigkeit der „Zwei-Zentren-Theorie", die ein lokalisierbares Hunger- bzw. Sättigungszentrum im lateralen bzw. ventromedialen Hypothalamus voraussetzt, wieder diskutiert (BLUNDELL et al., 1976). Neben zentralen Regulationssystemen wird peripheren Mechanismen (metabolischen und hormonalen Signalen) zunehmend erhöhte Bedeutung für die Steuerung von Hunger und Sättigung zugesprochen, wobei besonders auf die enge Wechselwirkung zwischen peripheren und zentralen Mechanismen für die Kontrolle der Nahrungsaufnahme hingewiesen wird (BRAY, 1976). Der interdisziplinär zusammengesetzte Dahlem-Workshop „Appetite and Food Intake", der 1975 in Berlin tagte, läßt in seinem Schlußbericht erkennen, daß Einzelaspekte zwar erforscht sind, aber doch fast alle wesentlichen Fragen der Appetit- und Sättigungsregulation als Aufgabe einer zukünftigen Forschung überantwortet werden (SILVERSTONE, 1976).

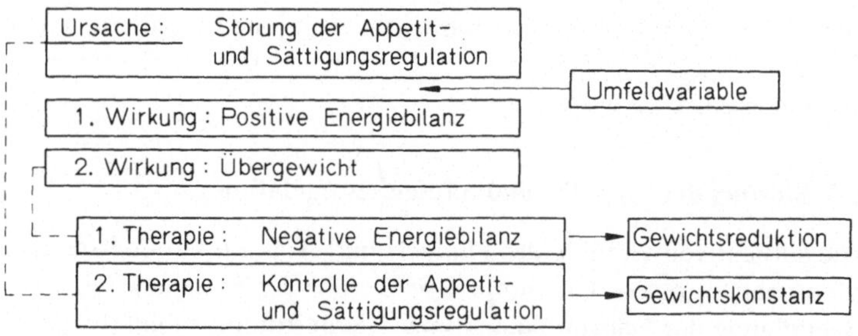

Abb. 1. Erweitertes Pathogenese-Schema für die Adipositas

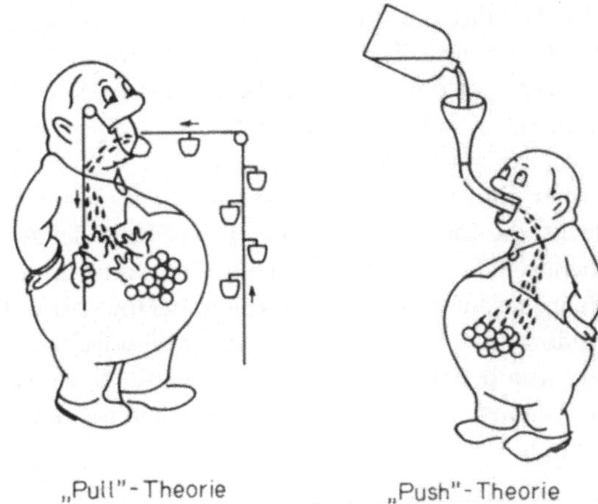

Abb. 2. Symbolische Darstellung der *Pull*- und *Push*-Theorie [aus VAN ITAL-LIE, T. B., CAMPBELL, R. C.: J. Amer. Diet. Ass. **61**, 385 (1972)]

Wenngleich also wichtige Fragen noch unbeantwortet sind, so soll die Hypothese formuliert werden, daß sich bei manchen Menschen eine Störung der Hunger-, Appetit- und Sättigungsgefühle entwickelt hat, so daß diese Sensationen nicht mehr mit dem Energiebedarf des Organismus in Einklang stehen. Als Resultat dieser Dysregulation werden Veränderungen des Körpergewichtes verständlich (Abb. 1).

Diese *Störungen* wiederum können verschiedenen Ursprung haben. Ein Modell geben VAN ITALLIE u. CAMPBELL (1972) in Form ihrer *Push*- und *Pull*-Theorie (Abb. 2).

Die *Pull*-Theorie postuliert, daß durch eine Störung im physiologisch-biochemischen Regelsystem für die Steuerung von Hunger- und Sättigungsgefühlen durch innere Signale ein Energiebedarf gemeldet wird, der eigentlich nicht besteht. Die Manifestation dieser Störung entspräche der von GARROW (1974) definierten „metabolic obesity". Im Gegensatz dazu setzt die *Push*-Theorie keine physiologische Störung voraus. Es wird angenommen, daß sich ein Individuum — motiviert durch psychologische Faktoren — hyperkalorisch ernährt, daß sich die Signale für überflüssige Nahrungsaufnahme nicht *im*, sondern *außerhalb* des Organismus befinden. Nach GARROW

(1974) führt dies zur „simple obesity", wenngleich er darauf hinweist, daß diese Trennung im klinischen Einzelfall kaum möglich ist, da zumeist wohl definierte metabolische Veränderungen festgestellt werden, die sekundär eine Folge der Adipositas sind, nicht aber primär als Ursache wirksam waren.

Bisher sind weder physiologische noch biochemische Befunde entdeckt, die für weitaus überwiegende Zahl der Adipösen als verursachende Faktoren ihres Übergewichts, nämlich der Dysregulation der Nahrungsaufnahme, gelten können (Howard u. Bray, 1977). Andererseits werden immer wieder eine Reihe von anderen Einflußfaktoren diskutiert, die möglicherweise die Entstehung der Adipositas begünstigen und ihre Therapie hemmen können. Hier wären zu nennen:

- eine genetische Komponente,
- ein morphologisch-konstitutioneller Faktor (Fettgewebszellularität).

Bevor auf den verhaltenswissenschaftlichen Ansatz entsprechend der Pull-Theorie im Detail eingegangen wird, wird kurz nur unter therapeutischem Aspekt besprochen, inwieweit bisher Befunde zur Genetik und zur Morphologie vorliegen, die Berücksichtigung für die Therapie finden sollten. Schließlich wird die Frage gestellt, wer als adipös und damit als behandlungsbedürftig gilt, und warum der Terminus *Fettsucht* gerade im therapeutischen Kontext ungünstig sein kann.

1.4 Adipositas — ein familiäres Syndrom

„Eine Familie, in der man mit 40 Jahren dick ist", betitelte Schmalbach (1973) einen Beitrag zur familiären Häufung der Adipositas. Zweifellos kommt Übergewichtigkeit typischerweise in Familien gehäuft vor. Aber auch aus Untersuchungen, die zeigen, daß in einigen Populationen, wie etwa bei den Bewohnern einiger pazifischer Inseln, keine Adipositas auftritt, kann nicht sicher auf genetische Ursachen geschlossen werden. Familiäre oder ethnische Traditionen der Ernährungsweise und des Eßverhaltens, der Inaktivität oder der ästhetischen Leitbilder können zur Adipositas führen, die nicht unbedingt genetischen Ursprungs ist (Hunt, 1972).

Längere Zeit wurde davon ausgegangen, daß für die Adipositas eine hereditäre Basis existiert, zumal der genetische Einfluß auf die Fettleibigkeit bei Tieren, speziell bei adipösen Ratten- und Mäusestämmen, außer Frage steht. Dennoch ist das Problem der genetischen Grundlage bei Menschen immer wieder diskutiert worden, zumal in jüngster Zeit jene Befunde, die an Zwillingen gewonnen wurden, einer modernen Methodenkritik nicht standhalten.

Das Merkmal *Adipositas* ist als komplexer Phänotypus genetischer Erforschung wahrscheinlich unzugänglich (FULLER, 1972), zumal die Kontrolle der Umwelteinwirkungen noch schwieriger erscheint als bei der Intelligenz, bei der die Vererbbarkeit nach einem Jahrhundert der Forschung immer noch, teilweise zunehmend kontroverser diskutiert wird. Analog der Intelligenzforschung wird sich auch die Adipositasforschung ebenfalls der schwierigen Frage der Wechselwirkungen zwischen genetischen Prädispositionen und bestimmten

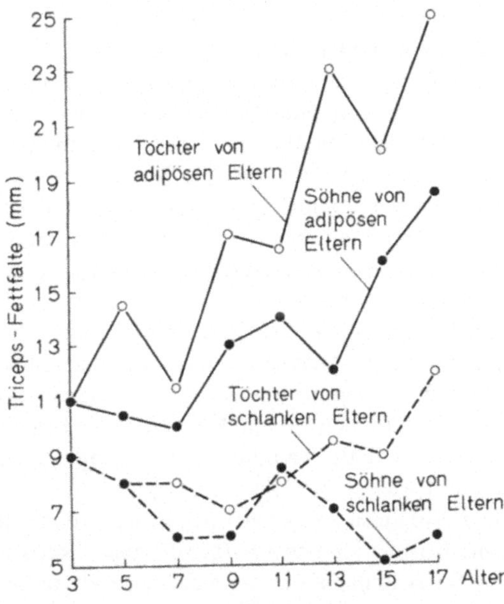

Abb. 3. Hautfettfalten von Kindern schlanker Eltern (gestrichelt) und von Kindern adipöser Eltern (durchgezogen) (nach GARN, 1976)

Umwelteinflüssen zuwenden müssen. Die Hypothese von genetischen und umweltbedingten Komponenten, die sich in einem additiven Modell zusammensetzen, ist sicher unrealistisch.

Neuere Befunde zur familären Häufung der Adipositas liegen durch den *Ten State Nutrition Survey* vor, der in den Jahren 1968–1970 in den USA durchgeführt wurde (GARN, 1976; GARN u. CLARK, 1976). Insgesamt über 40000 Messungen der Triceps- und Subscapular-Fettfalte (eine genauere Methode zur quantitativen Bestimmung des Fettgewebes als Größen-Gewichts-Indices) wurden registriert, dabei konnten 2961 Ehepartner, 20554 Eltern-Kind-Paare und 29545 Geschwisterpaare erfaßt werden. Eine Gegenüberstellung des Übergewichtsgrades (gemessen an den Hautfettfalten) der Kinder von jeweils dicken bzw. schlanken Eltern zeigt Abbildung 3.

Wenn entweder beide Eltern schlank oder beide Eltern adipös sind, dann unterscheidet sich der Gewichtsstatus der Kinder sehr erheblich. Bei zwei adipösen Elternteilen werden die Kinder bis zum 17. Lebensjahr ständig übergewichtiger, bis sie schließlich in diesem Alter dreimal soviel Fettgewebe haben wie jene Kinder, deren beide Elternteile schlank sind.

Eine Analyse der Kombinationen von jeweils einem schlanken und einem adipösen Elternteil zeigte, daß bei *einem* adipösen Elternteil bereits dickere Fettfalten bei den Kindern gemessen werden, gleichgültig, ob die Mutter oder der Vater adipös waren. Dieses Ergebnis will sich nicht zwanglos in das bekannte Bild der Mutter einfügen, die durch ihren intensiven Kontakt zu den Kindern als Imitationsmodell eine größere Bedeutung für die Ausprägung bestimmter Eßgewohnheiten hat als der Vater.

Solche Ergebnisse sind natürlich völlig interpretierbar durch die Annahme einer genetischen Basis für die Adipositas. Aber sie sind ebenfalls vereinbar mit der Auffassung einer sozialen „Vererbbarkeit", sie können verstanden werden als Ergebnis eines Lernprozesses innerhalb der Familie, der jahrelang täglich bei Tisch erneut stimuliert wurde.

Der Vergleich zwischen Ehepartnern zeigte über alle Altersstufen eine Korrelation von $r = 0,25$ für die Triceps-Falte und $r = 0,21$ für die Subscapular-Falte. Vergleichbare Werte für Geschwister wurden ebenfalls errechnet (Tabelle 2).

Einer vorschnellen Interpretation der Unterschiede vorzubeugen, sei

12

Tabelle 2. Korrelationen der Hautfaltendicke (Triceps, Subscapular) bei Geschwistern (nach GARN u. CLARK, 1976)

	Bruder-Bruder		Schwester-Schwester		Bruder-Schwester	
	n (Paare)	r	n (Paare)	r	n (Paare)	r
Alle Altersgruppen (2–18 Jahre)						
Triceps	2461	0,38	2259	0,40	3991	0,37
Subscapular	2440	0,37	1684	0,40	3245	0,35

Tabelle 3. Korrelationen der Hautfaltendicke (Triceps, Subscapular) bei Kindern und ihren Eltern (nach GARN u. CLARK, 1976)

	Vater-Sohn		Mutter-Sohn	
	n (Paare)	r	n (Paare)	r
Kinder im Alter zwischen 2 und 18 Jahre				
Triceps	1379	0,21	1185	0,18
Subscapular	1347	0,25	827	0,26

	Vater-Tochter		Mutter-Tochter	
	n (Paare)	r	n (Paare)	r
Triceps	1234	0,25	1076	0,22
Subscapular	980	0,20	699	0,19

der Vollständigkeit halber eine weitere Tabelle angefügt, die die Korrelation zwischen den Hautfettfalten von Eltern und Kindern aufführt (Tabelle 3).

GARN u. CLARK (1976) interpretieren die Ähnlichkeiten zwischen den — in der Regel nicht genetisch verwandten — Ehepartnern als Ergebnis gemeinsamer Ernährungsgewohnheiten oder als Resultat gezielter Partnerwahl. Wenn diese Ähnlichkeiten zwischen Ehepartnern bedacht werden, dann können die Eltern-Kind- und Geschwister-Korrelationen in einem anderen Licht gesehen werden. Adipositas besitzt eine gewisse Prävalenz innerhalb der Familie, es könnte sein, daß wesentlich intrafamiliäre Ähnlichkeiten der Eßgewohnheiten und Einstellungen gegenüber Nahrungsmitteln, der Kalorienaufnahme und der Energieausgabe zugrundeliegen. Vielleicht ist unter diesem Aspekt auch die Feststellung von MASON (1970) interessant, der ähnliche Beziehungen der Übergewichtigkeit zwischen Hunden und ihren Haltern bestimmen konnte.

Wie auch immer die endgültige Erklärung sein wird, Adipositas hat eine intrafamiliäre Basis. Prävention und Therapie der Adipositas sollten auf dieser Basis aufbauen. Das dicke Kind, der adipöse Jugendliche, der übergewichtige Erwachsene, sie alle sind keine vereinzelt auftretenden Individuen, sondern sie tendieren dazu, in bestimmten Formationen vorzukommen – und diese Formationen sind Familien (GARN u. CLARK, 1976).

1.5 Gewichtsreduktion und Fettgewebszellularität

Es gilt heute als wahrscheinlich, daß es mindestens zwei verschiedene Formen der Adipositas gibt: Eine in der Kindheit einsetzende hyperplastische mit mehr Fettzellen und eine hypertrophische mit größeren Fettzellen, die im Jugend- und Erwachsenenalter beginnt (ENGELHARDT, 1972). Neben dieser eindeutigen Typisierung ist in der Regel jedoch von Übergangsformen auszugehen, bei denen die eine oder die andere Komponente dominieren kann. Die therapeutisch belangvolle Frage zielt darauf ab, ob unabhängig vom Typus der Adipositas eine vergleichbare Gewichtsminderung erreicht werden kann.

Zunächst soll auf einige Einwände hingewiesen werden. Es kann nicht sicher festgestellt werden, ob die Fettzellzahl tatsächlich — wie angenommen wird — während der Kindheit festgeschrieben wird (GRINKER, 1973). GARROW (1974) wendet ein, daß in diesem Fall eine Person, die bis zum 19. Lebensjahr schlank bleibt, fortan „immun" gegen eine schwere Adipositas sein müßte (was nicht so ist), oder es müßten sehr große Mengen Triglyceride in einer normalen Anzahl Adipocyten eingelagert werden (was ebenfalls nicht der Fall zu sein scheint). Allerdings haben GRIES et al. (1976) errechnet, daß allein durch eine Fettzellhypertrophie beträchtliche Gewichtssteigerungen möglich sind. So könnte eine Steigerung des Körpergewichts von 70 auf 140 kg allein durch Vergrößerung des Fettzelldurchmessers um 85% erklärt werden.

Die Untersuchungen von SIMS et al. (1968) zeigen, daß jene Personen, die in kurzer Zeit durch hyperkalorische Ernährung an Gewicht zunahmen, keinen Anstieg der Fettzellzahl aufwiesen. GARROW (1974) nimmt allerdings an, daß sich eine Hyperplasie auch nur *langsam* durchsetzen wird, wohingegen sich eine Hypertrophie *schnell* entwickeln kann.

Größere Zweifel an der Konstanz der Fettzellzahl ergeben sich durch methodische Einwände, die anführen, daß eine exakte Bestimmung der Anzahl von Adipocyten nicht gelingt, weil die Erfassung kleiner, „leerer" Zellen und Präadipocyten nicht möglich ist. Die bisherigen Untersuchungen beziehen sich daher zwangsläufig auf die Anzahl „beobachtbarer" Fettzellen. Solche „leeren" Zellen, die kein oder nur sehr wenig Fett enthalten, könnten von Geburt an vorhanden sein. Werden diese Zellen im späteren Leben gefüllt, so daß sie sichtbar werden, handelt es sich nur um eine *scheinbare*, nicht jedoch um eine reale Vermehrung der Fettzellen (GURR et al., 1977). Selbst eine Normalisierung der Fettzellzahl bei ausgeprägter hyperplastischer Adipositas wird von SJÖSTRÖM (1981) nicht für unmöglich gehalten, wenn die Reduktion der Energieaufnahme über mehrere Jahre beibehalten wird.

In einer Langzeitstudie wurden Zusammenhänge zwischen Hypertrophie, Hyperplasie und Therapieerfolg überprüft. KROTKIEWSKI et al. (1977) verfolgten die spontane Gewichtsentwicklung von 90 adipösen Frauen über 6 Jahre. Alle Patienten wurden entsprechend ihrer Fettgewebszellularität den Gruppen „Hypertrophie", „Hyperplasie" und „Mischtyp" zugeordnet.

Die Langzeitbeobachtung ergab, daß eine vergleichbare Kontrollgruppe Normalgewichtiger im Durchschnitt 0,25 kg/Jahr an Gewicht zunahm, während die Hyperplasie-Gruppe und die Mischgruppe 2,5 bzw. 3,1 kg/Jahr zunahmen, wenn sie nicht behandelt wurden. Die Gewichtszunahme der Hypertrophie-Gruppe unterschied sich nicht signifikant von der normalgewichtigen Kontrollgruppe.

Während einer standardisierten Behandlungsperiode mit einer 1100-kcal-Diät (4,6 MJ) reduzierte die Hypertrophie-Gruppe ihr Gewicht um 11, die Hyperplasie-Gruppe um 15 und die Mischgruppe um 21 kg (Abb. 4). Wie Abb. 4 zu entnehmen ist, zeigten diese 3 Gruppen unterschiedliches Ausgangsgewicht. Zwischen der Fettzellzahl und dem Ausgangsgewicht bestand ebenfalls eine signifikante positive Beziehung.

An diesen Resultaten wird weiter deutlich, daß die Mischgruppe und die Hyperplasie-Gruppe ihre erzielte Gewichtsreduktion für 12 bzw. 15 Wochen halten konnten, während die Gewichtskonstanz der Hypertrophie-Gruppe für 51 Wochen glückte. Die nachfolgenden Gewichtszunahmen korrelierten mit der Fettzellzahl; die Gewichtssteigerung war bei jenen Frauen, die der Hyperplasie-Gruppe und der Mischgruppe zugeordnet waren, dreifach schneller als bei jenen Patientinnen der Hypertrophie-Gruppe. Die Autoren schließen aus ihrer Untersuchung, daß die Langzeitprognose für eine Adipositas von der hyperplastischen Form ungünstiger ist. Dies deckt sich mit der Auffassung, daß adipöse Patienten mit einer schon lebenslang bestehenden Adipositas, aber auch Patienten mit einem erheblichen Übergewicht — daher wahrscheinlich eher hyperplastisch — eine schlechtere Therapieprognose haben.

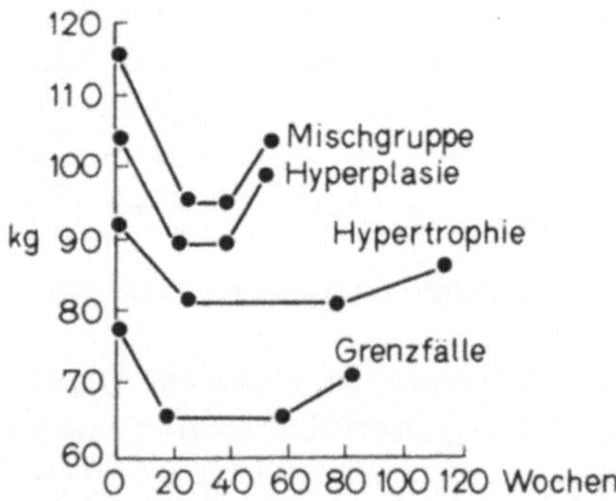

Abb. 4. Schematischer Überblick der Gewichtsveränderungen von 4 Patientengruppen während und nach einer Diättherapie (nach KROTKIEWSKI et al., 1977)

16

KROTKIEWSKI et al. (1977) schließen sich jedoch in keinem Fall Überlegungen an, „resistente" Patienten nicht mehr zu behandeln. Sie weisen vielmehr anhand ihrer Verlaufsuntersuchungen nach, daß durch Behandlungen ein spontan ständig zunehmender Gewichtsanstieg unterbrochen werden kann. Insofern zeigt diese Untersuchung für die therapeutische Praxis, wie wichtig es ist, nicht durch Abzielen auf ein Tabellennormalgewicht einen Therapieausgang als Mißerfolg zu klassifizieren, wenn auf dem Wege dorthin eine Stagnation oder gar eine kleine Gewichtszunahme eintritt. Für bestimmte Patienten, wahrscheinlich in Abhängigkeit von ihrem initialen Gewicht, sollte daher ein tabellenunabhängiges Zielgewicht festgelegt werden, welches realistisch erreichbar ist. Letztlich, so meinen die Autoren, sei durchaus ein Ziel darin zu sehen, bei hyperplastischen Patienten eine *weitere* Gewichtszunahme zu verhüten.

Trotz der methodischen Einwände und der für den Einzelfall kaum valide durchführbaren Klassifikation hinsichtlich der Adipositasform sollte die Diskussion dieser wenigen Aspekte Anlaß geben, über die Definition dessen, was als erfolgreiche Therapie verstanden und im individuellen Fall auch vom Patienten gefordert wird, nachzudenken.

1.6 Indikation zur Therapie

Manche Menschen fühlen sich dick und sind objektiv normalgewichtig. Andere sind adipös und empfinden sich als „gerade richtig". Wann liegt Übergewicht vor, wer gilt als behandlungsbedürftig?

Es gibt eine Vielzahl von Adipositasdefinitionen, auf weitere kann verzichtet werden, zumal jede Steigerung in der Definitionsgenauigkeit die Bestimmung und Messung des Übergewichts technisch weiter kompliziert und damit für die Praxis unbrauchbar macht.

Übereinstimmung in den Definitionen findet sich insofern, daß sie alle direkt oder indirekt auf die Relation von Fettgewebe und fettgewebsfreier Körpermasse abheben. In der präzisen Grenzbestimmung der ‚kritischen' Relation allerdings unterscheiden sich die Autoren, einerseits durch die Methoden zur Erfassung des Fettgewebsanteils (densiometrische Messung, Hautfaltenbestimmung, Schätzung über Körperhöhen/-gewichts-Indices), andererseits in der Festlegung jenes Grenzwertes, von dem ab eine Adipositas diagnostiziert wird. Zu den methodischen Aspekten (GRANDE, 1974) und zur Indexproblematik (RIES, 1970; OBERWITTLER et al., 1974) liegen zusammenfassende Darstellungen vor. Trotz aller Differenzen in den vorliegenden Definitionsvorschlägen benutzt man in der therapeutischen Praxis entweder eine Personenwaage, oder – was meist zutreffendere Diagnosen erlaubt – man schätzt das Übergewicht nach Anblick der unbekleideten Person. Diese Klassifikation nach *Augenschein* besitzt recht hohe Übereinstimmung auch zwischen geschulten und untrainierten Beobachtern (KEKWICK u. PAWAN, 1956). Denn es ist nicht das absolute Körpergewicht, sondern das *relative Gewicht* ausschlaggebend, also das auf Körperhöhe und Konstitution bezogene Gewicht.

Zur Quantifizierung des Übergewichtsgrades hat sich für die praktische Arbeit der *Broca*-Index durchgesetzt, der zwar weniger genau, dafür aber im metrischen Maßsystem umso müheloser zu berechnen ist: Körperhöhe (in cm) $-100 =$ Referenzgewicht nach *Broca* (in kg). Nach dieser einfachen Formel kann für jeden Patienten das Referenzgewicht bestimmt werden, so daß anschließend die *prozentuale* Abweichung von diesem Referenzgewicht errechnet werden kann. Auf diese prozentuale Abweichung beziehen sich auch Therapieempfehlungen.

Dieser einfache Index, der eine indirekte Schätzung des Übergewichts zuläßt, ist nur bei Personen mittlerer Körperhöhe und durchschnittlichem Habitus anwendbar, bei geringerer und größerer Körperhöhe erfolgt eine Über- bzw. Unterschätzung des Übergewichts, was entsprechend korrigiert werden muß.

Seit Jahren werden aber auch empirisch gewonnene Körperhöhen-Gewichtstabellen zur Bestimmung des *wünschenswerten* Gewichts verwendet, die von amerikanischen Lebensversicherungsgesellschaften erstellt wurden (Society of Actuaries, 1959). Die dort gegebenen Normwerte liegen etwa in dem Bereich, der allgemein als *Ideal*gewicht bezeichnet und als das Körpergewicht mit der größten Lebenserwartung definiert wurde. Annäherungsweise erhält man dieses „wünschenswerte" Gewicht auch durch Minderung des *Broca*-Referenzgewichtes um 10–15%.

Die Bezugsnormen, die in der deutschen Öffentlichkeit existieren, manifestieren sich in den umgangssprachlichen Begriffen des *Normal-* und des *Ideal*gewichts. Nicht selten wird auch das Idealgewicht als die kosmetisch-ästhetische Norm, das Normalgewicht als die medizinisch erwünschte Norm aufgefaßt. Diese Differenzierung nach dem ursprünglichen Broca-Referenzgewicht (genannt auch Normalgewicht) und dem modifizierten Broca-Referenzgewicht (genannt Idealgewicht) erscheint aber in Anbetracht der Problematik, die diesem Index anhaftet (z. B. Korrelation mit der Körperhöhe), und im Hinblick auf konstitutionelle Unterschiede für den Einzelfall irrelevant.

Darüberhinaus wird am tatsächlichen Wert der Tabellen amerikanischer Lebensversicherungen, die das angeblich wünschenswerte Gewicht mit der „höchsten" Lebenserwartung ausweisen, aus vielerlei methodischen Gründen gezweifelt (BROZEK, 1960; SELTZER, 1966; MANN, 1974; PFLANZ, 1977; BERGER, BERCHTOLD, 1978), zumal auch Ergebnisse aus prospektiven Studien vorliegen, die sogar eine gesteigerte Lebenserwartung bei Überschreiten des „Idealgewichts" um 20–30% konstatieren, ohne daß diese Befunde schlüssig interpretiert werden können (DYER et al., 1979; GORDON, KANNEL, 1976; SORLIE et al., 1980).

Eindeutiger und für eine Indikation zur Therapie auch wichtiger sind die statistischen Beziehungen zwischen relativem Körpergewicht und dem *Morbiditätsrisiko,* insbesondere den *kardiovaskulären* Erkrankungen (BERGER et al., 1981). Bei 500 Patienten mit einem durchschnittlichen Übergewicht um 50% über dem Broca-Referenzgewicht fanden BERCHTOLD et al. (1977) in 71% Hypertonie, in 49% Glukose-Toleranzstörungen, in 31% erhöhte Plasmatriglyzerid-, und in jeweils 22% erhöhte Cholesterin- bzw. Harnsäurespiegel. Nur 12% aller Patienten waren ohne jeden Risikofaktor, diese waren jünger und weniger übergewichtig als Patienten mit Risikofaktoren. Personen, die das Broca-Referenzgewicht um 10–15% *unter*schreiten, weisen am seltensten diese Risikofaktoren auf.

Aus diesen und ähnlichen Befunden (NÜSSEL et al., 1977) kann, solange weitere Ergebnisse aus prospektiven Studien nicht vorliegen, nur vorläufig geschlossen werden, daß unter Einbeziehung weithin anerkannter Erfahrungen ein Übergewicht von mehr als 20% über dem Broca-Referenzgewicht *als solches* eine Indikation zur Gewichtsreduktion darstellt. Bei mäßigem Übergewicht sollten die Risikofaktoren der kardiovaskulären Erkrankungen regelmäßig kontrolliert und ggf. diätetisch behandelt werden. Zur Prävention von Übergewicht sollten „idealgewichtige" Erwachsene bestrebt sein, ihr Gewicht zu halten. So lauten die Empfehlungen der Deutschen Gesellschaft für Ernährung im Ernährungsbericht 1980.

Neben den somatischen Risikofaktoren, die durch Übergewicht begünstigt werden, muß aber auch deutlich auf die „psychischen Risikofaktoren" hingewiesen werden, denen der Übergewichtige in einer Gesellschaft ausgesetzt ist, die eine „schlanke Gestalt" als ästhetische Norm favorisiert und Abweichungen von diesem Ideal mitunter erheblich diskriminiert (Meyer, Pudel, 1981). Es liegen Anhaltspunkte dafür vor, daß sich das negative Image des Übergewichtigen in den letzten Jahren weiter verstärkt hat (vergl. auch Kap. 7.1). Weil (1977) verweist darauf, daß die Adipositas eben nicht nur unter medizinischem Aspekt einen Risikofaktor darstellt, sondern ganz erheblich auch soziales und *psychisches* Wohlbefinden beeinträchtigt. Damit kann auf eine gewisse Problematik hingewiesen werden, die durch das jahrelang propagierte *Ideal*gewicht sicher entscheidend verstärkt worden ist. Es muß auch überlegt werden, ob die psychischen Kosten für ein „Schlanksein um jeden Preis" (Bruch, 1973) nicht zu hoch sind. In vielen Fällen kann damit gerechnet werden, daß unrealistische oder überzogene Zielvorstellungen wegen zwangsläufiger Mißerfolge bei Therapeut und Patient zu Resignation, zur Diagnose einer Therapieresistenz und schließlich zum Abbruch der Behandlung führen, mit der unerwünschten Folge, daß schon erreichte Gewichtsreduktionen rückgängig gemacht oder gar überkompensiert werden.

Würde jedem deutschen Bürger, der das „Idealgewicht" nicht erreicht, allein darum eine Gewichtsreduktion als zwingend notwendig empfohlen, so wären nahezu *alle* Erwachsenen mittleren Lebensalters therapiebedürftig, wie nach einer repräsentativen Erhebung des relativen Körpergewichts in der Bundesrepublik festgestellt wurde (Pudel, Richter, 1980). Nach dieser Studie ist das Ausmaß der echten Übergewichtigkeit allerdings nicht so groß, wie bisher aufgrund von Teilerhebungen (Deutsche Gesellschaft für Ernährung, 1976) angenommen werden mußte. 35% der Menschen über 14 Jahren überschreiten das Broca-Referenzgewicht, 17,8% liegen zwischen 5 und 15%, während 17,4% das Broca-Referenzgewicht um mehr als 15%, und 7,6% um mehr als 25% überschreiten. Damit trifft die neuere Indikationsstellung sicherlich nicht mehr auf jeden zweiten Bürger zu, so wie es lange Zeit behauptet wurde.

Tabelle 4 zeigt, daß Frauen etwas stärker zu erheblichem, Männer mehr zu mäßigem Übergewicht tendieren, wenngleich eine signifikante geschlechtsspezifische Altersverteilung nicht gegeben ist. Zwischen Lebensalter und Übergewicht existiert ein enger Zusammenhang: während zu Beginn des zweiten Lebensjahrzehnts das „Idealgewicht" durchschnittlich eher *unter*schritten wird, liegt die deutsche Bevölkerung im dritten und vierten Lebensjahrzehnt bereits *über* dem Broca-Referenzgewicht.

Tabelle 4. Verteilung des relativen Körpergewichts in der Bundesrepublik Deutschland (Erhebung 1979) aufgrund objektiver Messung von Körperhöhe und Gewicht an einer repräsentativen Stichprobe von 1950 Personen ab 14 Jahren

	Gewichtsstatus bezogen auf das Broca-Referenzgewicht („Normalgewicht")				
	unter 15%	−15 bis −5%	−5 bis +5%	+5 bis +15%	über 15%
Bevölkerung insgesamt über 14 Jahre	15.6%	25.2%	24.0%	17.8%	17.4%
Männer	12.5%	24.6%	26.2%	20.4%	16.3%
Frauen	18.3%	25.7%	22.1%	15.7%	18.2%
Schulabschluß					
Volkschule	10.7%	19.6%	25.8%	21.4%	22.5%
weiterf. Schule	23.1%	37.2%	20.4%	10.8%	8.5%
Abitur/Hochschule	30.3%	34.3%	18.5%	12.4%	4.5%
Alter					
bis 25 Jahre	42.5%	33.7%	15.4%	5.3%	3.1%
25–35 Jahre	15.3%	36.5%	28.5%	10.4%	9.3%
35–50 Jahre	6.3%	21.0%	28.6%	22.7%	21.4%
über 50 Jahre	5.6%	18.0%	23.8%	25.5%	27.1%

Weiterhin ergibt sich, daß die Häufigkeit des Übergewichts erheblich mit steigendem sozio-ökonomischen Status (Schulabschluß als Indexgröße) abnimmt.

Adipositas ist daher kein in der Bevölkerung gleichverbreitetes Phänomen, sondern sie kumuliert in Abhängigkeit bestimmter soziodemografischer Kenngrößen. Auch dies gilt es, bei der Konzeption von Behandlungsmaßnahmen zu berücksichtigen.

Vorläufig können folgende Schlußfolgerungen für die Therapie der Adipositas unter dem Aspekt der Indikation gezogen werden:

- Wer *offensichtlich* dick oder gar fett aussieht, der überschreitet auch das Broca-Referenzgewicht um 20% und sollte daher in jedem Fall behandelt werden.

- Jede Gewichtsreduktion stellt – wenn sie langfristig stabilisiert wird – einen Nutzen dar, zumal sich der Zusammenhang zwischen Übergewichtsgrad und Risikoanstieg exponentiell verhält (LIEBERMEISTER, 1973), so daß sich jede anfängliche Gewichtsabnahme graduell stärker risikomindernd auswirkt.

- Selbst Gewichtskonstanz kann das Therapieziel sein, wenn bei mäßigen Graden an Übergewicht keine Risikofaktoren vorliegen, aber ein Gewichtsanstieg zu befürchten ist.

- Bei mittleren Übergewichtsgraden um das Broca-Referenzgewicht sollten medizinische und psychosoziale Faktoren miteinander abgewogen werden. Eine Gewichtsabnahme „um jeden Preis" schafft nicht selten psychische Probleme und ist kaum langfristig stabil.

- Individuell unabhängige, lediglich an Tabellen orientierte Zielvorgaben erscheinen ungünstig, weil individuelle Voraussetzungen durchaus als determinierende Beschränkungen für realistische Zielvorgaben wirken.

- Die Forderung nach Idealgewicht erscheint sozialmedizinisch nicht mehr begründet. Sie ist in der Regel auch unrealistisch.

- Präventive Maßnahmen allerdings sollten sich vornehmlich an die Gruppe der 20jährigen richten, die mehrheitlich schlank sind, aber ein meßbares statistisches Risiko haben, im dritten oder vierten Lebensjahrzehnt übergewichtig zu werden.

1.7 „Fettsucht" oder „Adipositas"

Der heute noch weit verbreitete Begriff der *Fettsucht* scheint aus vorwiegend psychologischen Gründen problematisch. In der Ableitung des Begriffes Sucht von Siechtum (Krankheit) ist ganz sicher eine treffende Bezeichnung zu sehen, doch wird heute der Terminus *Sucht* mit einem anderen Bedeutungsgehalt erfüllt. Insofern wird durch die Weiterverwendung des Begriffs *Fettsucht* nahegelegt, es handele sich bei dieser Erscheinung ebenfalls um eine Sucht im Sinne einer zwanghaften Abhängigkeit von einer Droge.

Es muß jedoch für den überwiegenden Teil der Adipösen bezweifelt werden, ob hier von einer Sucht im Sinne psychiatrischer Terminologie gesprochen werden kann. Jene klassischen Merkmale der Sucht liegen sicher für die Adipositas *nicht* vor: Kontinuierliche Steigerung des Suchtmittels, abnehmende Bedürfnisbefriedigung, euphorisierende Eigenwirkung des Suchtmittels, physische Entzugssymptomatik bei Absetzen des Suchtmittels.

Sicher sind allerdings einige Parallelen der Komponenten des süchtigen Verhaltens beim Adipösen festzustellen. So hat zum Beispiel RADO (1933) für den Süchtigen aufgezeigt, daß er außerstande ist, auf Erfolge, auf das Ergebnis eigener Anstrengungen zur Abwendung von Belastungen oder Entbehrungen zu warten. Auch auf den Mangel an Sorge um die eigene Gesundheit als Kennzeichen des süchtigen Verhaltens kann hingewiesen werden. Gesellschaftliche Diskriminierung, soziale Verachtung treffen den Süchtigen ebenso wie den Adipösen. Wenn das Appetitverhalten des Adipösen unter dem Aspekt der *Sucht* gesehen werden soll, so erscheint der 1964 von der Weltgesundheitsbehörde eingeführte Terminus der *Abhängigkeit* treffender als der Begriff der Sucht zu sein (FERSTL u. KRAEMER, 1976).

Darüber hinaus soll auf die allgemein negative Besetzung des Wortes „fettsüchtig" hingewiesen werden. Da adipöse Patienten ohnehin schon einer beachtlichen sozialen Diskriminierung ausgesetzt sind (ALLON, 1975), erscheint es unzweckmäßig, Patienten im therapeutischen Kontext mit einem diskriminierenden Begriff zu klassifizieren.

Schließlich täuscht der Begriff Fettsucht eine gewisse polare Gegensätzlichkeit zur Magersucht vor. Doch weder von der Psychopathologie noch von der zugrundeliegenden Psychodynamik kann die Anorexia nervosa als das „Gegenteil" der Adipositas aufgefaßt werden. Obgleich an der Existenz psychogenetisch einsichtiger Fälle einer neurotischen Fettsucht nicht gezweifelt werden kann, muß gesehen werden, daß es eine Fülle psychisch unauffälliger Menschen gibt, die übergewichtig sind. Anorexia nervosa-Kranke sind stets und in jedem Stadium der Erkrankung psychisch schwer gestört. Schließlich ist das Appetitverhalten solcher Patienten meist in viel größerer und auffallender Weise verändert, wie sich an der — von gierigen Heißhungeranfällen unterbrochenen — extremen Nahrungsverweigerung, dem ständigen Erbrechen, dem Laxantienabusus etc. zeigt (MEYER u. PUDEL, 1974).

1.8 Zwischenbilanz

Über die Notwendigkeit, geeignete therapeutische Verfahren zu entwickeln, die langfristig erfolgreiche Gewichtsabnahme garantieren, besteht kein Zweifel. Der Fülle an verschiedenen Methoden steht eine relativ ähnliche und unbefriedigende *Erfolgs*statistik gegenüber.

Das Prinzip der positiven Energiebilanz, welches als Erklärungsmodell der Adipositas zugrundegelegt wird, hat alle diese Reduktionsmaßnahmen bestimmt; allerdings scheint dieses Prinzip zu einfach, da es über die Entstehungsbedingungen der positiven Energiebilanz nichts aussagt. Darüber hinaus scheint dieses Prinzip des einfachen energetischen „Input-Output-Vergleichs" auch in seinem Erklärungswert für den Patienten zweifelhaft, wenn Probleme der *Energie*bilanz und der *Gewichts*bilanz miteinander verwoben werden.

Ausgehend von der Annahme, daß alle Menschen in ihrer Nahrungsaufnahme durch die subjektiv erfahrbaren Gefühle des Appetits, des Hungers und der Sättigung in ihrer Nahrungsaufnahme beeinflußt werden, wurde die Hypothese aufgestellt, daß eine Störung dieser Körpergefühle Grundlage einer positiven Energiebilanz sein müsse. Auch der adipöse Patient wird nicht beginnen zu essen, wenn er keinen Appetit verspürt. Und er wird nicht weiteressen, wenn er intensives Sättigungsgefühl erlebt. Häufig stimulierter Appetit und verzögert gemeldetes Sättigungsgefühl müssen zwangsläufig zu hyperkalorischer Ernährungsweise führen, falls der Patient nicht selbst seine Nahrungsaufnahme kognitiv entgegen der erlebten Körpergefühle kontrolliert. Eine *Fehlsteuerung* dieser Körpergefühle ist theoretisch denkbar durch Defekte in zentralnervösen oder peripher wirkenden Regulationsmechanismen innerhalb des Organismus. Hierfür gibt es allerdings bis heute keine definitiven und empirisch belegbaren Resultate.

Diese *Fehlsteuerung* kann theoretisch denkbar aber auch durch Bedingungen der Umwelt induziert werden, etwa im Sinne einer Übersteuerung, wenn interne Signale sich gegen externe Signale nicht durchsetzen können, d. h. subjektiv nicht empfunden werden. Hier könnte auch auf die parallelen Verhältnisse bei der biologischen Regulation der Sexualität und des Schlafes hingewiesen werden. Auch diese Regulationsmechanismen funktionieren adäquat unter den biologischen Bedingungen der Homöostase, sie sind kurzfristig irritierbar oder schließlich auch langfristig störbar durch veränderte oder anhaltend abnorme Umfeldbedingungen.

Solange, wie keine überzeugenden biochemischen, neurophysiologischen Befunde vorliegen, soll von der Annahme ausgegangen werden, daß ungünstige Umfeldbedingungen und besondere Lernerfahrungen auf die Bildung von Ernährungsgewohnheiten hinwirken können, die nicht mehr zu einer ausgeglichenen Energiebilanz führen. Die Adipositastherapie hat unter diesem Aspekt nacheinander zwei Zielvorstellungen zu realisieren:

- Gewichtsreduktion
- Gewichtskonstanz

Die Gewichtsabnahme ist sicher nur durch deutliche Negativierung der Energiebilanz möglich, da das *Resultat* langfristig falschen Verhaltens rückgängig gemacht werden soll. Gewichtskonstanz dagegen muß auf Umfeldbedingungen und Lernprozesse eingehen, Ernährungsgewohnheiten verändern, die ehemals den Gewichtsanstieg gefördert haben.

Das Ausmaß einer Gewichtsreduktion und das einer anschließenden Gewichtskonstanz stehen in Interaktion. Wenngleich auch eine sehr drastische Gewichtsreduktion physiologisch denkbar ist (und so erschreckend unter extremen Hungerbedingungen oder in Fällen der Anorexia nervosa beobachtbar ist), so zeigen u. a. die Untersuchungen zur Fettgewebszellularität, daß in bestimmten Fällen eine erhebliche, zwangsweise herbeigeführte Reduktion sehr rasch zurückschnellt. Das, was als therapeutischer Erfolg zu erzielen ist, scheint überdenkenswert. Zielvorgaben, die sich an tabellarisch-statistischen Normgewichten orientieren, scheinen häufig den Mißerfolg gar zu programmieren. Eine geringe Abnahme, die langfristig erhalten bleibt, muß als günstiger beurteilt werden als eine demonstrative Gewichtsabnahme, die häufig wiederholt in kurzer Zeit rückgängig gemacht oder gar überkompensiert wird.

Epidemiologische Befunde sind hinsichtlich einer genetischen Komponente der Adipositas-Genese nicht eindeutig interpretierbar. Sowohl die hereditäre Hypothese wie auch die besondere Bedeutung von Umweltfaktoren, insbesondere der Tradierung von Ernährungsgewohnheiten und Erziehungsfaktoren, können gleichermaßen bestätigt werden. Aber unabhängig davon ist deutlich zu sehen, daß Adipositas in der Einheit der Familie gehäuft auftritt. Dies sollte in einer Therapie berücksichtigt werden.

Wenn bisher auf die diätetisch ausgerichteten Maßnahmen abgezielt wurde, so muß natürlich nachgetragen werden, daß seit etwas mehr als 10 Jahren auch Behandlungsmethoden, die sich an Prinzipien der Lernpsychologie orientieren und mit dem Schlagwort *Verhaltenstherapie* bezeichnet werden, entwickelt und überprüft wurden.

Grundlage fast aller Ansätze zur Verhaltensmodifikation bietet ein umfangreiches Programm, welches 1972 von STUART u. DAVIS unter dem bezeichnenden Titel *„Slim Chance in a Fat World"* publiziert wurde. Die dort beschriebenen Methoden haben inzwischen eine gewisse Verbreitung gefunden. Unter dem Eindruck von Millionen Übergewichtigen in westlichen Industrienationen sind Methoden erprobt worden, die auf ökonomische Weise zunehmend mehr Patienten in die Behandlung einbeziehen können. So liegen Erfahrungen mit Gruppenbehandlungen vor, die durch Selbstinitiative oder auch kommerziellen Instituten durchgeführt wurden. Die Bedeutung von ungeschulten oder ausgebildeten Gruppenleitern ist überprüft worden (LEVITZ, STUNKARD, 1974). Unter dem Schlagwort „Abnehmen per Post" wurde ein verhaltenstherapeutisch orientiertes Trainingsprogramm entwickelt, welches einer großen Zahl von Patienten in bestimmten Zeitabschnitten zugeschickt werden kann (FERSTL et al., 1978). Schließlich wurde sogar versucht, über das Medium des Fernsehens eine große Zahl von Übergewichtigen zu motivieren und anzuleiten, ihr Übergewicht zu reduzieren (PUDEL, 1979; MOHL, 1978).

26

Diesem verhaltenstherapeutischen Ansatz, seinem theoretischen Hintergrund, seinen praktischen Methoden und seinen Erfolgen in der Adipositas-Behandlung ist der zweite Teil dieses Buches gewidmet. Daher soll an dieser Stelle auf weitere, detaillierte Darstellungen verzichtet werden.

Eine Bewertung dieser Maßnahmen setzt allerdings ein gewisses Verständnis der lernpsychologischen Grundlagen voraus. Darüber hinaus erscheint die Kenntnis der inzwischen von den Verhaltenswissenschaften vorgelegten Befunde zur Appetit- und Sättigungsregulation sowie zum spontanen Eßverhalten überhaupt notwendig, um die Zielrichtung der Verhaltensmodifikation beurteilen zu können. Vorausschickend sei noch bemerkt, daß nach heute vorliegenden vergleichenden Untersuchungen zum Erfolg der verhaltenstherapeutisch orientierten Adipositas-Behandlung dieser eine größere Effektivität zugeschrieben werden kann als jenen ausschließlich diätetisch orientierten Maßnahmen (LEON, 1976). Dennoch ist das Problem der Adipositastherapie lange nicht als gelöst zu betrachten. Erst weitere Untersuchungen über Unterschiede im Appetitverhalten, im Sättigungserleben, zum Einfluß von psychosozialen, aber auch soziologischen und kulturellen Faktoren auf die Nahrungsaufnahme werden eine solide Grundlage für differenzierte verhaltenstherapeutische Techniken abgeben.

Von den konkreten Methoden der Adipositastherapie abgesehen, ist dies auch der weitere Rahmen, in dem dieses Buch gesehen werden möchte. Zunächst einmal geht es darum, anhand verhaltenswissenschaftlicher Forschung das menschliche Appetitverhalten zu beschreiben. Essen und Trinken sind für den Menschen ganz sicher nicht nur zwei physiologisch determinierte Verhaltensweisen, die eine ausgeglichene Energiebilanz zum Ziel haben. Essen und Trinken können zu Verhaltensweisen mit einem ganz bestimmten, individuell unterschiedlichen Stellenwert im Leben des Menschen werden; sie können im Sinne „funktioneller Autonomie" (ALLPORT, 1966) verselbständigt sein, Geschmacksfaktoren und Belohnungseffekte des Essens können dominieren. Die Nahrungsaufnahme als „soziales Verhalten" für bestimmte Gruppen, Reichhaltigkeit und geschmacklicher Anreiz von Arbeitsessen und kalten Büfetts bei Konferenzen, Tagungen und selbst bei Adipositas-Kongressen zeigen mit verblüffender Deutlichkeit, daß sich die Nahrungsaufnahme des Menschen von ihrem primär biologischen Zweck gelegentlich sehr weit entfernen kann.

Aus der verhaltenspsychologisch orientierten Sichtweise wird es wohl nie möglich sein zu verstehen, warum ein Mensch unter den geschilderten Bedingungen und bei einer durchschnittlichen Kalorienaufnahme von mehr als 1 Million im Jahr dennoch für Jahrzehnte sein Körpergewicht konstant hält. Denn wenn es nicht die bewußte Selbstkontrolle des Körpergewichts ist, dann sorgen offensichtlich biologische Regelsysteme bei einer nicht geringen Anzahl von Menschen für eine erstaunliche Gewichtskonstanz selbst unter den unbiologischen Bedingungen der heutigen Konsum- und Überflußgesellschaften. Zielgruppe der nachfolgenden Untersuchungen sind jene Menschen, die − an ihrer Körperfülle erkennbar − offensichtlich nicht über eine ausreichende biologische Regulation ihres Körpergewichts verfügen. Der Vergleich des Appetitverhaltens von normal- und übergewichtigen Menschen, untersucht in verschiedenen Lebensabschnitten und unter wechselnden Laborbedingungen, kann vielleicht Aufschluß geben, warum Adipöse sich selbst „überernähren".

2 Forschungsrichtung: Ernährungspsychologie

2.1 Fragestellungen

2.1.1 Klinische Aufgaben

Die enorme Verbreitung der Adipositas erzwingt, daß sich der Groß-
teil an ernährungspsychologischer Forschungskapazität den Ursachen und den Behandlungsmöglichkeiten des Übergewichts zuwen-
det. Doch streng genommen definiert sich die Ernährungspsychologie nicht über Problemstellungen, wie sie allein durch die Übergewichtigkeit aufgegeben werden. Es ist auch an andere Störungen des
Eßverhaltens, ihre psychosomatischen Grundlagen und ihre Therapie zu denken, wie z. B. Anorexia Nervosa, Brechneurosen und Ap-
petitstörungen bei bestimmten psychischen Erkrankungen. Der Rahmen kann zwanglos noch weiter gespannt werden bis hin zur Aufnahme bestimmter Nahrungsmittel mit Suchtcharakter (Kaffee, Tee,
Süßigkeiten). Parallelen zum Alkoholismus und zur Drogenabhän-
gigkeit ergeben sich, die dadurch das Arbeitsgebiet der Ernährungspsychologie nachhaltig erweitern. Gerade in jüngster Zeit werden
auch Fragestellungen an die Ernährungspsychologie herangetragen,
die für sie völlig neu sind. So möchte die Diabetologie erfahren,
welche Maßnahmen die Einhaltung der Diabetes-Diät garantieren;
die Pharmakologie möchte wissen, wie die Compliance, die Thera-
piewilligkeit der Patienten, erhöht werden kann; die Kardiologen
möchten den Nikotin- und Kochsalzkonsum ihrer Patienten reduzieren; die Krankenhausplaner erbitten Leitlinien für die Speisengestal-
tung in den Kliniken; Beratungs- und Aufklärungsinstitutionen er-
fragen Hinweise, um Ernährungsverhalten nachhaltiger beeinflussen
zu können.
Den in sie gesetzten Anspruch auf praxisrelevante Ergebnisse kann
die Ernährungspsychologie sicher in den 80er Jahren noch nicht er-
füllen, zumal auch die zur Verfügung stehende Forschungskapazität
außerordentlich gering ist, wenn sie mit traditionellen Disziplinen der
Medizin verglichen wird.

2.1.2 Spontanes Appetitverhalten

Von diesen zumeist schweren Störungen des Appetitverhaltens abgesetzt, muß das *spontane* Eßverhalten des Menschen analysiert werden, welches ebenfalls durch eine Vielzahl psychologischer Faktoren überlagert und gesteuert wird. Vom primär biologischen Zweck, nämlich einer ausgeglichenen Energiebilanz (Nahrungsaufnahme zur Vermeidung von Hunger), hat sich das menschliche Appetitverhalten zunehmend weiter entfernt.

Auch unabhängig vom Themenkreis der Überernährung wird sich die Ernährungspsychologie mehr grundsätzlichen Bedingungen der Appetit- und Sättigungsregulation zuwenden müssen. Hier stellt sich mit Nachdruck die Frage, in welchem Umfang überhaupt Bedingungen in der Umwelt als steuernde Faktoren auf die Nahrungsaufnahme einwirken können. Die Bedeutung des Geschmacks, des Geruchs, der Farbe, der Zubereitung, der Darbietung, aber auch des Volumens und des Kaloriengehaltes einer Speise für Appetit- und Sättigungsgefühle ist (wenn überhaupt) lange nicht restlos geklärt. Es ist sicher nicht untypisch, daß eine so wichtige Frage, ob und wie eine *Selbstregulation* der menschlichen Nahrungsaufnahme ohne beeinflussende Umweltfaktoren und Lernerfahrungen möglich ist, schon 1928 von DAVIS experimentell untersucht wurde, heute aber weitgehend unbekannt ist und nicht erneut mit verbesserter Methodik angegangen wurde. Das Ergebnis dieser Untersuchung, in der 3 Babies nach Absetzen der Brusternährung ihre Nahrung selber über 6 bzw. 12 Monate aus einer Vielfalt von Speisen aussuchen mußten, deutete durch die ernährungsphysiologisch optimale Zusammensetzung der selbstgewählten Kost an, daß Säuglinge offenbar über innere Regulationsmechanismen verfügen, die Erwachsene der heutigen Zeit mehr oder weniger verloren haben.

2.1.3 Geschmack als Motiv

Der Maximierung der Geschmackserlebnisse durch Nahrungsaufnahme gilt seit Jahrhunderten intensivstes Bemühen. Die Raffinessen der Französischen Küche, die Vielzahl ausgetüftelter Rezepte, Würzkombinationen und Zubereitungstechniken, tradiert und publiziert in zahllosen Kochbüchern, die Verfeinerung von Getränken und die fast grenzenlose Variation im geschmacklichen Angebot von Alkohol kennzeichnen ein starkes Motiv des Menschen, Anstrengung, Entbehrungen und finanzielle Belastungen zugunsten einer abwechslungsreichen Stimulierung als geschmackliches Erlebnis in Kauf zu nehmen. Dieses sekundäre Motiv ist nicht mehr mit dem primären Motiv, welches auf Beseitigung von Hunger bzw. Durst ausgerichtet ist, zu vergleichen.

2.1.4 Genese von Essensgewohnheiten

Die Aufzählung relevanter Probleme wäre nicht vollständig, ohne Fragen der Säuglings- und Kinderernährung angesprochen zu haben. Die kontroversen Diskussionen über Flaschen- vs. Brusternährung, „self-demand" vs. „fixed-mealtime", „ad libitum" vs. „fixed-volume" haben ganz sicher ihre psychosomatischen Implikationen, die bis heute nicht vollständig gelöst sind. Zur Bedeutung der Ernährungsweise im Kindesalter für das spätere Leben, zur Rolle von Lernerfahrungen zur Ausprägung von Ernährungsgewohnheiten und Präferenzen sowie der psychischen Beziehung eines Individuums zum Essen, zur Nahrungsaufnahme schlechthin, sind viele Studien nötig. Darüber hinaus wäre es wünschenswert zu klären, in welcher Weise Eltern effektiv angeleitet werden können, um durch richtige Ernährungserziehung späteren Störungen der Nahrungsaufnahme entgegenwirken zu können.

2.1.5 Psychosoziale Faktoren

Weiterhin sind eine Reihe sozialpsychologischer Fragen in den Themenkatalog einzubeziehen: Nahrungsaufnahme als soziales Verhalten, gemeinsames Essen als eine Form nonverbaler Kommunikation, Auswahl des Essens und Nahrungsmittelpräferenzen als Statussymbol, etc.
Auch diese Aspekte sind bisher nicht ausreichend studiert. Darüber hinaus müssen die Ursachen von Nahrungsmittelpräferenzen generell, Wertvorstellungen über Nahrungsaufnahme sowie Fixierungen auf bestimmte Ernährungsgewohnheiten untersucht werden.

Von ganz wichtiger gesundheitspolitischer Bedeutung wird das Problem, wie religiös oder sozio-kulturell bedingte Ablehnungen bestimmter Speisen modifiziert oder gar aufgehoben werden können (TOLKSDORF, 1981); oder wie die Akzeptabilität z.B. neuartiger Proteinträger für eine zukünftige Ernährung verbessert werden kann.

Gerade im letzten Jahrhundert sind Ernährungsprobleme weltweit erkannt worden. Die meisten Fragen werden sicher nicht von psychologischer Seite aus beantwortet werden können, aber dennoch können gründliche Untersuchungen der oben beschriebenen Probleme unser Verständnis vertiefen und anderen Disziplinen Möglichkeiten andeuten, wie z. B. Probleme der Überernährung oder der Falsch- und Mangelernährung vielleicht in Zukunft besser zu lösen sind.

2.2 Methoden

2.2.1 Nicht-experimentelle Methoden

In der psychosomatisch ausgerichteten Ernährungsforschung werden viele der bekannten psychologischen und psychiatrischen Methoden angewendet, die für andere Fragestellungen ebenfalls sinnvoll sind:
Interview und *Exploration* mit Patienten und Probanden, um Einstellungen, Gewohnheiten, Wertvorstellungen und Bedürfnisstrukturen hinsichtlich der Nahrungsaufnahme zu analysieren;
direkte oder unbemerkte *Beobachtungen* von Verhalten in ausgesuchten Situationen zur Bestimmung von Verhaltensunterschieden zwischen Personen;
psychologische *Testverfahren* zur Abgrenzung von Persönlichkeitsstrukturen oder charakteristischen Verhaltensmustern;
klinische Beobachtungen oder detaillierte *Kasuistik* zur Darstellung des psychodynamischen Hintergrundes von Anomalitäten im Appetitverhalten;
sozialpsychologische Methoden der *Repräsentativbefragung* zur Analyse von gesellschaftlich bzw. kulturell bedingten Nahrungsstereotypen;
Einstellungen zum „body-image", etc.

2.2.2 Experimentelles Vorgehen

Besonders zum weiteren Problemkreis der Appetit- und Sättigungsregulation und ihrer Störungen werden seit 15 Jahren zunehmend
mehr experimentelle Studien durchgeführt. Das zugrundeliegende
Konzept und einige wesentliche Methoden sollen daher kurz besprochen werden.

a) Theoretisches Konzept: Die „Black Box"

Anlaß des experimentellen Vorgehens bildet die Überzeugung, daß
es aussichtslos ist, die menschliche Nahrungsaufnahme selbst in der
komplexen Einbettung in das vielmaschige Variablennetz studieren
zu können. Schon die alltägliche Situation des „gedeckten Familien-
tisches" beinhaltet eine solche Fülle von Einflußgrößen, die in ihrer
Wechselwirkung kaum kontrollierbar sind.
Somit kann keine Analyse zum Stellenwert bestimmter Einflußgrößen vorgenommen werden. Darüber hinaus liefern die zuvor beschriebenen Methoden zumeist deskriptive Ergebnisse, die kaum
kausale Interpretationen hinsichtlich ihrer Auswirkung zulassen.
Um grundlegende Einflußgrößen definieren zu können, müssen
zwangsläufig eine Reihe von Variablen ausgeschaltet, konstant gehalten oder zumindest kontrolliert werden. Damit ist der Rahmen
des experimentellen Vorgehens im Laboratorium abgesteckt. Doch
zugleich wird die Frage nach der äußeren Validität gestellt: Inwieweit
läßt sich aus Laborbefunden auf die außerexperimentelle Nahrungsaufnahme rückschließen.
Die experimentelle Methodik in der verhaltenswissenschaftlich
orientierten Ernährungsforschung orientiert sich vereinfacht zunächst am Modell der „Black Box", an jenem von den amerikanischen Behavioristen erdachten „schwarzen Kasten", der stellvertre-
tend für einen lebenden Organismus steht und über dessen „innere
Verschaltung" zunächst nichts bekannt ist. Diese „Black Box", zumeist als *Versuchsperson* bezeichnet, wird mit verschiedenen Reizen
konfrontiert. Die Reizvariationen werden systematisch vorgenommen und möglichst genau kontrolliert. Die daraufhin beobachtbaren
und auch exakt meßbaren Reaktionen werden anhand wahrschein-

lichkeitstheoretischer Prinzipien dahingehend analysiert, ob sich eine gewisse Systematik zwischen Reizvariation und Reaktionsvariation feststellen läßt, die signifikant, also nicht zufallsbedingt ist.

Gelingt dies, so kann eine Hypothese über einen möglichen Verarbeitungsprozeß innerhalb der „Black Box" entwickelt werden. Meistens gelingt es heute (noch) nicht, einen so hypothetisch formulierten Verarbeitungsprozeß anschließend auf physiologischer oder biochemischer Grundlage zu verifizieren. So bildet die Annahme eines „Ponderostaten" (CABANAC et al., 1971) ein Konstrukt, d. h. diese Annahme impliziert nicht, daß dieser hypothetisch gedachte Mechanismus, der gewichtsstabilisierend wirkt, in dieser Weise auch *tatsächlich* existiert.

Das zuvor Gesagte macht für die Forschung deutlich, daß keine Hypothese an einem Einzelfall geprüft werden kann, daß das menschliche Appetitverhalten zunächst nur durch stochastische Prozesse verstanden werden kann. Einzelfall und klinische Erfahrung sind allerdings zur Hypothesengewinnung und damit zur Planung von experimentellen Ansätzen die wesentlichen Quellen.

Nicht nur im Bereich der psychologischen Ernährungsforschung hat sich das vereinfachte Prinzip der Reiz-Reaktions-Analyse zur Gewinnung von Ergebnissen als äußerst fragwürdig herausgestellt, weil die Annahme von *der* Versuchsperson als neutraler Reiz-Reaktions-Instanz unzulänglich ist. Gerade auch im Bereich der Nahrungsaufnahme muß damit gerechnet werden, daß Einstellungen, Vorerfahrungen und Intentionen der Versuchsperson die Reaktionen beeinflussen, so daß die externe Gültigkeit des Experiments in Frage gestellt ist. Erscheint z. B. die Frage wichtig, ob adipöse mehr als schlanke Personen essen, so könnte entsprechend dem „Black Box"-Modell mit zwei Gruppen von Versuchspersonen gearbeitet werden, die eine vergleichbar lange Zeit keine Nahrung aufgenommen haben und nun im Labor unter kontrollierten Bedingungen *ad libitum* essen sollen. Alle Probanden bestätigen, soviel gegessen zu haben, daß sie ausreichend satt sind. Tabelle 5 zeigt das Ergebnis eines so durchgeführten Experimentes als einfachen Mittelwertvergleich, wobei die Nahrungsaufnahme unter zwei verschiedenen Bedingungen gemessen wurde.

Die Resultate sind schwer zu interpretieren. Wollten die adipösen Versuchspersonen dem Versuchsleiter „beweisen", daß sie nicht durch „viel Essen

34

dick geworden sind", oder haben sie eine stärkere Aversion gegen Flüssignahrung? Viele Interpretationen mehr sind möglich.
Dieser Aspekt berührt die Reaktivität der Meßdaten, d. h. inwieweit die Datenstruktur durch die Methode ihrer Erhebung beeinflußt worden ist.

Untersuchungen über die sozialpsychologischen Implikationen von Experimenten, die der Versuchsperson bestimmte „demand characteristics" (ORNE, 1962), bestimmte Verhaltensweisen nahelegt, und Überlegungen und Ergebnisse zum sog. Experimenter-(Untersucher-)Effekt, der als Pygmalion-Effekt von ROSENTHAL (1966) in die Literatur eingegangen ist, weisen denn auch auf die Notwendigkeit hin, solche Erhebungsmethoden zu planen, die weder durch die besondere Rollenerwartung der Versuchsperson, noch durch Hypothesen und Einstellungen der Versuchsleiter beeinflußt werden können (BUNGARD u. LÜCK, 1974).

b) Nahrungsaufnahme im Eßlabor

Angeregt durch den Versuchsaufbau in Tierexperimenten (ANLIKER u. MAYER, 1956) wurde erstmals 1964 ein Food-Dispenser für den Humanversuch in der Literatur beschrieben (HASHIM u. VAN ITALLIE, 1964). Auch alle nachfolgenden Anordnungen basierten auf diesem Prinzip (JORDAN et al., 1966; PUDEL, 1971 a). Die Probanden erhalten aus einem Trinkröhrchen eine flüssige Nahrung, die so kalorisch angereichert ist, daß durchschnittliche Trinkmengen der Energieaufnahme einer vergleichbaren festen Mahlzeit entsprechen. Der Proband ist während der Nahrungsaufnahme allein; er kann die Vorratsgefäße nicht sehen, so daß er keine visuelle Kontrolle über seine

Tabelle 5. Die Nahrungsmenge, die von schlanken und adipösen Probanden im Experiment aufgenommen wird, ist durch die Versuchsbedingungen deutlich beeinflußbar

Bedingung der Nahrungsaufnahme	Schlanke Probanden	Adipöse Probanden
Sichtbare Behälter	1614 ml	903 ml
Unsichtbare Behälter	589 ml	619 ml

Nahrungsaufnahme hat. Diese experimentelle Situation im Eßlabor entspricht wegen der reduzierten Umweltreize einer „semi-deprivation".

Diese Methode wurde sowohl zu Fragen der Kurz- als auch der Langzeitregulation sowie zum Einfluß von Stress auf das Appetitverhalten eingesetzt.

Bei allen Untersuchungen mit Food-Dispensern kann nicht verhindert werden, daß Einstellungen des Probanden die Befunde beeinflussen, da das Ziel der Untersuchung mehr oder weniger offen erkennbar ist.

c) Die Falsch-Instruktion („cover-story")

Um der Forderung nach nicht-reaktiven Messungen im Ernährungsexperiment möglichst nahezukommen, ist von vielen Autoren die Methode der Falsch-Instruktion benutzt worden. Die Versuchspersonen werden über die eigentliche Fragestellung des Experiments nicht informiert, es wird ihnen zumeist eine andere, plausible Fragestellung suggeriert, damit die genannten Einstellungseffekte nicht die zu messenden Variablen beeinflussen.

So wurden viele Experimente als „Geschmacksuntersuchung" vorgestellt, wenn es gerade auf die verzehrte Menge und nicht auf den Geschmack ankam. Unsicher bleibt in diesen Untersuchungen jedoch immer, inwieweit das Prinzip der Nicht-Reaktivität in jedem Einzelfall aufrechterhalten werden konnte. Ausschlaggebend ist dafür der organisatorische Aufbau des Versuchsplans, die Instruktion der Versuchsperson und der Umgang des Versuchsleiters mit dem Probanden. Gerade über diese „Neben-Versuchsbedingungen" wird allerdings in den einschlägigen Publikationen selten ausführlich berichtet.

d) Beobachtung in vivo

Erste Versuche wurden auch unternommen, das Appetitverhalten in vollständig nicht-reaktiven Anordnungen zu untersuchen, d. h. der Proband weiß überhaupt nicht, daß er als Versuchsperson ausgewählt wurde. Diese Untersuchungen beschränken sich in der Regel auf systematische Beobachtungen von Personen beim Essen in Restaurants, Schnellbüfetts, beim Einkaufen im Supermarkt. Da unter diesen natürlichen Bedingungen keine kontrollierte Variablenvariation vorgenommen werden kann, ist der Aussagewert dieser Untersuchungen allerdings von vornherein beschränkt.

Diese methodischen Anmerkungen lassen erkennen, daß die optimale Methode im Bereich ernährungspsychologischer Forschung bisher nicht gefunden wurde. Naheliegend daher die Forderung, wichtige Prinzipien der Appetit- und Sättigungsregulation mit unterschiedlichen Methoden zu validieren, da das Ziel aller Experimente nicht die innere Gültigkeit, sondern vielmehr ihre Gültigkeit und Übertragbarkeit auf *außer*experimentelles Verhalten sein muß.

Diese Forderung wird bis heute allerdings nicht erfüllt, zumal es wegen der beschriebenen Komplexität der Variablen selten gelingt, überhaupt das Resultat eines bestimmten Experiments mit gleicher Methodik zu reproduzieren.

Bei der nachfolgenden Betrachtung der Hypothesen und Ergebnisse sollte aber auch gesehen werden, daß — ganz im Gegensatz zu der augenblicklichen Erkenntnislage für den Tierversuch — nur vergleichsweise wenig Publikationen für den Humanbereich vorliegen, die zudem nur auf kürzere experimentelle Tradition zurückgreifen konnten.

3 Einflußfaktoren für die Nahrungsaufnahme

JORDAN (1973) stellte allgemein vier wichtige Komponenten heraus, die das gewöhnliche menschliche Appetitverhalten beeinflussen:

- Der Vorgang der Nahrungsaufnahme selbst (Größe der einzelnen Bissen, ihre Gesamtzahl, Pausenlänge zwischen den Bissen und Länge der Kauzeiten, die gesamte Abfolge der Nahrungsaufnahme).
- Physiologische und psychologische Faktoren (Nahrungsdeprivation, Hungergefühl, Sättigungsgefühl, Nahrungspräferenzen und Wertvorstellungen, psychische und physische Verfassung des Individuums).
- Verhaltensbezogene Aspekte (Gespräche, Lesen, Fernsehen und andere Verhaltensweisen während oder vor der Mahlzeit).
- Situative Komponenten (Uhrzeit, Ort der Nahrungsaufnahme, Anwesenheit anderer Personen, Quantität und Qualität der verfügbaren oder ausgewählten Nahrungsmittel).

Ohne Zweifel bestehen zwischen diesen vier Determinanten menschlicher Nahrungsaufnahme zusätzlich auch Wechselwirkungen, so daß die Beschreibung menschlicher Nahrungsaufnahme von Hilde BRUCH (1973 b) zutrifft, *„when we try to pick out anything by itself, we usually find it hitched to everything else in the universe"*.
Dennoch soll gezeigt werden, daß menschliche Nahrungsaufnahme im Laborexperiment prinzipiell bestimmten Fragestellungen zugänglich ist (LEON u. ROTH, 1977).
In Kap. 4 wird der Einfluß von *situativen* und *kognitiven* Faktoren auf die Nahrungsaufnahme untersucht, die unter bestimmten Bedingungen Signalwirkung für Appetit und Sättigung erlangen können. Auf die besondere Bedeutung von *Streß* für die menschliche Nahrungsaufnahme geht Kap. 5 ein.
Zu den mehr unmittelbaren Einflußfaktoren sollen jene Bedingungen gezählt werden, die durch die Nahrung selber (Energiegehalt,

Volumen) und durch den Vorgang des Essens (orale Komponenten, Zeitverlauf) definiert sind.

3.1 Energieaufnahme und Sättigung

3.1.1 Erste Studien am Food-Dispenser

Zu den ersten experimentellen Studien zur menschlichen Appetit- und Sättigungsregulation zählen Untersuchungen von HASHIM u. VAN ITALLIE (1964, 1965) sowie von CAMPBELL et al. (1971).
Die Autoren entwickelten einen Food-Dispenser, der sich auch im Humanversuch einsetzen läßt. Eine Formula-Diät wird aus einem Kühlschrank heraus in Portionen von 7,4 ml dem Probanden direkt in den Mund gepumpt, wenn dieser einen Knopf drückt. Die automatische Registriereinrichtung hält sämtliche Entnahmen fest.
Zunächst erhielt ein normalgewichtiger Patient, der wegen einer Kieferdeformation keine feste Nahrung aufnehmen konnte, unbeschränkten Zugang zu diesem Food-Dispenser. Nach 16 Tagen stellte sich heraus, daß dieser Proband eine relativ konstante Energieaufnahme pro Tag hatte (3075 kcal [12,9 MJ], 438 Standardabweichung), und über diese Zeit sein Gewicht bei etwa 80 kg hielt. Auch ein 20jähriger gesunder Proband, der sich 9 Tage lang aus dieser Maschine ernährte, stabilisierte sein Gewicht und entnahm relativ regelmäßig durchschnittlich 4430 kcal (18,5 kJ) dem Food-Dispenser.
Ein völlig anderes Resultat stellte sich heraus, als 5 erheblich adipöse Probanden den gleichen Versuchsbedingungen unterworfen wurden. Alle Personen reduzierten drastisch ihre Energiezufuhr am Food-Dispenser und nahmen an Gewicht ab. Ein Patient, der vom Bett aus ständig Zugang zum Dispenser hatte, nahm über 18 Tage lang durchschnittlich nur 275 kcal (1,2 MJ) auf, obgleich er angehalten wurde, immer zu essen, wenn er hungrig war. Als diesem Patienten und den anderen die Formula aus einer Tasse gereicht wurde, steigerte sich die Nahrungsaufnahme zwar auf das doppelte, lag aber weiter erheblich unter der *außer*experimentellen Energieaufnahme (HASHIM u. VAN ITALLIE, 1965).
Ob sich in diesen Unterschieden zwischen dem Appetitverhalten der

schlanken und adipösen Probanden physiologische oder psychologische Faktoren manifestieren, lassen die Autoren offen.

In einer weiteren Studie (Campbell et al., 1971) wurden an einem vergleichbaren Food-Dispenser 5 normalgewichtige und 6 übergewichtige Probanden zwischen 10 und 53 Tage lang beobachtet.

In Erweiterung des ersten Versuchsablaufs wurde in dieser Studie — unbemerkt für die Probanden — der Energiegehalt der Formula im Bereich zwischen 0,5 kcal (2,1 kJ) und 1,5 kcal (6,3 kJ)/1 ml nach einigen Versuchstagen hinauf- bzw. herabgesetzt. Neben einer Bestätigung der Ergebnisse der ersten Studie ergab sich weiter, daß normalgewichtige Probanden entsprechend der Variation des Kaloriengehalts der Formula das entnommene Nahrungsvolumen anpaßten, so daß sie wiederum ihr Gewicht in den Grenzen von 0,6–2,3% ihres Ausgangsgewichts konstant hielten.

Adipöse Probanden zeigten entweder keine, eine entgegengesetzte oder nur eine sehr leichte Adaptation der Volumenaufnahme an die Kalorienveränderung.

Die Autoren meinen, daß Normalgewichtige ihre Nahrungsaufnahme in dieser sehr reizarmen Situation an physiologischen Signalen orientieren, während adipöse Probanden diese internen Signale nicht verspüren oder aber ihren Hunger verleugnen, worauf auch schon Stunkard (1959 a) und Bruch (1961 a) früher hingewiesen haben.

Garrow (1974) hinterfragt diese Interpretation, indem er auf die Gültigkeit der experimentellen Situation abhebt. Er bezweifelt natürlich zu Recht, daß jene adipöse Probandin, die 53 Tage am Food-Dispenser ernährt wurde und dabei eine maximale Energiezufuhr von 660 kcal (2,8 MJ)/Tag hatte, ihr übliches Appetitverhalten der letzten 30 Jahre reproduziert habe, da sie sonst nicht 143 kg hätte wiegen können.
Dieser Einwand ist sicher stichhaltig, doch es kann andererseits auch argumentiert werden, daß jene Probandin gerade deshalb außerhalb des Labors zugenommen hat, weil dort *nicht* jene reizreduzierte Situation bestand. Offenbar sind es situative, externe Momente, nicht zwingend physiologische Hungersignale, die ein „Überessen" des Adipösen außerhalb des Labors induzieren. Auf der anderen Seite muß natürlich bedacht werden, daß diese ersten Studien ausgesprochen reaktive Experimente waren, d. h. anfällig gegen bewußte oder unbewußte Voreinstellungen der Probanden, die — in dieser klinischen Studie — natürlich auch an Gewicht abnehmen *wollten*.

3.1.2 Kompensation von Kaloriendifferenzen

WOOLEY (1971) bot 6 adipösen und 5 normalgewichtigen Probanden Flüssignahrung aus Tassen an, die für 15 Tage *ad libitum* aufgenommen werden konnte. Hoch- und niederkalorische Nahrung wurde nach jeweils 5 Tagen gewechselt. Zwischen den Gewichtsgruppen ergab sich kein Unterschied: Alle Probanden nahmen bei hoher kalorischer Konzentration mehr, bei verminderter Konzentration weniger Kalorien zu sich. In beiden Gruppen war eine geringfügige Volumenzunahme bei kalorischer Verdünnung zu beobachten, die jedoch die Kalorienunterschiede nicht kompensieren konnte (Tabelle 6).

SPIEGEL (1973) untersuchte 15 normalgewichtige Probanden am Food-Dispenser und bot ihnen während der ersten 4–9 Tage eine Standardnahrung (1 kcal [4,2 kJ]/1 ml), an den folgenden 4–14 Tagen verdünnte Nahrung (0,5 kcal [2,1 kJ]/1 ml) *ad libitum* an. 9 Probanden ließen keine Veränderung des Nahrungsvolumens in Abhängigkeit der kalorischen Verdünnung erkennen. 6 Probanden reagierten deutlich mit Erhöhung des Volumens oder der Mahlzeitenfrequenz auf die Verdünnung. Die Adaptation des Volumens an die Kalorienveränderung setzte sich jedoch nur langsam durch (2–5 Tage) und war auch nicht vollständig (durchschnittlich bei 87%).

In einer vorangehenden Studie verabreichte SPIEGEL (1973) ihren Probanden zunächst Vormahlzeiten (genannt Preloads) unterschiedlicher kalorischer Konzentration. Bei der nachfolgenden Nahrungsaufnahme am Food-Dispenser zeigte sich, daß nur das Volumen,

Tabelle 6. Durchschnittliche Volumen- bzw. Kalorienaufnahme von adipösen und normalgewichtigen Probanden, die an jeweils 5 Tagen hoch- bzw. niedrigkalorische Flüssignahrung erhielten (nach WOOLEY, 1971)

	Adipöse Probanden		Normalgewichtige Probanden	
Energiedichte	hoch	gering	hoch	gering
Aufnahme in ml	2000	2310	2200	2450
Aufnahme in kcal	2930	1870	3230	1980
Aufnahme in MJ	12,3	7,8	13,5	8,3

nicht aber die kalorische Dichte des Preloads einen Einfluß auf die Testmahlzeit hatte.

Untersuchungen im Göttinger Labor (METZDORFF, 1973) gingen ebenfalls dieser Fragestellung nach. 25 adipöse und 25 normalgewichtige Frauen erhielten aus dem Food-Dispenser eine Flüssignahrung als Ersatz einer Mahlzeit am Tag, die in 3 verschiedenen kalorischen Konzentrationen in Zufallsabfolge verabreicht wurde (Tabelle 7). Die Probanden konnten die Nahrungen aufgrund von Geschmacks-, Konsistenz- und Viskositätsunterschieden nicht unterscheiden.

Der hier verwendete Food-Dispenser (PUDEL, 1971 a) wurde technisch so verändert, daß die Probanden aus einem Trinkröhrchen *kontinuierlich* Nahrung *ad libitum* in selbstgewählten Zeitabständen entnehmen konnten, ohne jeweils zuvor einen Knopf zu betätigen. Das entnommene Volumen wurde simultan auf einem Zeitschreiber registriert.

Eine Varianzanalyse über die Daten zeigt, daß zwischen dem Faktor *Gewichtsstatus* und dem Faktor *Kalorienvariation* eine signifikante Interaktion besteht ($F = 4{,}11$; $p < 0{,}05$). Die Trinkmengen der Adipösen stehen in keinem Zusammenhang zur Kalorienkonzentration der Nahrung, während bei Normalgewichtigen der Kaloriengehalt einen Effekt auf die Volumenaufnahme ausübt.

Bei Erhöhung der Kalorienkonzentration um 100% steigt die durch-

Tabelle 7. Durchschnittliche Trinkmenge und darin enthaltene Gesamtkalorien in 3 Stufen kalorischer Konzentration bei je 25 adipösen und normalgewichtigen Frauen (nach METZDORF, 1973)

	Konzentrationsstufe					
[kcal/ml]	0,8/1,0		1,2/1,0		1,6/1,0	
[kJ/ml]	3,3/1,0		5,0/1,0		6,7/1,0	
	ml	kcal (kJ)	ml	kcal (kJ)	ml	kcal (kJ)
Adipöse	319	255 (1066)	327	392 (1639)	317	507 (2120)
Normalgewichtige	259	207 (866)	239	286 (1196)	189	303 (1267)

schnittliche Kalorienaufnahme der Normalgewichtigen von 207 kcal (866 kJ) um 46,3% auf 303 kcal (1267 kJ) an, während Adipöse unter den gleichen Bedingungen 98,8% mehr Kalorien aufnehmen.

Eine weitere Untersuchung (PUDEL, 1976 b) an 81 weitgehend normalgewichtigen Probanden zwischen 65 und 85 Jahren, denen jeweils über 9 Tage eine Mahlzeit aus dem Food-Dispenser mit zufällig abwechselnden Energiedichten (1 kcal [4,2 kJ], 1,5 kcal [6,3 kJ], 2 kcal [8,4 kJ]/1 ml) geboten wurde, zeigte insgesamt, daß bei diesen Probanden eine Konzentration der Energiedichte zu nur sehr geringer, wenn auch statistisch signifikanter Volumenveränderung führte. Während bei der niedrigsten Konzentration 386 ml (entsprechend 386 kcal [1,6 MJ] aufgenommen wurden, reduzierte sich die Volumenaufnahme bei der höchsten Konzentration auf 323 ml und die Energieaufnahme stieg entsprechend auf 646 kcal (2,7 MJ).

In allen diesen Untersuchungen waren die Probanden über die Kalorienveränderungen in der angebotenen Nahrung nicht informiert worden, d. h. sie waren für diese Variable nicht explizit *sensibilisiert* worden. WOOLEY et al. (1972 a) wiesen daher in einer weiteren Studie jeweils 7 normal- und übergewichtige Probanden auf mögliche Kalorienveränderungen besonders hin und ließen nach der Mahlzeit einschätzen, ob eine hohe oder geringe Konzentration angeboten worden war. Nur zwei normalgewichtige Probanden waren in der Lage, in 75% aller Fälle ein zutreffendes Urteil abzugeben. Die anderen Probanden waren unfähig, treffsicher zu urteilen und gaben auch Stunden nach der Mahlzeit Hunger- bzw. Sättigungsgefühle mehr in Abhängigkeit von ihrer persönlichen Meinung über den Kaloriengehalt an als in Übereinstimmung mit der tatsächlichen Konzentration.

Aus diesen und anderen Beobachtungen ist zu schließen, daß Veränderungen der *Kalorien*konzentration − zumindest in den Bereichen zwischen 0,5 kcal (2,1 kJ) und 2 kcal (8,4 kJ)/1 ml − subjektiv von den Probanden nicht bemerkt werden.

3.1.3 Kalorienvariation und Speichelsekretion

Während in den bisherigen Studien der Einfluß der Kalorienvariation an der Volumenaufnahme direkt bestimmt wurde, haben WooLEY et al. (1975 b) eine andere Methode benutzt: Messung der Speichelsekretion (WOOLEY u. WOOLEY, 1973).

Das methodische Vorgehen ist relativ einfach. Eine kürzlich beschriebene Modifikation des Verfahrens (WOOLEY et al., 1978 a) soll die Methode noch sensibler gestalten: Dem Probanden wird eine zuvor abgewogene „Zahnwattenrolle" unter die Zunge gelegt. Nach einer Minute Verweildauer wird durch erneutes Wiegen die Speichelsekretion gemessen. Sodann wird nach einem bestimmten Zeitabstand die Messung wiederholt, wobei der Proband entweder in einer gleichen Situation ist (Kontrolle) oder aber mit einem appetitlichen Nahrungsreiz visuell konfrontiert wird (konditionierte Sekretion).

Mit dieser Methode konnte gezeigt werden, daß flüssige Mahlzeiten mit identischen Volumen (900 ml) bei normalgewichtigen Probanden eine Stunde später dann zu einer Steigerung der konditionierten Speichelsekretion führen, wenn diese Mahlzeiten 450 kcal enthielten. Bei 900 kcal war kein Unterschied zur Kontrollmessung vorhanden. Übergewichtige Probanden zeigten unabhängig vom Kaloriengehalt eine Stunde später immer eine leichte Erhöhung der konditio-

Tabelle 8. Speichelsekretion von adipösen und normalgewichtigen Probanden (in g/2 min) nach einer Testmahlzeit mit 450 bzw. 900 kcal (1,9 bzw. 3,8 MJ) während des Anblicks von appetitlichen Speisen eine Stunde später im Vergleich zu Kontrollmessungen (nach WOOLEY et al., 1975 b)

	Kontrollmessungen		Konditionierte Speichelsekretion	
Testmahlzeit 1 h zuvor enthielt:	450 kcal 1,9 MJ	900 kcal 3,8 MJ	450 kcal 1,9 MJ	900 kcal 3,8 MJ
Adipöse Probanden (n = 6)	1,39 g	1,41 g	2,61 g	2,25 g
Normalgewichtige Probanden (n = 6)	1,56 g	1,30 g	2,54 g	1,54 g

nierten Speichelsekretion, wenngleich die Speichelsekretion nach den 450 kcal Mahlzeiten etwas höher lag (Tabelle 8).

Da die Autoren diese Methode als ein subjektiv nicht beeinflußbares Maß für *Appetit* ansehen, fassen sie das Ergebnis zusammen: Der Appetit der normalgewichtigen Probanden ist nach hochkalorischer Mahlzeit vollständig gehemmt, der Appetit von Übergewichtigen jedoch nur teilweise. Interessant erscheint die Feststellung, daß die parallel zur Messung der Speichelsekretion erhobenen subjektiven Einschätzungen des Hungers über „rating scales" bei allen Probanden keine Beziehung zur Kalorienaufnahme zeigte (WOOLEY et al., 1975 b).

3.2 Volumenaufnahme und Sättigung

Neben Kalorienvariationen in der Testnahrung gingen andere Untersuchungen der Frage nach, welchen Einfluß das *Volumen* der aufgenommenen Nahrung für die Sättigungsregulation hat.

Dazu wird meist auf die *Preload-Methode* zurückgegriffen. Unter *Preload* wird eine Art Vormahlzeit verstanden, die relativ schnell und in ihrem Volumen fixiert vor der eigentlichen Testmahlzeit verabreicht wird.

WALIKE et al. (1969) registrierten zunächst am Food-Dispenser die individuelle Standardmenge von 17 Probanden. An den nachfolgenden Tagen verabreichten sie den Probanden vor der Testmahlzeit eine Formula (0,9 kcal [3,8 kJ]/1 ml) aus einem Trinkglas mit der Aufforderung, dies so schnell wie möglich auszutrinken. Variiert wurden das Volumen dieser Preloads zwischen 20 und 120% der individuellen Standardmengen sowie der Zeitabstand zur Testmahlzeit (1–120 min).

Zunächst konnte festgestellt werden, daß Preloads generell die nachfolgende Nahrungsaufnahme reduzieren. Allerdings gelang den Probanden in der Regel keine volumen-äquivalente Kompensation, so daß sich unter den Preload-Bedingungen eine insgesamt erhöhte Nahrungsaufnahme abzeichnete. Hinsichtlich des Zeitfaktors ergaben sich interindividuelle Unterschiede. Für einige Probanden war der Reduktionseffekt durch Preloads nach 1–5 min, für andere nach 15–30 min am größten.

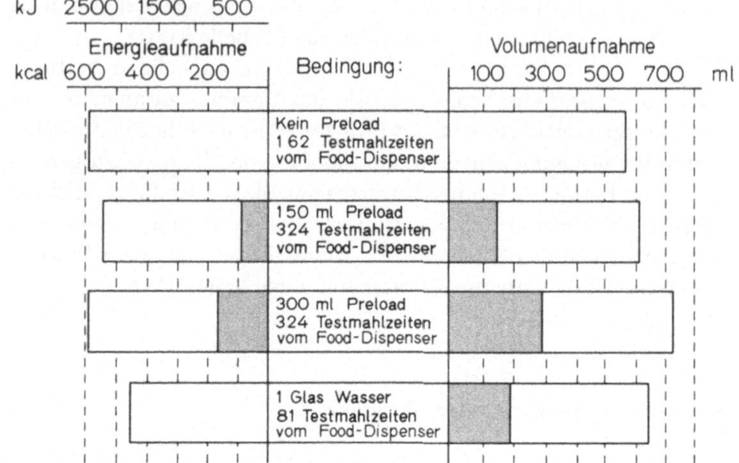

Abb. 5. Auswirkungen von Vorsuppen (Preloads) auf die nachfolgende Nahrungsaufnahme am Food-Dispenser

Im Göttinger Labor (PUDEL, 1978) wurde ebenfalls die Auswirkung solcher Preloads auf die Nahrungsaufnahme bei schlanken, manifest und latent adipösen Probanden untersucht. Als latent adipös (vgl. Kap. 4.2) gelten Personen, die zur Zeit der Untersuchung normalgewichtig sind, aber entweder zu einem früheren Zeitpunkt übergewichtig waren, oder angeben, nur mit ständigen Kontrollmaßnahmen ihr Gewichtsproblem meistern zu können.

63 Probanden erhielten jeweils 10 Testmahlzeiten aus einem Food-Dispenser. Zuvor wurde ihnen als Preload entweder eine klare Suppe (18 kcal [75 kJ]/100 ml) oder eine gebundene Suppe (37 kcal [154 kJ]/100 ml) mit 150 ml bzw. 300 ml Volumen verabreicht. Die Vorsuppen entsprachen handelsüblichen Trockensuppen.

Bei 50% der Mahlzeiten wurde eine Wartezeit von 15 min zwischen Preload und Test eingelegt. Daraus ergeben sich 8 Bedingungskombinationen, die bei jeden Probanden in permutierter Reihenfolge untersucht wurden. Darüber hinaus wurde die Nahrungsaufnahme ohne Preload und nach einem Glas Wasser gemessen.

Die statistische Analyse ergab, daß alle Probanden unabhängig von der Gewichtsklassifizierung ihre Nahrungsaufnahme am Food-Dispenser nach einer Vorsuppe um 20–25% reduzierten. Dabei war sowohl die Wartezeit als auch das Volumen des verabreichten Preloads ohne Einfluß. Abb. 5 zeigt, daß aber das nach Preload aufgenommene Volumen in Übereinstimmung mit den Resultaten von WALIKE et al. (1969) nicht voll kompensiert wird. Die vergleichsweise geringe Energiedichte der Vorsuppen trägt dazu bei, daß unter Preload-Bedingungen von allen Probanden jedoch weniger Energie aufgenommen wurde.

Signifikante Wechselwirkungen zwischen den Preload-Bedingungen zeigen, daß klare Suppen bei 300 ml und 15 min Wartezeit den höchsten Reduktionseffekt (etwa 25%) hatten, während gebundene Suppen unabhängig von Volumen und Wartezeit immer die Nahrungsaufnahme um etwa 25% reduzieren. Für das Wasser-Preload ergab sich ein Effekt von 36%, wenn es unmittelbar vor der Testmahlzeit verabreicht wurde. Nach einer Wartezeit von 15 min reduziert ein Wasser-Preload die nachfolgende Nahrungsaufnahme um nur 8%.

Die von allen Probanden erhobenen subjektiven Sättigungswerte auf einer Prozentrangskala ließen erkennen, daß durch die Vorsuppen ein Sättigungszuwachs erlebt wurde, der quantitativ fast dem der Testmahlzeit gleichkommt. Lediglich nach Wasser-Preload geben Probanden nur einen geringfügigen Sättigungszuwachs an.

3.3 Die Energiedichte

Ein Vergleich der Labornahrung mit üblicher fester Kost zeigt, daß während der Experimente relativ geringe Energiedichten benutzt wurden. Wenn der Einfachheit halber zur Schätzung des Volumens von Nahrungsmitteln ihr spezifisches Gewicht $= 1,0$ angenommen wird, so kann die Energiedichte als Quotient von Kalorien und Gewicht geschätzt werden.

Brot hätte dann eine Dichte von 2,5; Schokolade von etwa 5,5 und Speck sogar von 7. Die Energiedichten von normalen Nahrungsmitteln können also erheblich über der der verwendeten Testnahrung liegen.

Um experimentell den Effekt höherer Energiedichten für das Sättigungsgefühl zu überprüfen, wurden 36 Probanden (schlank, manifest oder latent adipös) Puddings als Hauptmahlzeit verabreicht, die entweder 150 ml oder 300 ml Volumen, dabei entweder 235 kcal (1,0 MJ) oder 740 kcal (3,1 MJ) enthielten. Die Probanden konnten die unterschiedlichen Energiedichten der Puddings subjektiv nicht bemerken, was durch „rating scales" überprüft wurde. Sofort nach der Mahlzeit, dann im stündlichen Abstand, wurden subjektive Sättigungseinstufungen von den Probanden verlangt.

Hinsichtlich der subjektiv erlebten Sättigungswirkung der verschiedenen Testmahlzeiten zeigten sich *keine* Unterschiede zwischen den Untersuchungsgruppen. Bei allen Probanden fand sich statistisch signifikant aber ein Einfluß der *Kalorienmenge* auf das Sättigungsgefühl, während die beiden unterschiedlichen *Volumina* nicht zu anderen Sättigungseinstufungen führten (HARTWIG, 1978).

Dieser zunächst überraschende Befund muß unter dem Gesichtspunkt interpretiert werden, daß Kaloriengehalt und Volumen in den Untersuchungen in sehr unterschiedlichen Ausmaß variiert wurden. Eine Volumenvariation zwischen 400 und 800 ml ist ein sehr dominanter Reiz, verglichen mit einer Kaloriendifferenz von 0,5 und 1,0 (2,1 und 4,2 kJ)/1 ml. In der letzten Untersuchung wurde das Volumen geringfügig variiert (150 vs. 300 ml), die Kaloriendifferenz aber erheblich gesteigert (235 vs. 740 kcal [1,0 vs. 3,1 MJ]). Entsprechend verlaufen die subjektiven Sättigungseinstufungen.

Im Hinblick auf die Untersuchungen von HUNT u. STUBBS (1975) zur Energiedichte und Magenentleerung sollte auf die Wechselwirkung zwischen Kalorien und Volumen hingewiesen werden. Nicht die Kalorien als isolierte Bedingung, auch nicht das Volumen als ein eigenständiger Faktor scheinen das Sättigungserleben und damit die Nahrungsaufnahme zu beeinflussen. Ein besserer Parameter ist die Energiedichte (Kalorien/Volumen). Nach HUNT u. STUBBS (1975) führt energiedichte Nahrung zu schnellerer Magenentleerung. HUNT et al. (1975) überprüften die Hypothese, wonach Personen, die energiedichtere Nahrung auswählen, schneller wieder einen leeren Magen bekommen und somit möglicherweise mehr essen als Personen, die ihre Energie in mehr verdünnter Form aufnehmen. Nach einer Reanalyse von Ernährungserhebungen an 151 Beamten stellten sie tatsächlich eine positive, wenn auch nicht sehr ausgeprägte Beziehung zwischen dem Grad der Adipositas und der Energie*dichte* der aufgenommenen Nahrung fest.

3.4 Orale Komponenten der Sättigung

JORDAN (1969) ging der Frage nach, welche Bedeutung der oralen Stimulierung während des Essens für die Regulation der Nahrungsaufnahme beizumessen ist. Analog zu Tierexperimenten verabreichte er 4 Studenten intragastrisch Formuladiät.

Die Probanden saßen vor einem Food-Dispenser, der ihnen auf Knopfdruck flüssige Nahrung entweder oral, intragastrisch per Sonde oder oral und gleichzeitig intragastrisch verabreichte. Alle Probanden erreichten eine stabilisierte Nahrungsaufnahme sowohl oral als auch intragastrisch, wenn die vom Dispenser abgegebene Dosis konstant blieb. Variationen in der angegebenen Dosis führten bei Dosissteigerungen zu erhöhter Nahrungsaufnahme, besonders wenn diese intragastrisch erfolgte.

Bei konstanter oraler Dosis und simultaner intragastrischer Aufnahme, die insgesamt zwischen 0 und 66% der Gesamtnahrungsmenge ausmachte, kam es zu gesteigerter Aufnahme (30–40%), weil die orale Komponente die gastrische überlagerte, d. h. die Probanden vernachlässigten den Teil der Nahrung, der direkt in den Magen gelangte (JORDAN, 1969).

Ausschließlich intragastrische Ernährung über 48 Std führte bei allen Probanden zu einer adäquaten Kalorienaufnahme. Eine erhebliche Verdünnung der intragastrisch verabreichten Formula wurde nicht durch Volumensteigerung kompensiert. Insgesamt ergab sich eine erhebliche Senkung der Energiezufuhr. Für die *Kurzzeit*regulation der Nahrungsaufnahme ist offensichtlich das Volumen ein ausschlaggebenderer Faktor als die Energiedichte.

Die Probanden berichteten nach intragastrischer Nahrungsaufnahme von einem *anderen* Sättigungsgefühl, einem gesteigerten Bedürfnis nach oraler Aktivität und einem „Resthunger“. Dies interpretiert JORDAN (1969) als spezifische orale Komponente der Sättigung, die durch intragastrische Aufnahme *nicht* ausgelöscht wird.

3.5 Zeitverlauf der Nahrungsaufnahme

3.5.1 Essenskurven und Übergewicht

118 normal- und übergewichtige Probanden erhielten jeweils 10 Mahlzeiten im Eßlabor vom Food-Dispenser (PUDEL, 1972; MEYER u. PUDEL, 1972). Die aus dem Trinkröhrchen entnommene Nahrung wurde registriert und in einem Zeit-Volumen-Diagramm als kumulative Kurve dargestellt. Die Probanden waren instruiert, soviel Nahrung aufzunehmen, bis sie ausreichend gesättigt waren. Dabei wurden unterschiedliche Kurvengestalten sichtbar:

- Lineare Verläufe als Ausdruck für kontinuierliche, regelmäßige und über die gesamte Essenszeit hinweg konstante Nahrungszufuhr.
- Negativ beschleunigte Essenskurven, wie sie in der Biologie als *Wachstumskurven* oder in der Chemie als *Sättigungskurven* bekannt sind.

Letztere Verlaufsform entsteht, wenn der Proband zu Beginn der Mahlzeit relativ viel Nahrung aufnimmt und dann gegen Ende seine Nahrungsaufnahme kontinuierlich reduziert. Zur quantitativen Kennzeichnung der Essenskurve wird eine einfache Größe berechnet: Als Index gilt jener Prozentsatz an Nahrungsvolumen, der in der ersten Hälfte der Essenszeit — relativiert zum Gesamtvolumen — aufgenommen worden ist. Der lineare Verlauf wird demnach durch den Index 50%, ein negativ beschleunigter Verlauf je nach Krümmung der Kurve durch Indices zwischen 60 und 80% charakterisiert. In Abb. 6 sind jeweils 12 Essenskurven von 2 Probanden wiedergegeben. Die Verlaufskurven sind bei jedem Probanden relativ gleichförmig, sie unterscheiden sich jedoch zwischen den Probanden.
Die Krümmung der Essenskurven ist *nicht* abhängig von dem insgesamt aufgenommenen Volumen, nicht von der Mahlzeitdauer, nicht vom Geschlecht der Probanden und ebenfalls nicht von weiteren Variablen wie Hunger- und Geschmackseinschätzung.
Dagegen konnte jedoch statistisch signifikant gesichert werden, daß *übergewichtige* Probanden sehr viel häufiger zu einer *linearen* Nahrungsaufnahme, *normalgewichtige* Probanden wesentlich häufiger zu jenen *negativ beschleunigten* Essenskurven tendieren. In der gesam-

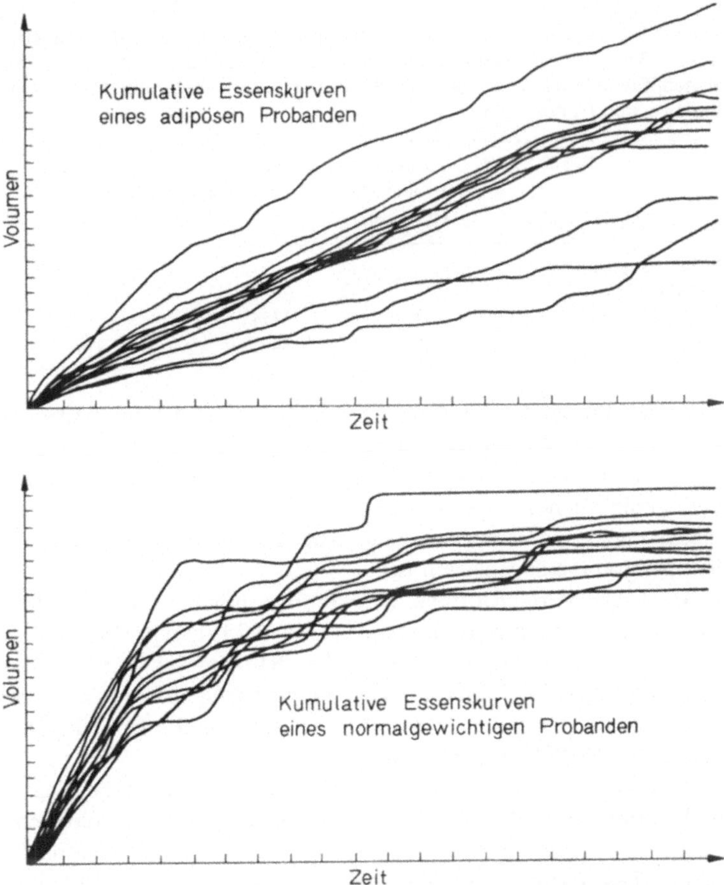

Abb. 6. Kumulative Essenskurven von 2 Probanden, wie sie am Food-Dispenser registriert werden können. *Oben:* Lineare Essenskurven, typisch für latent und manifest adipöse Probanden. *Unten:* biologische Sättigungskurven, typisch für normalgewichtige Probanden

ten Stichprobe ergab sich ein Indexmittelwert von 63% für alle Essenskurven. Tabelle 9 zeigt, wie sich die Indices von über- und nicht übergewichtigen Probanden um diesen Mittelwert verteilen.
Ein weiteres Experiment (PUDEL et al., 1975 b), in dem neben manifest auch latent Adipöse (vgl. Kap. 4.2) im Vergleich zu normalge-

Tabelle 9. Adipöse Probanden tendieren zu linearen Essenskurven (Index < 63%), während nicht-adipöse Probanden biologische Sättigungskurven zeigen. Sie nehmen in der zweiten Mahlzeitenhälfte weniger Nahrung auf als in der ersten (Index > 63%)

	Adipöse Probanden (n = 30)	Nicht-adipöse Probanden (n = 85)	Total
Index Essenskurve			
< 63%	20%	23%	43%
> 63%	6%	51%	57%
Total	26%	74%	100%

wichtigen Probanden am Food-Dispenser hinsichtlich ihrer Essenskurven untersucht wurden, belegt, daß sich im Kurventypus eine große Ähnlichkeit zwischen latent und manifest Adipösen abzeichnet. Lediglich normalgewichtige Probanden *ohne* Gewichtsproblematik zeigen eine Essenskurve, die in der Tendenz einer biologischen Sättigungskurve angeglichen ist.

Etwa gleiche Verlaufsformen der Nahrungsaufnahme für normalgewichtige Probanden wurden von JORDAN (1973) beschrieben.

Eine höhere Frequenz von biologischen Sättigungskurven bei Normalgewichtigen im Gegensatz zu Übergewichtigen wurde kürzlich auch von KINDERMANN (1976) durch experimentelle Nahrungsaufnahme bei 48 Probanden bestätigt.

McFARLAND (1971) untersuchte Freß- bzw. Trinkkurven bei Tieren und konnte ausschließlich negativ beschleunigte, d. h. biologische Sättigungskurven registrieren, was besonders im Hinblick auf die linearen Essenskurven der übergewichtigen Probanden und für ihre inhaltliche Interpretation wichtig erscheint.

3.5.2 Kurvenverlauf und Lebensalter

Die Resultate von erwachsenen Probanden wurden mit Daten von 43 Kindern im Alter zwischen 4 und 6 Jahren verglichen (JUNG, 1973). Analog zu den Studien mit Erwachsenen erhielten alle Kinder ein Frühstück aus dem Food-Dispenser.

Die kumulativen Essenskurven sind bei Kindern dieser Altersstufe

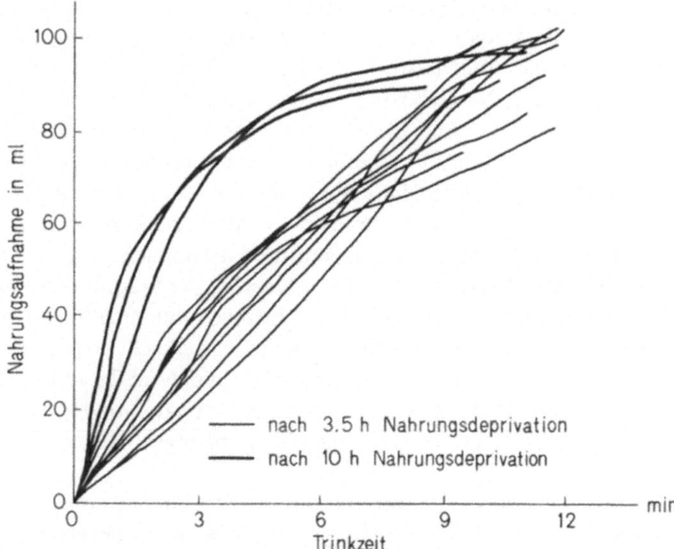

Abb. 7. Kumulative Trinkkurven eines Neugeborenen nach 3,5 und 10 Std. Nahrungsdeprivation (nach Jung, 1975)

deutlich stärker negativ beschleunigt, d. h. die Nahrungsaufnahme der Kinder ähnelt noch stärker einer biologischen Sättigungskurve als die von normalgewichtigen Erwachsenen.

Der letzte Befund gab Anlaß zu einer weiteren Untersuchung (Jung, 1975) an 14 männlichen und 11 weiblichen Neugeborenen, denen in den ersten Lebenstagen standardisierte Babynahrung *ad libitum* aus dem Food-Dispenser verabreicht wurde. Es galt die Hypothese zu prüfen, ob die Veränderungen in der Art der Nahrungsaufnahme zu einer mehr linearen Funktion auf Lernerfahrungen zurückgeführt werden können, die mit zunehmenden Alter gewonnen werden.

Die Auswertung der 250 experimentellen Mahlzeiten ließ erkennen, daß die Neugeborenen ihre Nahrungsaufnahme bei der ersten Mahlzeit am Morgen in sehr prägnanter Weise an eine biologische Sättigungskurve angleichen (78,1% in der ersten Mahlzeithälfte). Die Essenskurven, die für die anderen Tagesmahlzeiten errechnet wurden, liegen in einem Bereich, wie er von normalgewichtigen Erwachsenen bekannt ist (Abb. 7).

53

Die experimentelle Ernährung der Neugeborenen *ad libitum* führte
allerdings dazu, daß durchschnittlich mehr Kalorien aufgenommen
wurden als dies üblicherweise der Fall war. Diese Beobachtung läßt
vermuten, daß Neugeborene in der Untersuchung während der
Mahlzeiten ab 9.30 Uhr nicht in dem Ausmaße hungrig waren, was
auch durch die Mahlzeitenfrequenz im Abstand von nur 3,5 Std belegt wird. Lediglich für die erste Morgenmahlzeit, der eine 10stün-
dige Nahrungsdeprivation voranging, wird ein stärkerer bzw. starker
physiologisch bedingter Hungerzustand bestanden haben. Daher
kann die Hypothese abgeleitet werden, daß die Gestalt der Essenskurven nicht so sehr durch Lernerfahrungen mit zunehmenden Lebensalter verändert wird, sondern mehr − vielleicht auch primär −
ein Index für physiologischen Hunger ist. In diesem Zusammenhang
sei nochmals auf die Untersuchung von McFARLAND (1971) hingewiesen, der bei Tieren nur biologische Sättigungskurven registrieren
konnte.

Gestützt wird diese Vermutung durch eine Untersuchung von WA-
LIKE et al. (1969), die erwachsenen Probanden am Food-Dispenser
vor der eigentlichen Testmahlzeit verschiedene Preloads verabreich-

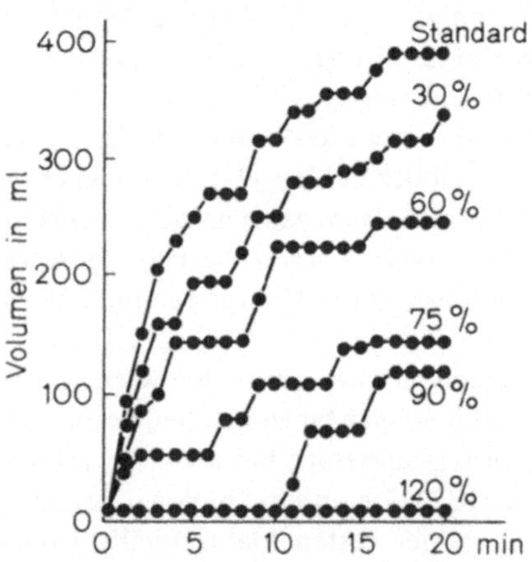

Abb. 8. Essenskurven eines Probanden nach Verabreichung von Preloads, die
den Standard um 30, 60, 75, 90 und 120% überschritten (nach WALIKE et al.,
1969)

ten, was den Hungerzustand veränderte und sich deutlich in der Gestalt der Essenskurven niederschlug. Eine nachträgliche Berechnung des Kurvenverlaufs ergab, daß in Abhängigkeit von der Quantität eines Preload der Index zur Beschreibung der Essenskurve von anfänglich 78% auf schließlich 51% zurückging, was einem linearen Verlauf entspricht (Abb. 8).

Die Analyse von 810 experimentell am Food-Dispenser registrierten Nahrungsaufnahmen von älteren Probanden (65–85 Jahre) hinsichtlich des Kurventypus zeigte, daß 90% dieser Probanden zu einer linearen Essenskurve tendieren; ihr Kurvenindex war niedriger als 63% (PUDEL, 1976b).

Weiterhin wurden 21 Patienten mit einer mehr oder weniger stark ausgeprägten arteriosklerotischen oder senilen Demenz am Food-Dispenser untersucht (MEYER et al., 1980). Ihre Essenskurven waren noch eindeutiger dem linearen Typus zuzuordnen als die Kurven der gesunden älteren Probanden. In einem Fall (Abb. 9) war es möglich, Essenskurven zu registrieren, die dem klinischen Bild der senilen Polyphagie entsprechen: Positiv beschleunigte Kurven, d. h. der Patient nahm zunehmend mehr Nahrung auf, ohne selbst die Nahrungsaufnahme dann schließlich beenden zu können.

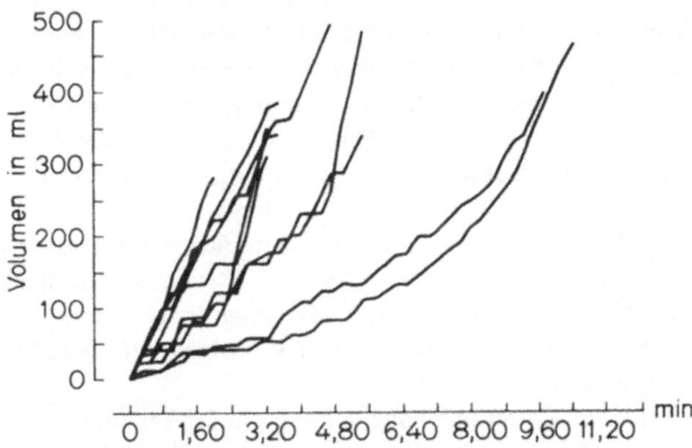

Abb. 9. Kumulative Essenskurven eines dementen Patienten, die einen positiv beschleunigten Verlauf zeigen (senile Polyphagie)

3.5.3 Bedeutung der Sättigungskurven

Zusammenfassend soll die Hypothese abgeleitet werden, daß sich im linearen Verlauf der Nahrungsaufnahme eine *Störung* der Sättigungsregulation manifestiert. Die biologische Sättigungskurve repräsentiert eine Nahrungsaufnahme, die von Beginn an auf einen bestimmten Endwert zusteuert. In gewisser Weise ist also das Gesamtvolumen vorausbestimmbar, wenn ein Proband seine Nahrung entsprechend einer biologischen Sättigungskurve aufnimmt.

Dieses zielgerichtete Verhalten scheint bei einer linearen Nahrungsaufnahme nicht vorzuliegen, hier nähert sich die Nahrungsaufnahme nicht asymptotisch einem Endwert an, sondern sie bricht, oftmals unmotiviert, einfach ab. Wahrscheinlich fehlen bei dieser Art der Nahrungsaufnahme intensive innere Sättigungssignale, die zu einer kontinuierlichen Reduktion der Nahrungsaufnahme beitragen.

In weiteren Studien wurde der Frage nachgegangen, ob es möglich ist, durch äußere Einflußnahme die Gestalt einer linearen Nahrungsaufnahme zu verändern. Während ihrer Nahrungsaufnahme am Food-Dispenser erhielten adipöse Probanden durch rote Stop- und grüne Startsignale Hinweise, *wie* sie zu essen haben. Diese Signale wurden von einem elektronischen Gerät gesteuert, welches auf diese Weise die Nahrungsaufnahme des Probanden auf einer synthetisierten biologischen Sättigungskurve entlangführte. Nach solchen Feedback-Mahlzeiten wurden die spontanen Essenskurven der Probanden ohne Feedback-Signale erneut registriert. Alle Probanden zeigten nun eine deutliche biologische Sättigungskurve, der mittlere Kurvenindex hatte sich erhöht. Allerdings konnte in weiteren Studien nicht belegt werden, daß nach einem solchen Trainingsprogramm die Nahrungsaufnahme reduziert wurde. Daraus ist zu schließen, daß ein Einüben der „biologischen Sättigungskurve" keine nachhaltigen Auswirkungen auf die Qualität des Sättigungserlebens hat und daher therapeutisch nicht ergiebig ist.

In diesem Zusammenhang soll kurz auf die häufige Empfehlung an adipöse Patienten eingegangen werden, die Nahrungsaufnahme zu verlangsamen. Tatsächlich konnten WOOLEY et al. (1975a) zeigen, daß auf einen appetitlichen Reiz hin dann mehr Speichel abgesondert wird, wenn eine Stunde zuvor die Testmahlzeit sehr *schnell* gegessen wurde. Dehnten die Probanden die Testmahlzeit auf 20 min aus, wurde weniger Speichelsekretion nach einer Stunde gemessen. Dieses Ergebnis steht in Einklang mit Untersuchungen von WIRTH (1980), die individuell standardisierte Nahrungsmengen aus einem Food-Dispenser in 6, 12 und 18 min verabreichte. Je länger die Mahlzeitendauer, umso geringer war das „Resthungergefühl" der Probanden, was sich objektiv in reduzierter Nahrungsaufnahme im Anschluß an diese Food-Dispenser-Mahlzeit nachweisen ließ.

3.6 Zusammenfassende Bewertung

Noch bevor bestimmte Antworten aus diesen experimentellen Studien abgeleitet werden können, stellt sich die eindringliche Frage, wie es überhaupt möglich ist, daß eine Person jahrelang ihr Gewicht konstant hält. Die Regulation von Appetit und Sättigung besitzt unter den reizreduzierten Bedingungen im Eßlabor eine außerordentlich große Variablität, so daß keine eindeutigen Determinanten der Nahrungsaufnahme während der verschiedenen Testmahlzeiten festgestellt werden konnten.
Dem Energiegehalt der Nahrung kommt sicher eine geringere Bedeutung für das Sättigungsgefühl zu als dem aufgenommenen Volumen. Doch selbst die Regulation der Nahrungsmenge erscheint unter den Laborbedingungen, die eine bewußte Steuerung und Kontrolle durch den Probanden ausschließen, als relativ unpräzise. Nicht einheitlich sind Befunde, die im Langzeitversuch für normalgewichtige Personen eine adäquate Regulation der Energiezufuhr demonstrieren.
Möglicherweise gelang die Gewichtskonstanz bei diesen Personen nicht durch interne Signale, sondern durch kognitive äußere Anhaltspunkte über schon eingetretene geringe Gewichtsveränderungen.
GARROW (1978), der von 1973–1976 einen Selbstversuch mit Gewichtsschwankungen durchführte, betonte danach — im Gegensatz zur Annahme eines intern regulierten „set points" — die Wichtigkeit von kognitiven Faktoren für die Stabilisierung des Gewichtes in einem bestimmten Bereich: „I suggest that the trick is to some extent learned".
Messungen der Speichelsekretion zeigen, daß sich mit diesem Parameter zwar geringfügige Unterschiede in der Kalorienzufuhr messen lassen, die sich jedoch nicht im subjektiven Erleben der Personen

widerspiegeln. Sicher kann bezweifelt werden, ob die Speichelsekretion überhaupt ein — wie WOOLEY u. WOOLEY (1973) behaupten — subjektiv nicht beeinflußbarer Indikator für *Appetit* ist. Schließlich ist das subjektive Empfinden von Appetit oder Sättigung der ausschlaggebende Faktor, der die Nahrungsaufnahme beeinflußt. Daher kann vermutet werden, daß gerade solche Faktoren, die im Eßlabor ausgeschaltet wurden, wie die bewußte Kontrolle der Nahrungsaufnahme, zu wichtigen, die Nahrungsaufnahme stabilisierenden Bedingungen zählen.

Der Einfluß der Untersuchungsmethoden auf die Nahrungsaufnahme wurde von SHAW (1973) überprüft. Die mit 7 normalgewichtigen Studenten durchgeführte Studie analysierte den Einfluß des angebotenen Nahrungsmittels, der Darreichungsart und der visuellen Kontrolle über die gerade verzehrte Menge auf das Eßverhalten. Die Autorin registrierte die größten Nahrungsmengen bei ihren Probanden, wenn ein Food-Dispenser mit nicht sichtbaren Behältern verwendet wurde; weniger wurde aufgenommen, wenn Nahrung aus großen Tassen, und am wenigsten, wenn Nahrung aus kleinen Tassen verabreicht wurde. Die Probanden aßen die größten Mengen, wenn im Vergleich zur Testmahlzeit unterschiedliche Nahrungsmittel als Preload gegeben wurden. Diese Ergebnisse zeigen, wie sehr die registrierten Nahrungsmengen durch die experimentelle Prozedur im Experiment beeinflußbar sind.

Im Hinblick auf die Therapie der Adipositas kann den Laboruntersuchungen entnommen werden, daß Adipöse eine etwas geringere Abhängigkeit des Appetit- und Sättigungsgefühls von inneren Körpersignalen zeigen. So scheint sich auch ihr Sättigungsgefühl während des Essens nicht in der Weise durchzusetzen, daß eine kontinuierliche Abnahme der Nahrungsaufnahme resultiert.

Allerdings, und dies sollte auch gesehen werden, sind die Unterschiede im Appetitverhalten zwischen normal- und übergewichtigen Probanden nicht sehr gravierend. Unter den reizarmen Bedingungen eines Eßlabors reagieren normal- und übergewichtige Probanden relativ ähnlich auf *Preloads* und *Kalorienvariationen*. Diese Ergebnisse sind nicht im Einklang mit der Hypothese von SCHACHTER (1971 b), wonach adipöse Personen gegen innere Körpersignale unempfindlich sind.

Wie noch gezeigt wird, sind es besonders die situativen Bedingungen vor und während des Essens, die eine gesteigerte Nahrungsaufnahme fördern können. Werden solche Bedingungen — wie während der Standardbedingungen im Eßlabor — ausgeschaltet, dann läßt sich bei adipösen Probanden tendenziell eher eine verminderte Nahrungsaufnahme beobachten.

Kritisch kann angemerkt werden, daß in allen Experimenten eine flüssige Nahrung verwendet wurde, wodurch die Übertragbarkeit der Ergebnisse auf die Nahrungsaufnahme von fester Kost problematisch bleiben muß. Erst kürzlich wurden Food-Dispenser entwickelt, die es gestatten, feste Kost zu verabreichen (SILVERSTONE, 1981; WIRTH, 1980; KISSILEF, KLINGSBERG, VAN ITALLIE, 1980). Erste Ergebnisse deuten an, daß mit erheblichen Unterschieden gerechnet werden muß, je nachdem ob flüssige oder feste Nahrung im Experiment verwendet wird.

4 Signalwirkung der Umwelt für Adipöse

Menschliches Appetitverhalten ist — ähnlich wie auch Schlaf- und Sexualverhalten — nicht als direkte Funktion individueller physiologischer Parameter zu begreifen, wenn einmal von extremer physiologischer Stimulierung abgesehen wird. Im Regelfall spielen neben physiologischen Faktoren — die die somatische Grundlage bilden — weithin situative Umfeldvariablen, die zwar vom Individuum durchaus aufgrund der physiologischen Bedürfnislage entsprechend wahrgenommen werden (induzierte Wahrnehmung), eine wichtige Rolle für das subjektive Erleben von Appetit und Sättigung und damit für Beginn und Beendigung der Nahrungsaufnahme.

Dieser Sachverhalt wurde schon 1932 von KATZ in seiner Zwei-Komponenten-Theorie des Hungers angesprochen. Sie besagt, „daß die Nahrungsaufnahme sich nicht nur nach dem physiologischen Zustand eines Organismus bestimmt, sondern in einem zunächst kaum vermuteten Grad auch nach der äußeren Situation, die sie antrifft".

Die bekannten Experimente, die KATZ u. a. mit Hühnern durchführte, belegen eindrucksvoll, wie sehr schon beim Tier soziale Einflüsse, der Aufforderungscharakter der Nahrung, die Art der Beleuchtung etc. das Freßverhalten beeinflussen können. Der Grad von Nahrungsdeprivation oder physiologischer Sättigung tritt mit Hinweisreizen in der Umwelt eines Individuums in Interaktion, und das daraus resultierende Nahrungsverhalten stellt die beobachtbare Einheit dar.

Experimentelle Analysen des beobachtbaren Appetitverhaltens sind daher notwendig, um den Stellenwert der internen und externen Komponenten und ihre Interaktion für das menschliche Appetitverhalten bestimmen zu können. Ein besonderes Gewicht erhalten diese Untersuchungen, da in den letzten Jahren wiederholt die Richtigkeit der Zwei-Komponenten-Theorie für das menschliche Appetitverhalten bestätigt wurde.

4.1 Außenreizabhängigkeit und Adipositas

Darüber hinaus muß angenommen werden, daß interindividuelle Unterschiede in der Bedeutung der beiden genannten Komponenten anzutreffen sind: Für adipöse Personen scheinen *externe* Reize eine viel bedeutendere Hinweis- oder Signalfunktion zu haben als für normalgewichtige Menschen. Das vorliegende Kapitel soll eine Übersicht über die experimentellen Ansätze und deren Resultate geben. Die übergreifende Problematik und deren theoretischer Rahmen werden anschließend diskutiert.

4.1.1 Die Experimente zur Externalitätshypothese

Im Jahr 1968 wurden vier grundlegende Arbeiten publiziert (NIS-BETT, 1968 a, 1968 b; SCHACHTER et al., 1968 a; SCHACHTER u. GROSS, 1968 b), in denen zum ersten Mal mit experimentalpsychologischen Methoden die spontane Nahrungsaufnahme des Menschen in Abhängigkeit von kontrollierbaren psychologischen Variablen im Labor untersucht wurde. Kennzeichen dieser Experimente war weiterhin, daß sie weitgehend *nicht-reaktiv* angesetzt waren, d. h. in der eigentlich kritischen experimentellen Phase wußten die teilnehmenden Personen nicht, daß sie gerade jetzt *Versuchspersonen* waren. Die Experimente von 1968 sind als *klassische* und häufig zitierte Untersuchungen in die verhaltenswissenschaftliche Adipositas-Forschung eingegangen. Sie haben eine Fülle von weiteren Studien stimuliert, weshalb sie hier ausführlicher zu referieren sind. Zum andern aber wurde durch diese Untersuchungen die prägnante und plausible Theorie der Externalität des Adipösen (SCHACHTER, 1971 b) nahegelegt, die heute kritisch diskutiert wird.

a) Essen nach Uhrzeit

In dem ersten Experiment (SCHACHTER u. GROSS, 1968 b) wurde 22 adipösen und 24 normalgewichtigen Studenten während des Ausfüllens eines Tests beiläufig eine Schale mit Keksen vorgesetzt, nachdem sie schon einige Zeit an Voruntersuchungen teilgenommen hatten, die nur zur Ablenkung der Probanden durchgeführt wurden. Die Uhr im Versuchsraum lief während der gesamten Zeit entweder schneller oder langsamer, so daß die Versuchspersonen zum gleichen Zeitpunkt (17.40 Uhr) glauben mußten, daß es entweder *schon* 18.10 Uhr oder in der anderen Situation *erst* 17.25 Uhr war. Die Autoren nahmen an, daß für die meisten Probanden etwa 18.00 Uhr die gewohnte Abendessenszeit war. Die Ergebnisse zeigten einen signifikanten Einfluß der manipulierten Zeit auf die spontane Nahrungsaufnahme (Tabelle 10).

Wie Tabelle 10 zeigt, ergab sich zwischen adipösen und normalgewichtigen Probanden eine signifikante Interaktion. Adipöse Studenten aßen doppelt soviel, wenn sie annehmen mußten, daß es schon spät sei. Offensichtlich wurde bei ihnen Appetit durch die, wenn auch falsche, Uhrzeit stimuliert. Umgekehrt reagierten normalgewichtige Probanden; sie nahmen in der Situation, die eine Zeit vor dem Essen signalisierte, mehr Kekse auf. Dieses überraschende Resultat interpretieren die Autoren damit, daß normalgewichtige Probanden nach dem Experiment häufig angegeben hätten, sie wollten sich nicht „den Appetit auf das Abendessen verderben".

b) Essen ohne Innensteuerung

SCHACHTER et al. (1968 a) zeigten in einem weiteren Experiment unter anderen psychologischen Bedingungen wiederum einen bemerkenswerten Unterschied im Appetitverhalten von adipösen und normalgewichtigen Probanden. Sie teilten ihre Stichprobe (48 normal- und 43 übergewichtige Probanden) nach 4 Untersuchungsmodalitä-

Tabelle 10. Aufgenommene Nahrungsmenge in Gramm von adipösen und normalgewichtigen Probanden in Abhängigkeit von der manipulierten Uhrzeit (nach SCHACHTER u. GROSS, 1968 b)

Gruppe	Zeitmanipulation	
	schneller „18.10 h"	langsamer „17.25 h"
Adipöse (n = 22)	37,6 g	19,9 g
Normalgewichtige (n = 24)	16,0 g	41,5 g

ten auf: 2 Gruppen wurden vor dem Test Roastbeef-Sandwiches verabreicht, um eine gewisse Sättigung herbeizuführen; die anderen blieben hungrig (Bedingung „hungrig" vs. „gesättigt"), jeweils bei einer dieser Gruppen wurde Furcht induziert, indem angekündigt wurde, daß nach Beendigung der ersten Sitzung elektrische Schocks verabreicht würden. Bei jeweils 2 dieser Gruppen wurde diese Instruktion nicht vorgenommen (Bedingung: „starke Furcht" vs. „geringe Furcht").

Das kritische Experiment stellte sich für die Versuchspersonen als „Geschmackstest" dar, bei dem Kekse auf „rating scales" zu beurteilen waren.

Die Autoren gingen davon aus, daß eine Induzierung von Furcht die Magenmotilität hemmt (CARLSON, 1916) und, wie CANNON (1929) zeigte, den Glucose-Spiegel im Blut erhöht; d. h. Furcht stimuliert Symptome, wie sie u. a. bei Sättigung anzutreffen sind. Durch die Roastbeefbrote wurde so eine physiologische „Kontrollsituation" geschaffen (Tabelle 11).

Adipöse Probanden — von der Variable Furcht abgesehen — essen gleichviel, ob zuvor gesättigt oder nicht, während Normalgewichtige die Roastbeefbrote beim nachfolgenden Geschmackstest „in Rechnung stellen". Furcht reduziert bei ihnen ebenfalls die Nahrungsaufnahme, während adipöse Probanden etwas mehr, zumindest gleichviel essen wie in der mehr angstfreien Untersuchungssituation.

Tabelle 11. Die Nahrungsaufnahme während eines „Geschmackstests" in Abhängigkeit von unterschiedlichem emotionalen Befinden und verschiedener Magenfüllung (nach SCHACHTER et al., 1968 a)

Versuchsbedingung	Normalgewichtige		Adipöse	
	n	Anzahl Kekse	n	Anzahl Kekse
Starke Furcht — mit Preload	14	13,8	11	19,6
Starke Furcht — ohne Preload	11	15,9	10	19,6
Geringe Furcht — mit Preload	13	17,0	11	17,7
Geringe Furcht — ohne Preload	10	28,3	11	16,3

c) Essen nach Angebot

NISBETT (1968 a) lenkte seine Versuchspersonen durch eine Reihe physiologischer Messungen von der eigentlichen Fragestellung ab, die prüfen sollte, inwieweit sichtbare, appetitrelevante Außenreize die Nahrungsaufnahme stimulieren. Angeblich als Entschädigung für die wegen der Untersuchung ausgefallene Mahlzeit wurden die Versuchspersonen in den eigentlich experimentellen Raum geführt, in dem neben Tisch und Stuhl ein Kühlschrank aufgestellt war.

In der ersten Untersuchungssituation lag sichtbar nur ein einziges Roastbeef-Sandwich auf dem Tisch. In einer zweiten vergleichbaren Situation wurden 3 belegte Brote sichtbar angeboten. Jedesmal wurde jedoch ausdrücklich darauf hingewiesen, daß „Dutzende weiterer belegter Schnittchen" im Kühlschrank zur Verfügung stehen.

Die Ergebnisse zeigten, daß übergewichtige Probanden in der Situation mit 3 Sandwiches signifikant mehr aßen als normalgewichtige (2,32 vs. 1,88 Sandwiches). In der anderen Situation nahmen übergewichtige Probanden signifikant weniger Sandwiches als normalgewichtige Probanden (1,48 vs. 1,96). NISBETT (1968 a) interpretierte diesen Befund als Hinweis, daß adipöse Probanden schwer widerstehen können, wenn sie in Reichweite mit sichtbaren Eßreizen konfrontiert werden. Sie haben die Tendenz, „reinen Tisch" zu machen, jenes „plate cleaning syndrome", wie es auch von MAYER et al. (1965) beobachtet wurde.

d) Essen nach Geschmack

Als viertes Experiment in dieser Reihe kann eine zweite Untersuchung von NISBETT (1968 b) zitiert werden, in der der Einfluß des Geschmacks auf die Nahrungsaufnahme überprüft wurde.

Vanilleeiscreme wurde unter-, normal- und übergewichtigen Probanden zur Geschmacksbeurteilung gereicht. Zusätzlich unterschieden sich die Probanden hinsichtlich der Nahrungsdeprivation. Registriert wurden die Eiscrememengen, die die Probanden während des „Geschmackstests" zu sich nahmen. Tabelle 12 zeigt, daß Übergewichtige etwa die gleiche Menge von der schlechtschmeckenden Eiscreme aßen wie die anderen Probanden auch; aber sie überschritten erheblich die Menge, wenn der Geschmack als gut beurteilt wurde.

Tabelle 12. Einfluß der Geschmacksqualität auf die Nahrungsaufnahme bei unter-, normal- und übergewichtigen Probanden (nach NISBETT, 1968 b)

	Gewichtsgruppe					
	untergewichtig		normalgewichtig		adipös	
Geschmacksqualität	gut	schlecht	gut	schlecht	gut	schlecht
Aufgenommene Menge Eiscreme in g	142,6	61,6	163,2	32,0	230,4	59,8

Eine Wiederholung dieses Experiments (DECKE, 1971), bei dem allerdings die schlechtschmeckende Eiscreme durch eine weniger gutschmeckende Eiscreme ersetzt wurde, deutet an, daß sich Übergewichtige tatsächlich im Sinne erhöhter Geschmacksabhängigkeit verhalten: bei weniger gutem Geschmack aßen sie weniger, bei gutem Geschmack mehr als Normalgewichtige.

e) Weitere Untersuchungen

Die Serie dieser Experimente, in denen die Versuchspersonen in der eigentlichen experimentellen Phase über den Zweck der Untersuchung unrichtig informiert wurden, wurde fortgesetzt. NISBETT u. KANOUSE (1969) zeigten, daß das Einkaufsverhalten im Lebensmittel-Supermarkt in Beziehung zur Nahrungsdeprivation steht. Übergewichtige kaufen um so *weniger* Lebensmittel, je *länger* sie nichts gegessen haben. Normalgewichtige verhalten sich umgekehrt; sie kaufen um so mehr, je länger die letzte Mahlzeit zurückliegt.

Wenngleich dieser Befund durch eine neuere Laboruntersuchung von TOM u. RUCKER (1975) zur Einstellung gegenüber Lebensmitteleinkäufen eine gewisse Bestätigung fand, gelang es zwei Wiederholungsstudien in den USA und in der Bundesrepublik nicht, das Ergebnis von NISBETT u. KANOUSE (1969) zu replizieren (DODD et al., 1977; CLOTZ, 1979). Für die weitere Theorienbildung ist dieser Befund daher problematisch.

Unterschiedliche Reaktionen von normal- und übergewichtigen Personen während religiöser Fastentage zeigen, daß mehr adipöse Personen fasten und die Fastenperiode auch leichter als Normalgewichtige durchstehen, da appetitauslösende Außenreize während dieser

Zeit im Umfeld reduziert sind (GOLDMANN et al., 1968). Interindividuelle Schwierigkeiten in der Anpassung der Mahlzeitenfolge an die Ortszeiten während Interkontinentalflügen und einer unterschiedlichen Aufkündigungsrate von Essenabonnements in der Mensa bei normal- und übergewichtigen Studenten deuten ebenfalls auf die erwartete stärkere Gebundenheit Adipöser an Außenreize hin (GOLDMAN et al., 1968, NISBETT, 1968 b).

Kritisch soll an dieser Stelle angemerkt werden, daß die beschriebenen Unterschiede im Appetitverhalten zwischen normal- und übergewichtigen Probanden zwar statistisch signifikant waren, daß sie jedoch quantitativ relativ gering sind. So muß die Frage gestellt werden, wie relevant für Aussagen zum Appetitverhalten ein Unterschied von 17,7 g Keks ist, der durch die manipulierte Zeitdifferenz von 45 min zustandekam. Teilweise scheinen die Interpretationen der Autoren auch zu prägnant. Wenn adipöse Probanden im Experiment mit *einem* bzw. *drei* Roastbeefsandwiches konfrontiert wurden, dann aßen sie im Durchschnitt 1,5 bzw. 2,3 belegte Brote. Diese Mittelwerte zeigen, daß *auch* adipöse Probanden Nachschub aus dem Kühlschrank entnommen und in der zweiten Situation durchaus Reste gelassen haben müssen.

Ein anderer Punkt, angedeutet durch die Untersuchungen zum Einkaufsverhalten, ist die Frage der generellen Replizierbarkeit der Befunde. Darauf wird später eingegangen (Kap. 4.1.3 a).

4.1.2 Hintergrund der Externalitätshypothese

Ausgangspunkt der ersten Experimente SCHACHTERS war die Beobachtung Hilde BRUCHS (1961 b), daß viele ihrer adipösen Patienten offensichtlich nicht wissen, wann sie physiologisch hungrig sind, was möglicherweise auf mangelndes Diskriminationslernen zwischen Hunger und anderen Körpergefühlen wie Angst, Furcht und Ärger in der Kindheit zurückzuführen sei.

In Ergänzung zu dieser klinischen Beobachtung demonstrierten STUNKARD (1959 b) sowie STUNKARD u. KOCH (1964), wie Magenkontraktionen interindividuell unterschiedlich mit dem Erleben von Hungergefühlen in Zusammenhang gebracht werden. Sie errechneten für Normalgewichtige ein Zusammentreffen von Hungergefühlen und Magenmotilität von 71,0%, während bei Übergewichtigen die Koinzidenz nur 46,6% betrug. Übergewichtige haben nicht generell verminderte Magenkontraktionen; lediglich ihre Zuordnung scheint geringer. Daß prinzipiell die Möglichkeit besteht, eine bessere Zuordnung zu lernen, konnten STUNKARD u. KOCH (1964) durch gezieltes Feedback zeigen.

SCHACHTER (1964, 1971 a), der zu jener Zeit eine Reihe grundlegender Arbeiten zu Aspekten der subjektiven Interpretation emotionaler Zuständlichkeit durchgeführt hatte, die eine *kognitive Emotionstheorie* begründeten, belegte damit experimentell, daß kognitive Faktoren entscheidenden Anteil daran haben, *wie* ein Individuum körperliche Empfindungen interpretiert. Der gleiche, durch eine Adrenalininjektion hervorgerufene sympathische Erregungszustand konnte sowohl als Freude, Ärger oder Angst interpretiert werden, je nachdem wie der Experimentator die Situation, das Klima, das Umfeld des Betroffenen manipulierte. Daraus — angeregt durch die Mitteilungen von BRUCH und STUNKARD — zog SCHACHTER den Schluß, daß keine Eins-zu-Eins-Beziehung zwischen einer Gruppe physiologischer Symptome und einem psychologischen Zustand besteht. Gleiche physiologische Symptome, wie Magenkontraktionen, werden von einer Gruppe (den Normalgewichtigen) als Hunger, von einer anderen Gruppe aber nicht in diesem Sinne interpretiert.

Die zuvor referierten Untersuchungen lieferten durch die Eindeutigkeit ihrer Ergebnisse für SCHACHTER (1971 b) den empirischen Hintergrund für seine *Extern-intern-Hypothese*, auch kurz *Externalitätshypothese* genannt, die in prägnanter Form feststellt: Übergewichtige sind *außen*reiz- und nicht so sehr *innen*reizgesteuert, ihr Eßverhalten wird durch „environmental food cues", wie Aussehen, Geruch und Geschmack der Nahrung, aber auch Uhrzeit, Menge und Verfügbarkeit von Nahrung erheblich stärker bestimmt als das Appetitverhalten Normalgewichtiger. Adipöse Probanden sind weniger empfindlich für ihre inneren physiologischen Hunger- und Sättigungssignale. Mehr generell charakterisiert SCHACHTER den Adipösen als reizgebunden („stimulus bound") und postuliert, daß jeder Reiz über einem gewissen Intensitätslevel eine vergleichsweise stärkere Reaktion bei Adipösen als bei Normalgewichtigen auslöst.

„Diese Ansichten wurden schnell akzeptiert; einmal wegen ihrer Plausibilität, die besonders von allen, die praktische Erfahrung im

Umgang mit Adipösen haben, bestätigt wurde, andererseits aber auch wegen der breiten Übereinstimmung in den zahlreichen eleganten Experimenten" kommentiert STUNKARD (1975) die Arbeiten von SCHACHTER (1971 a, b) und seiner Mitarbeiter (SCHACHTER et al., 1968 a; SCHACHTER u. GROSS, 1968 b). Allerdings beklagt er auch, daß es wenig glücklich sei, daß die Bestätigung dieser Ansichten immer nur von der Arbeitsgruppe um SCHACHTER gekommen sei.

4.1.3 Zur Gültigkeit der Extern-intern-Hypothese

Bis heute liegen eine Reihe weiterer Experimente vor, die mit vergleichbarer Methodik lange nicht in der gewünschten Eindeutigkeit — manchmal sogar widersprüchlich — Ergebnisse zu der beschriebenen Hypothese erbrachten. Diesem Problem der Gültigkeit soll vor allem schon deshalb nachgegangen werden, weil die *Extern-intern-Hypothese* gerade die Verhaltenstherapie der Adipositas außerordentlich stark beeinflußt hat.

a) Widersprüchliche Befunde

WOOLEY (1972) verabreichte normal- und übergewichtigen Probanden als Preload einen Milchshake in zwei verschiedenen kalorischen Konzentrationen. Gleichzeitig verwendete sie unterschiedliche Becher, die von den Probanden entweder mit hochkalorischen oder mit niedrigkalorischen Getränken assoziiert wurden (schwere Metallbecher vs. Plastikbecher), wobei jede Kalorienkonzentration in jedem Bechertyp angeboten wurde.
20 min später führten die Probanden einen „Geschmackstest" durch, in dem wiederum die Anzahl der verzehrten Kekse gemessen wurde. Entgegen der Extern-intern-Hypothese zeigte sich *kein* Unterschied zwischen normal- und übergewichtigen Probanden. Alle aßen etwa gleich viel; sowohl normal- als auch übergewichtige Probanden verzehrten im Geschmackstest weniger Kekse, wenn ihnen durch den Metallbecher eine hohe kalorische Konzentration suggeriert worden war. Die *reale* Kalorienkonzentration wirkte sich bei beiden Gruppen *nicht* auf die Nahrungsaufnahme aus.
PRICE u. GRINKER (1973) veranlaßten jeweils 20 normal- und überge-

wichtige Probanden, 5 geschmacklich abgestufte Sorten von Keksen zu beurteilen. Jeweils eine Gruppe hatte einige Stunden zuvor nichts gegessen, während die andere Gruppe unmittelbar vor dem Experiment gesättigt wurde. Es zeigten sich keine Unterschiede zwischen Normal- und Übergewichtigen in Abhängigkeit von diesen experimentellen Variablen.

Übergewichtige aßen lediglich im Durchschnitt mehr als Normalgewichtige. Die unterschiedliche Nahrungsdeprivation hatten bei beiden Gruppen keinen Einfluß, der Geschmack der Kekse war ebenfalls in beiden Gruppen positiv mit der aufgenommenen Nahrungsmenge korreliert.

Andere Studien (NISBETT u. STORMS, 1971) ergaben keinen Hinweis, daß adipöse Personen stärker durch

a) soziale Aufforderungen, die zur Nahrungsaufnahme ermutigten oder abhielten;

b) durch kognitive Falschinformation über dem Deprivationsstatus und

c) durch Hinweise auf eine „angemessene" Nahrungsmenge
in ihrem Appetitverhalten beeinflußt werden. Auch die direkte Replikation eines SCHACHTERSCHEN Experiments, in dem Adipöse wesentlich mehr geschälte als ungeschälte Nüsse gegessen hatten, mißlang (SCHUMAKER u. WAGNER, 1977).

PLINER (1974) variierte — unbemerkt von den Probanden — die kalorische Konzentration eines Preload zwischen 200 und 600 kcal. Sie fand, daß das Preload bei unterschiedlicher Kalorienkonzentration keinen Einfluß auf die nachfolgende Nahrungsaufnahme von Adipösen — im Gegensatz zu normalgewichtigen Probanden — hatte, wenn es als *feste* Kost verabreicht wurde. Ein flüssiges Preload führte bei beiden Gewichtsgruppen zu einer der kalorischen Konzentration umgekehrt proportionalen Nahrungsaufnahme.
Zum Einfluß des Geschmacks auf die Nahrungsaufnahme führte McKENNA (1972) ein Experiment durch, in dem nicht bestätigt werden konnte, daß ein guter Geschmack der Testnahrung bei adipösen Probanden zu größerer Nahrungsaufnahme als bei normalgewichtigen Probanden führte.

In einem nicht-reaktiven Experiment wurden am 3. und 5. Tag einer Unterrichtswoche durch die Lehrerin *symbolische* und *reale* Nahrungsreize als Unterrichtsinhalte eingeführt (PRICE et al., 1975). In der nachfolgenden Pause wurde das spontane Appetitverhalten unbemerkt registriert und in Vergleich zu den anderen Tagen gesetzt. Appetitrelevante Reize, die im Unterricht der Nahrungsaufnahme unmittelbar vorhergingen, hatten *ohne* Unterschied des Gewichtsstatus der Kinder Einfluß auf ihr Appetitverhalten. Reale (symbolische) Nahrungsreize steigerten die Kalorienaufnahme um 61,1% (45,8%) bei adipösen und um 78,9% (47,8%) bei normalgewichtigen Kindern.

Nach einer Bestandsaufnahme der gegenwärtigen Literatur stellt sich daher die Frage, ob die Gültigkeit der Extern-intern-Hypothese generell bezweifelt werden muß. Die verschiedensten Experimente haben jeweils wie ein Mosaikstein zu einem übergreifenden Konzept beitragen wollen, wenngleich die Konturen dieses Konzepts heute unklarer sind als noch vor 3 Jahren (STUNKARD, 1975).

b) Definition: Innen- bzw. Außenreiz

Eine mögliche Erklärung der unterschiedlichen Befunde liegt darin, daß die Begriffe *extern* und *intern* nicht ausreichend definiert sind. Nicht selten wird synonym das Begriffspaar „psychologisch" vs. „physiologisch" benutzt. Ohne operationale Definition ist es nur schwer möglich zu unterscheiden, ob „Geschmack" ein externer oder ein interner Reiz ist; ob induzierte Furcht durch die Ankündigung eines Elektroschocks ein psychologischer oder bzw. auch ein physiologischer Stimulus ist. Zunächst erscheint es wenig nützlich, eine alternative Klassifikation in psychologische vs. physiologische Reize vorzunehmen, „da sich phänomenale Erscheinungen und bestimmte neurophysiologische Erscheinungen als zwei Betrachtungsweisen desselben Vorganges erweisen" (HELM, 1960).

Auch die Unterteilung der Reizquellen nach extern, d. h. außerhalb des Organismus, und intern, d. h. innerhalb des Organismus, erscheint deshalb unzureichend, weil es auf die Bewertung und die Interpretation von Reizen in diesem Zusammenhang ankommt, die zwangsläufig immer intern vorgenommen wird. Die subjektive Vorstellung, angeregt durch ein appetitliches Roastbeef-Sandwich, muß ebenso als interner Reiz verstanden werden wie ein Völlegefühl, verursacht durch ein reichhaltiges Essen.

Jener Aspekt zur Einteilung der Reizmodalität scheint wesentlich, der sich auf die Bedingungen der Bewertung und Beurteilung der Reizqualität richtet. Ein Individuum kann Signale verspüren, die es unmittelbar, also ohne Bezug auf eine vorhergehende Lernerfah-

70

rung, für sich in eindeutiger Weise interpretieren kann. Zu diesen Reizen würden Hunger, Durst, Sättigung, Müdigkeit, Schmerzen und weitere körperliche Sensationen zählen. Auf der anderen Seite befinden sich — zumeist als externe Reize — definierte Signale, denen in der Regel erst vom wahrnehmenden Individuum Hinweis- oder Signalcharakter zugeschrieben werden muß, da sie ohne kognitive Bewertung, Beurteilung, Antizipation nicht verstanden werden können. Ein schwerer Metallbecher, wie er von WOOLEY (1972) verwendet wurde, die Kalorienangabe auf einer Tütensuppe, ein als Appetitzügler ausgewiesenes Dragée erhalten die relevante Signalfunktion erst durch die kognitive individuelle Bewertung und nicht aus der alleinigen Wahrnehmung heraus. Erst das kognitive Konzept „Kalorien sind Energieeinheiten" ermöglicht einem Individuum, sich in seinem Verhalten auf die Kalorienangabe einer Mahlzeit einzustellen. Unter externen Reizen dürfen also nur jene Signale verstanden werden, die erst durch eine kognitive Bewertung durch das Individuum handlungsrelevanten Bezug erhalten.

Daraus folgt, daß der *Anblick* von Zucker, wobei aufgrund von Vorerfahrungen der süße angenehme Geschmack kognitiv antizipiert wird, zu einem *externen* Reiz zählt. Hingegen würde die durch Zukker über die Geschmacksrezeptoren ausgelöste Empfindung des *süßen Geschmacks* zu den *internen* Reizen gerechnet (PUDEL, 1976 c).

4.1.4 Aspekt der extern-internen Reizdiskrepanz

Von dieser Unterscheidung ausgehend versuchten unsere Untersuchungen, durch experimentelle Techniken die Versuchspersonen in eine extern-interne *Diskrepanz* zu versetzen, d. h. der Versuchsperson externe, kognitiv bewertbare Signale zu vermitteln, die in Widerspruch zu den internen Reizmodalitäten standen. Ziel dieser Untersuchungen war, möglichst in Abhängigkeit vom Gewichtsstatus eine unterschiedliche Lösungstendenz dieser Diskrepanz herauszustellen, also zu erfahren, welcher Reizquelle bei einer gegebenen Diskrepanz intersubjektiv die „höhere Verläßlichkeit" zukommt, den prägnanten, kognitiv erfahrbaren Signalen oder der emotional-sensorischen Zuständlichkeit.

a) Ein experimentelles Beispiel

Dazu zunächst ein erstes Experiment (PUDEL, 1973): 15 erheblich adipösen und 15 normalgewichtigen Probanden, die hinsichtlich Alter, Geschlecht und Schulbildung vergleichbar waren, nahmen 20 Tage lang als Abendmahlzeit eine Trockensuppe zu sich, die in Wasser aufgekocht wurde. Obgleich jede dieser Suppen exakt 100 kcal (418 kJ) hatte, wurde durch eine neue Verpackung mit deutlichem Kalorienaufdruck eine unterschiedliche Kalorienkonzentration von 100, 200, 300, 400 und 500 vorgetäuscht. Vier Geschmacksrichtungen und diese angeblich 5 Kalorienstufen wurden systematisch über 20 Tage permutiert.

Alle Probanden stuften vor der Mahlzeit ihr Hungergefühl und unmittelbar sowie eine Stunde nach der Mahlzeit ihr Sättigungsgefühl ein. Als Sättigungseffekt einer Suppenmahlzeit wurde die Differenz zwischen Hunger- und Sättigungseinstufung verrechnet. Eine Rangvarianzanalyse über die 5 Kalorienstufen zeigte, daß Sättigungseffekte in der adipösen Gruppe statistisch signifikant verschieden waren, während sich für die normalgewichtige Kontrollgruppe kein Unterschied ergab.

b) Interpretation der Ergebnisse

Abbildung 10 zeigt, daß übergewichtige Probanden durch vorgetäuschte Kalorienzahlen in ihrem Sättigungserleben beeinflußbar sind, und zwar um so mehr, je größer die Diskrepanz zwischen internen Reizen (ausgelöst durch Volumen und tatsächliche Kalorienkonzentration) und externen Reizen (Bewertung des Kalorienaufdrucks) ist. Interessant scheint an diesem Befund, daß Übergewichtige bei einer geringen Diskrepanz nicht etwa zu willkürlichen Einstufungen kommen, was bei einer generell verminderten Empfindlichkeit für Körpersignale zu vermuten wäre, sondern daß sie genauso wie Normalgewichtige den Sättigungseffekt einstufen.

Die statistische Analyse zeigte weiter, daß zwischen Übergewichtigen und Normalgewichtigen kein Unterschied in der subjektiven Sättigungseinstufung hätte abgesichert werden können, wären Aufdrucke bis zu 300 kcal verwendet worden. Um solche Unterschiede zwischen den Gewichtsgruppen zu sichern, müssen extern-interne Diskrepanzen von einer bestimmten Größenordnung überschritten werden. Dies legt nahe, in Experimenten nicht einfach einen externen Reiz zu setzen, sondern durch quantitativ abgestufte externe Variablen eine zunehmend stärkere Diskrepanz zu internen Reizen zu erzeugen.

72

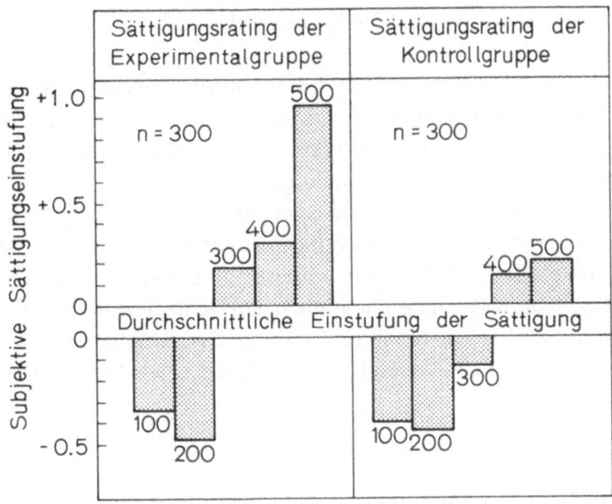

Abb. 10. Adipöse Frauen ließen sich in ihren subjektiven Sättigungsgefühlen durch eine falsche Kalorienangabe (Zahlen an den Balken) beeinflussen. Ihr Sättigungsgefühl ist um so stärker, je höher die vermeintlich aufgenommene Kalorienmenge war (nach PUDEL, 1973)

Weiterhin spricht ein experimentelles Ergebnis, welches keinen Unterschied zwischen den Gewichtsgruppen in der Beeinflußbarkeit durch Außenreize absichern konnte, nicht eindeutig gegen eine relativ stärkere externe Beeinflussung Adipöser, da möglicherweise die experimentell hergestellte Reizdiskrepanz zu gering ausgefallen war.

Der zweite wichtige Aspekt, der für die Uneinheitlichkeit von experimentellen Ergebnissen und ihrer theoretischen Einordnung mitverantwortlich zu sein scheint, liegt auf methodischer Ebene (DIEHL, 1981). Anknüpfend an die Hypothese SCHACHTERS scheint die generelle Bedeutung von externen Faktoren für die menschliche Nahrungsaufnahme nicht in Frage gestellt zu sein. Die Resultate anderer Autoren haben vielmehr darauf hingewiesen, daß „im allgemeinen die Mißerfolge, frühere Ergebnisse zu replizieren, eher auf eine nicht erwartete Abhängigkeit auch der Normalgewichtigen von Außenreizen zurückzuführen sind als auf eine geringe Außenreizabhängigkeit der Adipösen" (STUNKARD, 1975).

c) Problem der Stichprobenkontrolle

Wenn unter dem Aspekt der Stichprobenzusammenstellung die Untersuchungen verglichen werden, so fällt weiter auf, daß 1. mitunter sehr kleine Stichproben verglichen werden; 2. der durchschnittliche Prozentsatz an Übergewichtigkeit der Experimentalgruppen erheblich variiert; 3. die Versuchspersonen der einzelnen Untersuchungen soziographisch, aber auch nach Lebensalter selten vergleichbar sind und 4. die Einordnung in adipöse Experimental- und normalgewichtige Kontrollgruppe allein nach dem Kriterium *Körpergewicht* vorgenommen wurde (PUDEL, 1976 a). Die Problematik des normalgewichtigen Kollektivs als Kontrollgruppe wird im folgenden Kapitel dargestellt.

4.2 Exkurs: Die latente Adipositas

4.2.1 Gewichtsprobleme trotz Normalgewicht

Klinische Beobachtungen und vor allem experimentelle Erfahrungen mit normalgewichtigen Probanden ergaben den Hinweis, das normalgewichtige Kollektiv genauer zu untersuchen. Methodisch ist das schon deshalb von besonderer Bedeutung, da normalgewichtige Probanden in allen Untersuchungen als „Kontrollgruppen" benutzt werden. Die Reaktionen der normalgewichtigen Probanden definieren auf diese Weise den Standard, der als Bezugsgröße für das Verhalten der Adipösen gewertet wird.

Es konnte festgestellt werden, daß das Kriterium der Normalgewichtigkeit unzureichend ist, um wirkliche Kontrollgruppen bilden zu können. Eine individuelle Datenanalyse nach einem Experiment zeigte, daß es innerhalb des normalgewichtigen Kollektivs Personen gibt, die unter bestimmten Bedingungen genau wie adipöse Probanden reagieren (vgl. Kap. 3.5.1).

Eine Befragung dieser Personen ergab, daß es sich hierbei entweder um Probanden handelte, die vor Jahren übergewichtig waren und seither nach einer Reduktion ihr Körpergewicht halten konnten. Es finden sich aber auch Personen in dieser Gruppe, die angeben, seit langer Zeit durch bestimmte Orientierungshilfen ihr Gewicht im

Normalbereich zu halten. Diese Personen werden als *latent* adipös bezeichnet.

Zu diesen Orientierungshilfen würden Kalorienrestriktionen und Gewichtskontrollen zählen, die ständig oder für bestimmte Perioden als kognitive Maßnahmen zur Überwachung des eigenen Gewichts eingesetzt werden. Der latent Adipöse lebt mit der ständigen Befürchtung, daß sein Gewicht ansteigen wird, falls er „ganz nach seinem Appetit" essen würde.

Jene Probandin, die weniger aus geschmacklichen Gründen, sondern mehr um ihr Gewicht zu halten, zum Frühstück Knäckebrot mit Quark verzehrt; die ihr Abendbrot gelegentlich durch eine „Schlankheitssuppe" ersetzt; die mehrfach im Jahr Obsttage einlegt oder eine Weizengel- oder Eierdiät durchführt, um ihr „bedrohlich" angestiegenes Gewicht wieder um 2–3 kg zu reduzieren; diese Probandin würde als deutliches Beispiel einer latenten Adipositas angeführt.

Ebenfalls fallen in diese Kategorie jene Patienten, die durch langfristige Maßnahmen ein manifestes Übergewicht reduziert haben und anschließend durch „semi-starvation" normalgewichtig bleiben. Dagegen würde in der kognitiven Kontrolle der Nahrungsaufnahme dann kein Anzeichen einer latenten Adipositas gesehen, wenn diese Maßnahmen allein aus kosmetischen Gründen zur Erzielung einer „modernen Untergewichtigkeit" durchgeführt werden, wie es heute (nach „Twiggy") zuweilen üblich ist.

4.2.2 Klassifikation durch Fragebogen

Zur Objektivierung dieser Gruppe wurde ein Katalog von Fragen zusammengestellt, die einerseits auf eine bestehende Gewichtsproblematik, andererseits auf die Beeinflußbarkeit der Nahrungsaufnahme durch psychologische Bedingungen ausgerichtet waren.
Die insgesamt 40 Fragen wurden 144 Personen (25% männlich, 75% weiblich, mittleres Alter: 31–40 Jahre) vorgelegt (PUDEL et al., 1975b). Ein Drittel dieser Stichprobe war übergewichtig, ein Drittel konnte zu den Normalgewichtigen ohne Gewichtsproblematik gezählt werden. Das letzte Drittel setzte sich aus Personen zusammen, die die Definition der latenten Adipositas erfüllten. Tabelle 13 führt die Fragen auf.

Tabelle 13. Fragebogen zur Klassifizierung des latent adipösen Probanden. In der Spalte „Polung" ist angegeben, welche Antworttendenz bepunktet wird. Eine Gesamtpunktzahl von über 20 weist auf latente Adipositas hin

Item	Polung
1. Bis heute hatte ich eigentlich nie zuviel Gewicht	stimmt nicht
2. Ich wollte schon immer etwas mehr wiegen	stimmt nicht
3. Schon mehr als einmal habe ich eine Schlankheitsdiät gemacht	stimmt
4. In den letzten 10 Jahren hat sich mein Gewicht so gut wie nicht verändert	stimmt nicht
5. Für mich allein würde ich nicht extra kochen	stimmt
6. Essen halte ich für eine ziemlich gleichgültige Angelegenheit	stimmt nicht
7. Bestimmte Nahrungsmittel meide ich, weil sie ‚dick' machen	stimmt
8. Aus Erzählungen weiß ich, daß ich als Kind etwas ‚rundlich' war	stimmt
9. Auf ein besonders schmackhaftes Essen kann ich mich richtig freuen	stimmt
10. Am Wochenende kommt es häufiger vor, daß Mahlzeiten ausfallen	stimmt
11. Oft habe ich ein so starkes Hungergefühl, daß ich unbedingt etwas essen muß	stimmt
12. Häufig beende ich mein Essen, wenn ich noch gar nicht richtig satt bin	stimmt
13. In meiner Verwandtschaft (Familie) gibt es keine richtig dicken Personen	stimmt nicht
14. Meistens esse ich mehr als dreimal am Tag	stimmt nicht
15. Wenn kein Essen in meiner Nähe steht, brauche ich um meine schlanke Linie nicht zu bangen	stimmt
16. Wenn Andere an meinem Tisch essen, hätte ich auch gerne etwas	stimmt
17. Spät abends oder in der Nacht bekomme ich manchmal starken Appetit	stimmt nicht
18. Mindestens einmal in der Woche wiege ich mich	stimmt
19. Zu bestimmten Tageszeiten bekomme ich Hunger, weil ich mich an die Essenszeiten gewöhnt habe	stimmt nicht
20. Manchmal wünsche ich mir, daß mir ein Fachmann beim Essen sagt, daß ich schon satt bin oder noch essen dürfte	stimmt
21. Um eine hohe Wette zu gewinnen, brächte ich es fertig, mindestens zwei ordentliche Mittagsportionen in einem Restaurant hintereinander zu essen	stimmt
22. Ich halte mich beim Essen bewußt zurück, um nicht zuzunehmen	stimmt

Tabelle 13 (Fortsetzung)

Item	Polung
23. Meistens bin ich mit dem Essen schneller fertig als andere Personen	stimmt
24. Ich kann auch essen, ohne richtigen Hunger zu haben	stimmt
25. Bei den üblichen Nahrungsmitteln weiß ich ungefähr über den Kaloriengehalt Bescheid	stimmt
26. Aufregung schlägt mir meistens auf den Magen	stimmt nicht
27. In Zeitungen lese ich häufiger Ratschläge, um schlanker zu werden	stimmt
28. Wenn ich richtig leckere Dinge sehe, möchte ich sie häufig sofort essen	stimmt
29. Während einer Mahlzeit werde ich manchmal so satt, daß ich einfach nicht weiter essen kann	stimmt nicht
30. Zu den Hauptmahlzeiten esse ich eigentlich immer ungefähr gleichviel	stimmt nicht
31. Ich nehme mir viel Zeit zum Essen	stimmt nicht
32. Morgens esse ich oft wenig	stimmt
33. Mein Magen kommt mir häufig wie ein Faß ohne Boden vor	stimmt
34. Wenn ich Geld übrig hätte, würde ich mir häufiger ein ‚richtig gutes Essen‘ leisten	stimmt
35. Angebrochene Packungen (z. B. Tafel Schokolade) kann ich gut tagelang liegen lassen, ohne sie anzurühren	stimmt nicht
36. Ich achte sehr auf meine ‚Figur‘	stimmt
37. Ich kann nur schwer widerstehen und mich vom Essen zurückhalten, wenn ein zarter Hühnchenduft oder ein leckerer Bratwürstchengeruch an mir vorbeizieht, auch wenn ich gerade gegessen habe	stimmt
38. Manchmal schmeckt es mir einfach so gut, daß ich weiter esse, auch wenn ich eigentlich schon satt bin	stimmt
39. Mir fällt es nicht schwer, Essensreste einfach übrig zu lassen	stimmt nicht
40. Häufiger könnte ich auch „nur so aus Gesellschaft" mitessen	stimmt

Wenn Störungen im Erleben von Appetit und Sättigung allein auf Adipöse beschränkt wären, so müßte man erwarten, daß der Gesamtwert dieses Fragebogens mit dem Übergewicht korreliert ist. Tatsächlich ist aber keine signifikante Beziehung zu diesem Kriterium festzustellen ($r = 0{,}21$, ns). Wird die Stichprobe jedoch nach Frage Nr. 1 (Kriterium *Gewichtsproblematik*) geteilt, so zeigt sich, daß Probanden ohne Gewichtsprobleme mit durchschnittlich 17 Punkten signifikant unter dem mittleren Punktwert von 25 der latent und

manifest adipösen Probanden liegen (biseriale Korrelation, r = 0,85, p
< 0,01).
Zwischen der Neigung zu Gewichtsproblemen und prozentualem Übergewicht besteht eine nicht sehr enge Beziehung; Gewichtsprobleme führen also
nur in einem beschränkten Umfang zu manifester Adipositas.

Aus methodischer Sicht stellt sich nachträglich die Frage, wie groß
der Anteil an latent adipösen Versuchspersonen gewesen sein mag,
der sich in den Kontrollgruppen der verschiedenen Autoren befand.
Dies kann dazu geführt haben, daß letztlich Reaktionen der Kontrollgruppe zur adipösen Gruppe statistisch nicht abzusichern waren,
was tendenziell von mehreren Autoren berichtet wird. Letztlich resultiert daraus die Notwendigkeit, jeweils zwei normalgewichtige
Kollektive einer adipösen Stichprobe gegenüberzustellen.

4.2.3 Das „gezügelte" Eßverhalten

Unabhängig von dieser Konzeption wurde von HERMAN u. POLIVY
(1975) sowie HERMAN u. MACK (1976) das Konzept des „restrained
eating", des *gezügelten Eßverhaltens* eingeführt. Für die normalgewichtigen Personen deckt sich die Beschreibung des „restrained eaters" mit der des latent Adipösen. Die Autoren benutzen ihr Konzept jedoch auch, um manifest Adipöse dahingehend zu beschreiben,
in welchem Ausmaß sie versuchen, ihr Eßverhalten zu kontrollieren.
STUNKARD u. KAPLAN (1977) argumentieren, daß eine Klassifikation
der Probanden hinsichtlich dieser Kontrollmechanismen des Eßverhaltens wahrscheinlich bessere Ergebnisse bringt als eine Einteilung
in adipös und normalgewichtig. WOOLEY et al. (1978 b) beobachteten
bei 17 normalgewichtigen Personen, die als *„restraint eaters"*, als
latent Adipöse, zu bezeichnen waren, nach Preloads unterschiedlicher kalorischer Dichte (250 vs. 500 kcal) *keine* Differenz in der
Speichelsekretion. Ein Befund, wie er von WOOLEY et al. (1975 b)
zuvor als typisch für adipöse Personen festgestellt wurde. Vermehrte
Speichelsekretion nach kalorienarmen Preloads zeigten aber 8 andere normalgewichtige Probanden, deren Eßverhalten als *„non-re-
strained"* charakterisiert wurde.
Die im folgenden Kapitel referierten Untersuchungen aus dem Göt-

tinger Labor tragen dem Konzept der latenten Adipositas Rechnung, da jeweils zwei normalgewichtige Kontrollgruppen untersucht werden, die *vor* dem Experiment durch Vorlegen der Latent-Adipositas-Skala definiert wurden.

4.2.4 Studie mit latent Adipösen

a) Untersuchungsplan

72 Probanden (je 24 normalgewichtige, latent und manifest adipös) wurden informiert, daß diese Untersuchung zum Ziel habe, die „Wirksamkeit eines neuen Appetitzüglers, der in Kombination mit Vitaminpräparaten verabreicht würde, zu überprüfen". Die Abendmahlzeiten erhielten alle Probanden aus dem Food-Dispenser unter den üblichen experimentellen Bedingungen. Frühstück und Mittagessen wurden unter den gewohnten Umständen eingenommen mit einer Ausnahme, daß Art und Menge der Nahrung mit Hilfe des „check list"-Protokolls (PUDEL, 1974) notiert wurden. Täglich abwechselnd erhielten die Probanden eine Packung Appetitzügler (Aufdruck „Appetex", eine rote Faltschachtel mit blauen Dragées), dann eine Packung Vitamindragées (Aufdruck „Multivitin", eine grüne Faltschachtel mit orangefarbenen Dragées), die jeweils eine Stunde vor der Mittags- bzw. Abendmahlzeit einzunehmen waren.
In Wirklichkeit jedoch enthielten die Dragées unabhängig von Farbe und Verpackung in zufälliger Reihenfolge den Wirkstoff Fenfluramin (20 mg je Dragée − was einer Dosierung von 40 mg/die nach den Empfehlungen des Herstellers entspricht) oder ein Placebo. Mit dieser Anordnung, die auch den Versuchsleitern unbekannt war, sollten externe Reize (Bewertung der Verpackung und ihres Aufdrucks) und interne Reize (Wirkstoff) simultan im „cross-over design" gegenübergestellt werden.
Die Testmahlzeiten unterschieden sich in einer wesentlichen Bedingung; während des Mittagessens im gewohnten häuslichen Rahmen konnten alle Probanden beobachten und kontrollieren, wieviel sie essen. Bei der Abendmahlzeit aus dem Food-Dispenser war diese Kontrollmöglichkeit nicht gegeben. Die Kalorienaufnahme jedes Probanden wurde unter allen vier Medikations-/Verpackungsvariationen erfaßt.

b) Ergebnisse

Für das Mittagessen kann festgestellt werden, daß sich die drei Probandengruppen in der aufgenommenen Kalorienmenge signifikant unterscheiden (F = 17,45; df = 2/69; p < 0,05). Adipöse Probanden essen im Durchschnitt unter allen Bedingungen mit 903 kcal (3,78 MJ) am wenigsten, gefolgt von latent Adipösen mit 1228 kcal (5,14 MJ). Normalgewichtige Probanden nehmen durchschnittlich 1614 kcal (6,75 MJ) auf.

Ein Einfluß der *Medikation* auf die Kalorienzufuhr läßt sich nicht nachweisen (F = 2,46; df = 1/69; ns), dagegen wird ein Effekt der *Verpackung* statistisch abgesichert (F = 27,14; df = 1/69; p < 0,05). Die Wechselwirkungen erreichen nicht die Signifikanzschwelle.

Aus dieser Analyse kann daher geschlossen werden, daß die Probanden in allen Gewichtsgruppen ihre Kalorienmenge dann um knapp 20% reduzieren, wenn ihnen Dragées in einer Appetitzüglerverpackung verabreicht werden, unabhängig davon, ob Wirkstoff oder Placebo enthalten ist. Tabelle 14 stellt die Kalorienaufnahme der 3 Gruppen in Abhängigkeit von der Verpackung gegenüber.

Haben die Probanden keine Kontrollmöglichkeit über ihre aufgenommene Nahrungsmenge, dann ergibt die Varianzanalyse ihrer Kalorienzufuhr unter den Medikations-/Verpackungsvariationen ein abweichendes Bild. Zunächst findet sich kein Unterschied mehr in der durchschnittlichen Mengenaufnahme der 3 Probandengruppen (F = 1,22; df = 2/69; ns). Tabelle 14 zeigt die durchschnittlichen Kalorienaufnahmen unter den in der Kopfzeile aufgeführten Versuchsbedingungen.

Zwischen den Gruppen und der Medikation besteht eine signifikante Wechselwirkung (F = 4,4; df = 1/69; p < 0,05): Weder bei latent noch bei manifest adipösen Probanden ist mit einem bedeutsamen Einfluß der Verpackung oder der Medikation zu rechnen. Die normalgewichtigen Probanden dagegen nehmen durchschnittlich 120 kcal (502 kJ) (entsprechend etwa 25%) weniger zu sich, wenn ihnen Wirkstoff − zunächst abgesehen von der Verpackung − verabreicht wurde. Da jedoch zwischen Verpackung und Medikation eine signifikante Wechselwirkung (F = 8,37; df = 1/69; p < 0,05) besteht, muß diese letzte Aussage detaillierter erfolgen. Wirkstoff in

Tabelle 14. Durchschnittliche Nahrungsaufnahme der 3 Probandengruppen nach Gabe von Verum (Fenfluramin) bzw. Placebo in einer Appetitzügler- bzw. Vitaminpräparatpackung. Erfassung des Mittagessens unter üblichen Bedingungen und des Abendessens im Eßlabor

Extern: Verpackung	Appetit-zügler	Appetit-zügler	Vitamin	Vitamin	Bedingung der Nahrungs-aufnahme
Intern: Medikation	Verum	Placebo	Verum	Placebo	
Nicht-Adipöse	1548 (6,47)	1384 (5,79)	1725 (7,21)	1801 (7,53)	Nahrungsaufnahme in
Latent-Adipöse	1240 (5,19)	983 (4,11)	1320 (5,52)	1359 (5,68)	kcal (MJ) während des
Manifest Adipöse	838 (3,50)	801 (3,35)	1022 (4,27)	952 (3,98)	üblichen Mittagessens
Nicht Adipöse	388 (1,62)	600 (2,51)	447 (1,87)	490 (2,05)	Nahrungsaufnahme in
Latent Adipöse	375 (1,57)	403 (1,69)	423 (1,77)	399 (1,67)	kcal (MJ) im Eßlabor aus
Manifest Adipöse	534 (2,23)	564 (2,36)	557 (2,33)	526 (2,20)	dem Food-Dispenser

Appetitzüglerverpackung (extern = intern) reduziert bei Normalgewichtigen die Nahrungsaufnahme am stärksten; während Placebo in einer Appetitzüglerverpackung (extern $\neq$ intern) den geringsten Effekt besitzt. Der Unterschied zwischen den komplementären Kombinationen ist geringer.

c) Diskussion

Für die Extern-intern-Hypothese kann festgehalten werden, daß unter Food-Dispenser-Bedingungen der *interne Reiz „Medikation"* lediglich bei Normalgewichtigen von Bedeutung ist.
Da „Wirkstoff" bei Normalgewichtigen, nicht aber bei latent Adipösen die Nahrungsaufnahme geringfügig reduzierte, kann angenommen werden, (1) daß Normalgewichtige eine erhöhte Sensibilität gegenüber *inneren* Reizen haben, über die Normalgewichtige mit Gewichtsproblematik nicht verfügen, und (2) daß die Aufteilung des normalgewichtigen Kollektivs nach den angesprochenen Kriterien sinnvoll ist.
Möglicherweise war die Extern-intern-Diskrepanz beim Mittagessen zu gering, d. h. die kognitive Bewertung eines Dragées als wirksamer Appetithemmer erzeugte zum internen Signal, das aufgrund von 20 mg Fenfluramin ausgelöst wurde, noch kein relevantes Diskrepanzerleben.

4.3 Verhalten unter Diskrepanzbedingungen

Zur notwendigen weiteren Absicherung der Diskrepanzhypothese wurden drei weitere Experimente geplant. Diese Untersuchungen sollten den Versuchspersonen auf noch prägnantere Weise eine Diskrepanz zwischen visuell-externen Signalen und intern-körperlichen Sättigungssensationen aufzwingen, und so eine Entscheidung fordern, die nur alternativ zugunsten einer der beiden Reizquellen zu treffen ist.
Die Experimente (OETTING, 1977; PUDEL u. OETTING, 1977) wurden mit identischen Probanden durchgeführt, um neben der Validierung der Diskrepanzhypothese zu prüfen, inwieweit Probandenreaktionen von der experimentellen Prozedur abhängen können (s. S. 35).

4.3.1 Beschreibung der Probanden

Für jedes Experiment wurden 3 Gruppen gebildet: 20 schlanke Probanden (mit einem Gewicht innerhalb von ± 5% des „Idealgewichts", d. h. BROCA minus 10% männliche, minus 15% weibliche Probanden), 20 manifest adipöse Probanden (durchschnittlich 41,8% über „Idealgewicht") und 10 latent adipöse Probanden, deren Gewicht zur Zeit der Untersuchungen im Bereich von ± 5% des „Idealgewichts" lag. Alle latent adipösen Probanden waren früher einmal mindestens 15% übergewichtig, und sie erfüllten das Kriterium entsprechend des Testverfahrens zur latenten Adipositas.

4.3.2 Das Schauglas-Experiment

a) Versuchsplan

Die Probanden nahmen über 9 Tage als Ersatz ihres Mittag- bzw. Abendessens eine Formula-Diät aus dem Food-Dispenser zu sich. In Abänderung der beschriebenen Versuchsanordnung war in diesem

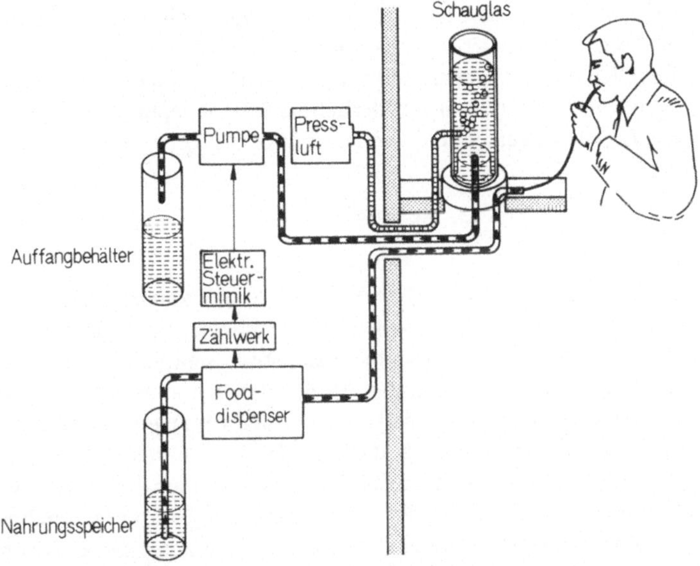

Abb. 11. Schematisierter Versuchsaufbau des Schauglas-Experiments

Experiment der Vorratsbehälter mit Nahrung („Schauglas") sichtbar auf dem Tisch vor der Versuchsperson installiert. Vom Mundstück führte eine Schlauchverbindung direkt am unteren Ende in das Vorratsgefäß. In Abb. 11 ist zu erkennen, daß allerdings der Proband nicht aus dem vor ihm aufgestellten Gefäß seine Nahrung bezog. Unsichtbar für den Probanden war die Schlauchzuführung durch das aufgestellte Gefäß hindurch mit einem anderen Vorratsbehälter verbunden, welcher sich im Nebenraum befand. Hier wurde das entnommene Volumen gemessen, und eine elektronische Steueranlage sorgte dafür, daß über eine zweite Schlauchverbindung ein entsprechendes Volumen aus dem sichtbaren Gefäß vor der Versuchsperson abgesaugt wurde. Die Anordnung erlaubte es, das abgepumpte Volumen so zu verändern, daß bis zu 100% mehr bzw. 50% weniger aus dem Schauglas entnommen wurde als der Proband tatsächlich getrunken hatte.

Vor jeder Mahlzeit gab der Proband am Schauglas an, welche Menge er beabsichtigte zu trinken, um dadurch den externen Reiz deutlich zu visualisieren. Nachdem sich die Probanden nach 3 Tagen auf einen individuellen Standard fixiert hatten, der zu ausreichender Sättigung führte, wurde an den nächsten beiden Tagen mit einer Steigerung bzw. Verminderung der abgepumpten Mengen begonnen, die schließlich + 100% bzw. −50% erreichten. An den nächsten beiden Tagen wurde wiederum im Verhältnis 1:1 abgepumt, gefolgt von zwei Tagen mit verzerrtem Feedback in der entgegengesetzten Richtung.

b) Ergebnisse

Als Ergebnis kann herausgestellt werden, daß zunächst latent und manifest adipöse Probanden gleiche Reaktionen zeigen, die sich aber von denen der Normalgewichtigen statistisch signifikant unterscheiden. Adipöse und latent adipöse Probanden waren, wie Abb. 12 angibt, in viel stärkerem Ausmaß an der visuell vorgegebenen Menge in ihrem Appetitverhalten orientiert; der Hinweischarakter des Schauglases hatte für sie eine deutliche Signalfunktion für das Erleben von Sättigung und damit für die Beendigung der Nahrungsaufnahme. Adipöse nahmen sowohl mehr als auch *weniger* unter diesen Diskrepanzbedingungen auf (je nach positiver bzw. negativer Verzerrung).

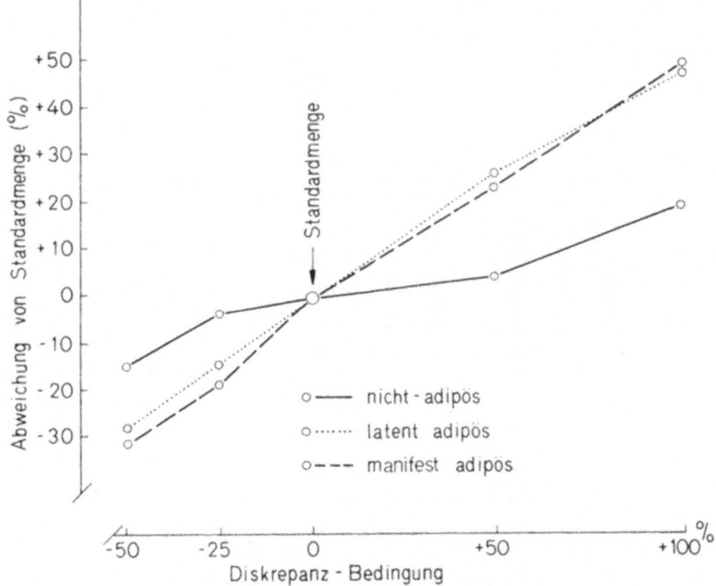

Abb. 12. Durchschnittliche Abweichung der Nahrungsaufnahme von der Standardmenge unter den Diskrepanzbedingungen des Schauglas-Experiments (nach OETTING, 1977)

Dieser letzte Aspekt ist unvereinbar mit der Auffassung von SINGH (1973), die nach ihren Experimenten die Extern-intern-Hypothese als unzutreffend bezeichnet und in Analogie zu einem „verlängerten Bremsweg" für Adipöse ein „deficit in response inhibition" postuliert hatte. Dies erklärt zwar die Tendenz zum *Überessen*, läßt aber eine *Verminderung* der Nahrungsaufnahme nicht verstehen.

Für normalgewichtige Probanden hatte dagegen der Füllungsgrad des Magens größeren Informationswert, sie orientierten ihre Nahrungsaufnahme stärker an der für sie kognitiv nicht erfaßbaren Nahrungsmenge, über die sie — wegen der Manipulation des Feedbacks — nur durch körperliche Sensationen informiert werden konnten.
Wie eindeutig sich im individuellen Fall die Nahrungsaufnahme an Außen- oder Innenreizen orientieren kann, demonstriert Abb. 13, in der die Reaktionen eines schlanken, intern regulierten und eines latent adipösen, extern regulierten Probanden dargestellt sind.

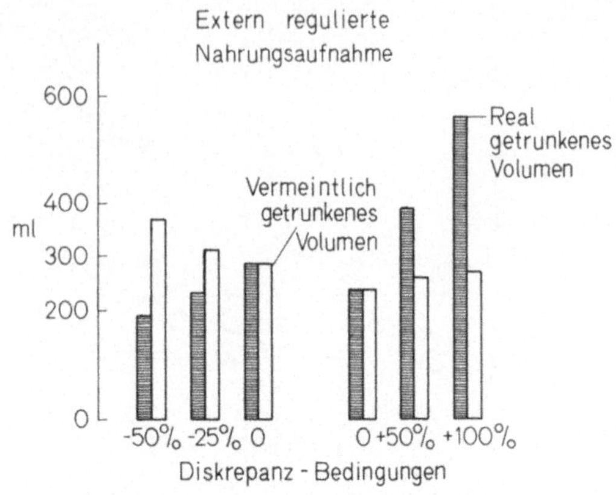

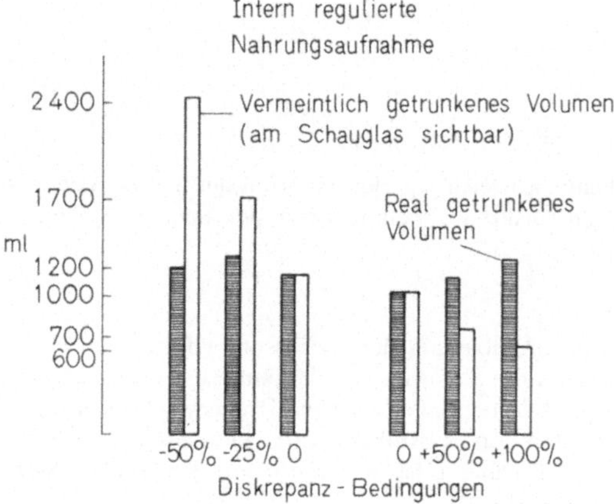

Abb. 13. Nahrungsaufnahme unter Diskrepanzbedingungen von einem latent adipösen *(oben)* und einem nicht-adipösen Probanden *(unten)*, (nach OETTING, 1977)

c) Eine Modell-Rechnung

Die Nahrungsaufnahme (Reaktion, R_x) eines jeden Probanden könnte entweder ausschließlich intern (interne Reaktion, R_i) oder ausschließlich extern (externe Reaktion, R_e) gesteuert sein. Von diesem theoretischen Fall abgesehen, werden die meisten Reaktionen *sowohl* intern *als auch* extern beeinflußt sein, so daß in einem additiven Modell die ausschließlich interne bzw. externe Reaktion durch Gewichtsfaktoren relativiert werden:

$$R_x = C_i \cdot R_i + C_e \cdot R_e.$$

Der Einfachheit halber soll die Interaktionskomponente vernachlässigt werden, so daß gilt: $C_e + C_i = 1$.

Selbstverständlich ist gerade die Wechselwirkung zwischen Innen- und Außenreizen von besonderer Bedeutung, wie in einem Übersichtreferat von KUNZ (1981) dargelegt wird. Diese würde nämlich erklären können, wie außenreizgesteuertes Verhalten auf physiologischer Ebene repräsentiert wird. Wenn – wie KUNZ darlegt – der *Anblick* einer appetitlichen Speise zu einer Insulinsekretion führt, in deren Folge Veränderungen des Blutzuckerspiegels zu vermuten sind, dann stellt sich diese *cephalische* Insulinsekretion als Bindeglied heraus, die die Grundlage der Außenreizabhängigkeit verstehen ließe. Solange diese Befunde jedoch methodisch unsicher sind, aber auch aus Gründen einer vereinfachten Modellbildung, wird die Interaktionskomponente zunächst vernachlässigt.

Da R_x gemessen wurde, R_i und R_e aus den Standardversuchen und dem Diskrepanzfaktor bestimmt werden können, ist es möglich, für jeden Probanden die „Externalitätskonstante" C_e zu berechnen. Wenn z. B. ein Proband nach Aufnahme von 500 ml Nahrung während der Standardversuche ausreichend gesättigt war, so wird dieser Wert als Schätzgröße für die interne Reaktion gewertet ($R_i = 500$). Unter der Diskrepanzbedingung von 50% nimmt der Proband 600 ml auf. Um jedoch den Flüssigkeitspegel unter dieser Bedingung konstant zu halten, hätte er 750 ml aufnehmen müssen, dies entspricht der vollständig externen Reaktion ($R_e = 750$). Die Externalitätskonstante wird jetzt errechnet:

$$C_e = (R_x - R_i) / (R_e - R_i) = (600 - 500)/(750 - 500).$$
$$C_e = 0,4; C_i = 1 - C_e = 0,6.$$

Die Externalitätskonstanten wurden für jeden Probanden unter allen Diskrepanzbedingungen bestimmt und gemittelt.

Die Konstante ist ein quantitatives Maß für externe Steuerung der Nahrungsaufnahme.

Der Wert 1,0 entspricht vollständig externer Steuerung, der Wert 0,0 einer ausschließlich nicht-externen, also internen Steuerung.

Eine Varianzanalyse ergab, daß sich die Externalitätskonstanten hochsignifikant zwischen den Gruppen unterscheiden ($F = 16,33$; df $2/44$; $p < 0,01$).

Die gemittelten Funktionen für eine Vorhersage der Nahrungsaufnahme (R_x) der drei Testgruppen lauten:

Nicht-adipöse Probanden $\quad R_x = 0,83 \times R_i + 0,17 \times R_e,$

Latent adipöse Probanden $\quad R_x = 0,47 \times R_i + 0,53 \times R_e,$

Manifest adipöse Probanden $\quad R_x = 0,40 \times R_i + 0,60 \times R_e.$

Die Standardabweichung der Externalitätskonstante beträgt 0,23 bei schlanken, 0,34 bei latent adipösen und 0,23 bei manifest adipösen Probanden.

d) Bewertung der Resultate

Diese Art der Auswertung zeigt sehr deutlich, daß die Reaktionen der adipösen Probanden weder ausschließlich extern, noch die Reaktionen der schlanken Probanden ausschließlich intern gesteuert sind. Es wird aber vor allem deutlich, daß Unterschiede in den beobachtbaren Reaktionen der Gruppen eine eindeutige Funktion von relativen Unterschieden zwischen internen und externen Reaktionen sind, also eine unmittelbare Folge der Diskrepanz zwischen den beiden gleichstarken, aber entgegengesetzten Reizmodalitäten.

Die verschiedenen Werte der Externalitätskonstanten bekommen zunehmend stärkeren Einfluß bei ansteigender Diskrepanz. Damit — unter methodischem Aspekt betrachtet — bestimmen die Versuchsbedingungen, die implizit die Diskrepanz festlegen, die Resultate.

Als Beispiel für eine praktische Anwendung dieser „Verhaltensformeln" sei auf den Faktor der Geschmacksqualität verwiesen, der nach Untersuchungen von WOOLEY et al. (1978c) besondere Bedeutung für die Nahrungsaufnahme der Adipösen haben soll. Die Geschmacksqualität, die von bestimmten Nahrungsmitteln signalisiert wird, ist ein externer Faktor, der auch außerhalb des Eßlabors Diskrepanzbedingungen schaffen kann.

Gesetzt den Fall, ein bestimmtes Ausmaß an Nahrungsdeprivation würde einer Aufnahme von 10 Kräckern entsprechen. Unabhängig von diesem internen Signal würden von diesen Kräckern wegen ihrer Geschmacksqualität allein nur 8 Stück gegessen. Entsprechend könnte für schlanke Probanden eine Aufnahme von 10 und für adipöse Probanden eine Aufnahme von 9 Kräckern im Durchschnitt vorhergesagt werden. Die extern-interne Diskrepanz ist sehr gering, daher ergeben sich keine relevanten Gruppenunterschiede. Allerdings wird auch deutlich, wie im Experiment schon gezeigt wurde, daß adipöse Probanden unter entsprechenden externen Reizen durchaus auch weniger Nahrung aufnehmen als nicht-adipöse Probanden.
Werden nun diese Kräcker appetitlich mit Butter, Roastbeef und Spargel belegt, und würden in diesem Fall die Probanden unabhängig von internen Reizen alleine wegen des Geschmacks 20 Kräcker essen wollen, so errechnet sich eine durchschnittliche Nahrungsaufnahme von 12 für nicht-adipöse und 16 Kräcker für adipöse Probanden.

Ein zweites Beipsiel: Werden hungrige Personen mit einem kalten Büffet konfrontiert, so signalisieren Innen- wie Außenreize Appetit. Zunächst besteht keine Diskrepanz, schlanke und adipöse Personen werden sich gleich verhalten. Während der Nahrungsaufnahme entsteht aber eine zunehmende größere Reizdiskrepanz, da intern Sättigung, extern weiterhin Appetit signalisiert wird. Tendenziell werden nun adipöse Personen in einem bestimmten Bereich der Diskrepanz mehr Nahrung aufnehmen, solange, bis die interne Stimulation sich dominant durchgesetzt hat. Es kommt also nicht auf den absoluten Betrag der Diskrepanz an, sondern darauf, daß interne und externe Reize widersprüchliche Information in relativ vergleichbarem Ausmaß signalisieren.
Der Frage, wie Außenreize während des zunehmenden Sättigungsprozesses wirksam sind, ging das folgende Experiment nach.

4.3.3 Das Appetit-Sättigungs-Experiment

a) Versuchsplan

Der experimentelle Ansatz orientierte sich an Untersuchungen von LINTON et al. (1972): Nach 6stündiger Nahrungsdeprivation wurden den Probanden farbige Diapositive gezeigt, auf denen von bestimmten Kontrollbildern abgesehen, appetitlich zubereitete Gerichte und Nahrungsmittel abgebildet waren. Um in diesem Experiment eine subjektive Beeinflussung der Eßwerte durch die Probanden auszuschalten, wurde fortlaufend der Hautwiderstand (Psychogalvanischer Reflex, PGR) gemessen. Dieser Parameter korreliert mit Veränderungen der unspezifischen zentralnervösen Erregung und ist nicht willkürlich beeinflußbar.

Mehrere Diaserien, die jeweils aus einem ersten „Schwarzdia" zur Erfassung der Orientierungsreaktion (JANKE, 1969) und einer Zufallsfolge von je zwei süßen, bzw. nicht süßen Appetitreizen sowie zwei neutralen Reizen (grafische Muster, Möbel, etc.) bestand, wurden den Probanden gezeigt. Zwischen jeder Serie erhielten die Probanden jedoch Pumpernickelscheiben, belegt mit Butter und Käse (120 kcal [502 kJ] je Einheit). Die Abfolge von Diaserie und Nahrungsaufnahme wurde solange fortgesetzt, bis der Proband über vollständige Sättigung „klagte" und angab, „wirklich nicht mehr essen zu können".

Zwischenzeitlich gaben alle Probanden auch Geschmackseinstufungen der Käsebrote ab, da ihnen als *„cover story"* berichtet wurde, es ginge um den Einfluß von Nahrungsbildern auf die Geschmackswahrnehmung.

b) Ergebnisse

Die Auswertung der Hautwiderstandsveränderungen (vgl. ausführlich OETTING, 1977) bezog sich unter Berücksichtigung verschiedener Korrekturen auf jene Messungen, die im hungrigen Zustand zu Beginn und die im satten Zustand gegen Ende des Experiments registriert wurden. Tabelle 15 zeigt, daß nicht-adipöse Probanden in 76% der Fälle im hungrigen Zustand eine stärkere psychische Aktivation auf Nahrungsreize ausbilden, verglichen mit dem Zustand nach Sättigung. Fast genau umgekehrt ist das Ergebnis für die manifest und latent adipöse Gruppe.

c) Bewertung der Resultate

Eine grob pauschale Interpretation dieses Sachverhalts könnte in die umgangssprachliche Wendung gekleidet werden: Bei Adipösen „kommt der Appetit beim Essen". Ein Befund, der verstehen ließe, warum in der Untersuchung von NISBETT u. KANOUSE (1969) adipöse

Tabelle 15. Nicht-adipöse Probanden zeigen gesteigerte Aktivation beim Anblick „appetitlicher Diapositive" im hungrigen Zustand. (Bei einem Probanden war kein Unterschied in der Hautleitfähigkeit festzustellen, daher die Einstufung mit 0,5 in jede Kategorie.) Adipöse Probanden werden durch diese Bilder im satten Zustand häufiger aktiviert (nach OETTING, 1977)

	Eine relativ erhöhte Hautleitfähigkeit beim Anblick von „appetitlichen Diapositiven" zeigten in			
	den ersten beiden Durchgängen (Hunger)		den letzten beiden Durchgängen (Sättigung)	
Nicht-adipöse Probanden	14,5	(76%)	4,5	(24%)
Latent adipöse Probanden	3	(30%)	7	(70%)
Manifest adipöse Probanden	5	(25%)	15	(75%)

Probanden gerade nach kurzer Nahrungsdeprivation mehr Lebensmittel eingekauft haben. Ein Befund, der auch im Sinne der extern-internen Diskrepanzhypothese zu erklären wäre: Durch innere Sättigung steigt die Diskrepanz, und die adipösen Probanden orientieren sich vergleichsweise stärker an externen Reizen. Wichtig erscheint der ausdrückliche Hinweis, daß in diesem Experiment Reaktionen gemessen wurden, die durch das autonome Nervensystem aktiviert werden. Subjektive Einstellungen und Beeinflussungen entfallen. Daher scheint es zulässig, von einer *Disposition* der Adipösen zu sprechen, die sie willentlich nicht beeinflussen können.

4.3.4 Das Schmerzreiz-Experiment

a) Externalität als generelle Disposition

Schon von der Arbeitsgruppe um SCHACHTER wurde die Frage untersucht, ob die Außenreizabhängigkeit der Adipösen möglicherweise über das Appetitverhalten hinaus eine mehr generelle Reaktionsdisposition darstellt. So zeigte MARTIN et al. (1975), daß Adipöse in einem Konditionierungsexperiment dann schneller *lernen*, wenn die Reizstärke des konditionierten Reizes zunimmt. RODIN (1975 a) fand, daß das Zeitschätzvermögen von Adipösen stärker durch externe Hinweisreize beeinfluß wird. RODIN u. SLOCHOWER (1976) stellten in einem Experiment zum beiläufigen Lernen von sinnlosen Silben fest, daß Adipöse durch Störungen schlechtere Lernleistungen haben als Nicht-Adipöse. PLINER (1973) ließ Versuchspersonen, während sie intensiv an eine bestimmte Situation dachten, ihre Hand in Eiswasser tauchen. Entsprechend der Externalitätshypothese konnte sie feststellen, daß adipöse Probanden den *Schmerz* (interner Reiz) dann später als normalgewichtige Probanden verspüren, wenn sie intensiv an etwas gedacht hatten (externer Reiz).

Ebenfalls gelang PLINER (1974) zu zeigen, daß adipöse Probanden stärker auf intensive emotionale Außenreize reagieren als normalgewichtige.

b) Versuchsplan

In strenger Analogie zum Versuchsaufbau mit dem manipulierten Feedback über die Nahrungszufuhr wurde ein Experiment zum Schmerzempfinden durchgeführt, in dem wiederum die drei schon beschriebenen Gruppen einbezogen wurden.

Den Probanden wurden Reizelektroden am Zeigefinger angelegt, über die eine kontinuierlich ansteigende elektrische Spannung abfiel. Gereizt wurde intraindividuell von der eben merklichen Schwelle bis hin zur Schmerzschwelle. Als „*cover story*" wurde den Probanden berichtet, diese Versuchsanordnung diene dazu, „eine Bestimmung ihres Knochenbaues vorzunehmen".

Die Probanden wurden weiterhin gebeten, während der elektrischen Reizung an einem Schieberegler zur Kontrolle für den Untersuchungsleiter einzustellen, „wie weh es im Augenblick tut". Ein Durchschieben dieses Reglers unterbrach die Reizung. Sichtbar für den Probanden war weiterhin ein Instrument aufgestellt, dessen Zeigerausschlag ganz offensichtlich die anliegende elektrische Spannung anzeigte. Die experimentelle Manipulation bestand darin, daß jenes Instrument aber nicht in jedem Falle zur angelegten Reizspannung parallel geschaltet war. Bei mittlerer Spannung an den Elektroden des Probanden konnte das Instrument entkoppelt werden, und es simulierte entweder konstantbleibende Spannung oder kontinuierlichen Anstieg, wobei genau diese beiden Möglichkeiten auch für die tatsächliche Reizung auf der Hautoberfläche zur Verfügung standen. An der Einstellung des Schiebereglers, der den subjektiven Schmerzeindruck des Probanden erkennen ließ, war abzulesen, ob im individuellen Fall der externe Reiz (Bewertung des Zeigerausschlages am Instrument) oder der interne Reiz (Stimulierung der Rezeptoren durch elektrische Spannung) als subjektiv *verläßlich* bewertet wurde.

c) Ergebnisse

Obgleich an den Reaktionen zu erkennen war, daß auch nicht-adipöse Probanden durch das Anzeigeinstrument in ihrem Schmerzempfinden beeinflußt werden, ergaben sich dennoch signifikante Unterschiede zu den anderen Gruppen. Im Durchschnitt fanden sich quantitative Reaktionsunterschiede, wie sie in etwa durch das rechnerische Modell der Nahrungsaufnahme vorhergesagt werden (Abb. 14).
Dieses Experiment bestätigt die Befunde anderer Autoren, daß es sich bei der Externalität nicht nur um eine auf Nahrungsreize bezogene, sondern um eine mehr generelle Reaktionsdisposition handelt.

4.3.5 Stabilität des Probandenverhaltens

3 Experimente, deren Aufbau aus der Diskrepanzhypothese abgeleitet wurde, erbrachten Daten von jeweils 3 identischen Versuchsgruppen. Für jede Untersuchung getrennt wurden die Daten des Einzelfalls geprüft, ob sie unter- oder oberhalb des Gruppenmedians lagen und entsprechend als mehr external „E" oder mehr internal „I" klassifiziert. So ergab sich für jeden Probanden eine bestimmte Konfiguration, ein „Trippel", entsprechend den möglichen Kombinationen.
In Tabelle 16 ist die Auszählung dieser Konfigurationen vorgenommen, die anschließend einer Konfigurations-Frequenzanalyse (KRAUTH u. LIENERT, 1973) unterzogen wurde. Als statistisch abgesichert kann gelten, daß die Konfigurationen „EEE" und „III", d. h. einheitlich externe oder einheitlich interne Reaktionstendenz, in allen *drei* Experimenten überrepräsentiert sind.
24 von 43 Probanden (56%) reagieren einheitlich. Bis auf eine Aus-

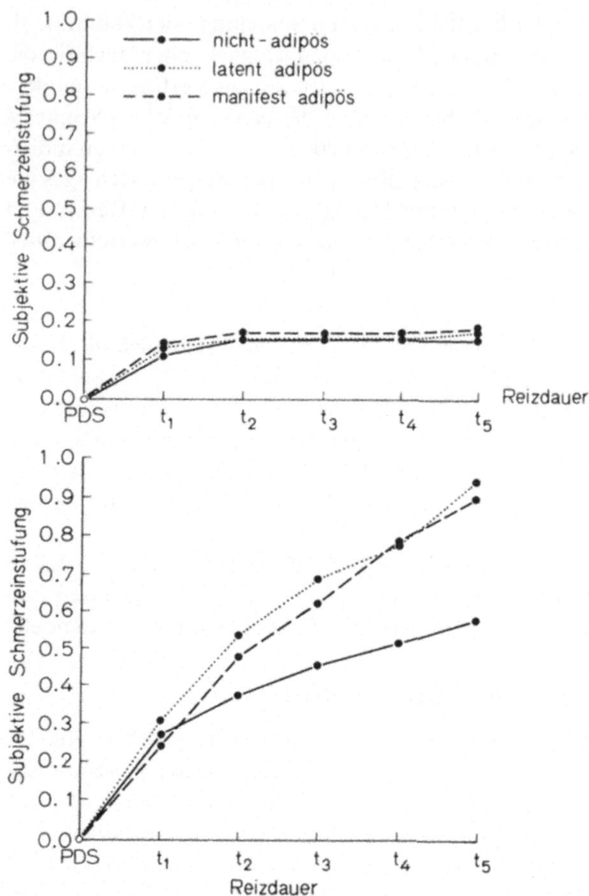

Abb. 14. Subjektive Schmerzeinstufung während elektrischer Reizung am Finger. *Oben:* Versuchsbedingung: Im Bereich mittleren Schmerzempfindens stagniert sowohl der interne Reiz (Elektrode) als auch der externe Reiz (Anzeigeninstrument). Die subjektive Schmerzbewertung von diesem Punkt (PDS) an ist dargestellt. *Unten:* Versuchsbedingung: Interner und externer Reiz verlaufen desynchron. Während die Elektrodenspannung im Bereich mittleren Schmerzempfindens konstant bleibt, täuscht das Instrument ansteigende Spannung vor. Die subjektive Bewertung von diesem Punkt der Desynchronisation (PDS) ab zeigt deutliche Unterschiede zwischen den Probandengruppen: Adipöse lassen sich auch im Schmerzempfinden durch Außenreize beeinflussen (nach OETTING, 1977)

94

Tabelle 16. Konfiguration-Frequenzanalyse über die Reaktionen der Probanden in drei Experimenten. F_b: Beobachtete Häufigkeit der Konfiguration; nA: nicht-adipös; mA: manifest adipös; lA: latent adipös; F_e: nach Zufall zu erwartende Häufigkeit dieser Konfiguration; χ^2: Chi-Quadrat-Prüfgröße und p: Irrtumswahrscheinlichkeit (nach PUDEL u. OETTING, 1977)

Konfiguration	F_b	nA	mA	lA	F_e	χ^2	p
E E E	14	1	9	4	8,08	4,37	< 0,05
E E I	4	0	3	1	5,28	0,31	ns
I E E	6	1	3	2	7,03	0,15	ns
E I E	3	0	2	1	5,82	1,37	ns
E I I	2	2	0	0	3,81	0,86	ns
I E I	1	1	0	0	4,60	2,82	ns
I I E	3	3	0	0	5,06	0,84	ns
I I I	10	8	1	1	3,31	13,53	< 0,05

nahme sind alle eindeutig externalen Reaktionen von latent und manifest adipösen Probanden, während bis auf zwei Ausnahmen alle eindeutig internalen Reaktionen von nicht-adipösen Personen stammen.

Bei den anderen Personen, die eine unheitliche Konfiguration haben, läßt sich dennoch sagen, daß eine zweimalige externale Reaktion bei 12 adipösen und nur einer nicht-adipösen Person, und eine zweimalige internale Reaktion bei 6 nicht-adipösen und keinem adipösen Probanden festgestellt wurde. Es sollte gesehen werden, daß eine einmalige „falsche" Klassifikation in den drei Experimenten schon allein durch Meßfehler bewirkt werden kann.

In dieser Auswertung wird eine Bestätigung der Externalitätshypothese unter Berücksichtigung der eingeführten Modifikation einer Reizdiskrepanz gesehen. Auch die eindeutigen Resultate der latent adipösen Probanden, die *a priori* als solche durch ein Testverfahren definiert wurden, scheinen das Konzept der latenten Adipositas empirisch zu bestätigen. Die Konsequenz für die Therapie der Adipositas wird im zweiten Teil diskutiert.

4.3.6 Externalität: Bezug zur Adipositas

Bei aller Bedeutung, die der überhöhten Außenreizabhängigkeit beigemessen wird, muß die Frage gestellt werden, ob es sich hierbei um

einen ursächlichen Faktor für die Adipositas oder lediglich um eine
Folgeerscheinung schon bestehender Übergewichtigkeit handelt.
Zunächst kann zumindest am Beispiel jener latent adipösen Personen, die nie in ihrem Leben übergewichtig waren, gezeigt werden,
daß Externalität auch ohne manifeste Adipositas ausgeprägt sein
kann. Auch jene Probanden der Vermont-Studie, bei denen eine
experimentelle Übergewichtigkeit induziert wurde, ließen keine Erhöhung der Außenreizabhängigkeit feststellen (DECKE, 1975 b). Eine
andere Überlegung gegen eine unmittelbare kausale Beziehung
kommt von NISBETT (1972). Er geht davon aus, daß deprivierte Organismen auf externe Reize intensiver reagieren, insofern sei Externalität eine Folge von Deprivation. Er argumentiert weiter, daß viele
Adipöse wegen der sozialen Diskriminierung der Adipositas ihr Gewicht unterhalb von jenem Gewicht halten, welches für sie das biologische Gleichgewicht wäre („set-point weight"). Die relative Deprivation bedinge somit ihre Externalität.
Zunächst kann dieser Auffassung ein Befund von RODIN (1976 a)
entgegengehalten werden, die *keine* Erhöhung der Externalität bei
nahrungsdeprivierten Normalgewichtigen beobachten konnte. Allerdings wiesen BRUCH (1961) und KEYES et al. (1950) nach, daß eine
langfristige Deprivation häufig eine dauerhafte Tendenz zum Überessen verstärkt. Auch JACOBS u. SHARMA (1969) fanden eine erhöhte
Ansprechbarkeit auf Geschmacksreize (Externalität) durch Deprivation. In ähnliche Richtung zielt die Hypothese von CABANAC (1971)
sowie CABANAC et al. (1968), die eine Abhängigkeit zwischen Geschmackswahrnehmung und dem Energiebedarf des Körpers postu-
lieren. Nach Untersuchungen von CABANAC u. DUCLEAUX (1970) stufen Probanden, die sich in ihrem „set-point weight", gleich auf welchem Niveau, befinden, eine Sucrose-Lösung geschmacklich unangenehm ein, wenn ihnen zuvor ein 200 kcal-Glucose-Preload verabreicht wurde. Entgegengesetzt erfolgt die Geschmackseinstufung bei
Probanden, die außerhalb des „set-point weight" liegen, also nicht in
der statitischen, sondern in einer dynamischen Phase ihrer Gewichtsentwicklung sind. Dieses Phänomen, von CABANAC (1971) als „*allies-
thesia*" bezeichnet, konnte von anderen Autoren nicht eindeutig repliziert werden (BRAY et al., 1976; RODIN, 1975 a, 1975 b).
WOOLEY et al. (1972 b) fanden, daß eine süße, aber nichtkalorische Cyclamat-
Lösung die Geschmackseinstufung einer Sucrose-Lösung ebenso reduziert

96

wie ein kalorienreiches Glucose-Preload. Danach erscheint die Theorie CABANACS (1971), die auch den Begriff des „Ponderostaten", einer hypothetisch gedachten, gewichtsregulierenden Instanz einführte, zunächst nicht verifizierbar (CABANAC et al., 1971; GARROW, 1974).

Einige Bedeutung kommt einer Untersuchung zu, die RODIN u. SLOCHOWER (1976) während eines Ferienlagers mit Kindern durchführten. Diesen Kindern war während der 8wöchigen Ferien jederzeit ein unbeschränkter Zugang zu appetitlichen Nahrungsmitteln und auch Süßigkeiten erlaubt. Zuvor wurde von allen Kindern das Ausmaß ihrer Außenreizabhängigkeit bestimmt. Nach 8 Wochen zeigte sich, daß die jeweiligen Gewichtszunahmen der Kinder mit ihrem entsprechenden Externalitätswert in Beziehung standen. Psychische Faktoren und körperliche Aktivität erwiesen sich nicht als Prädiktoren für Gewichtsveränderungen.

Aus dieser Untersuchung folgt, daß Externalität ein begünstigender Faktor für die Adipositas ist, wenngleich überhöhte Außenreizabhängigkeit nicht *notwendig* zur Adipositas führen muß, wie es auch bei latent adipösen Probanden zu beobachten ist.

Dies wird auch durch ein weiteres Ergebnis des Ferienlagers bestätigt. Übergewichtige Kinder mit hohem Externalitätswert erreichten nach 8 Wochen die größte Gewichtszunahme, während normalgewichtige, außenreizabhängige Kinder schon *vor* den 8 Wochen ihr Gewichtsmaximum erreichten und anschließend wieder abnahmen. Bei ihnen setzten nach Gewöhnung an die neue Ernährungsumwelt des Ferienlagers langfristige Regulationsmechanismen ein, deren „Ursprung psychologisch, physiologisch oder eine Kombination aus beiden sein kann" (RODIN, 1976 b).

Aus allem folgt:

- Externalität ist keine Folge von Übergewicht.
- Der Grad an Externalität bedingt keine proportionale Erhöhung des Übergewichts.
- Externalität als Konsequenz eines Deprivationszustands ist wahrscheinlich, wenngleich empirisch nicht sicher bestätigt.
- Externalität begünstigt in Wechselwirkung mit Umfeldbedingungen erhöhte Nahrungsaufnahme.
- Externalität führt nicht notwendig zu manifester Adipositas.

5 Nahrungsaufnahme und psychischer Streß

5.1 Der „Kummerspeck"

Das Phänomen, welches die Umgangssprache so anschaulich durch
den Begriff „Kummerspeck" definiert, wird vor allem aus der Sicht
der psychosomatischen Theorie als bedeutender psychogenetischer
Faktor der Adipositas angeführt (KAPLAN u. KAPLAN, 1957). Essen,
nicht so sehr im Sinne von Nahrungsaufnahme als Energiezufuhr
(„non-nutritive eating"), wird als Verhaltensweise angesehen, Angst
oder andere emotionale Störungen zu verarbeiten, zu kompensieren.
Bei der mehr psychiatrisch ausgerichteten Adipositas-Klassifikation
(GLUCKSMAN, 1972) wird der hyperphagen Reaktion als Antwort auf
Streß besonders große Bedeutung beigemessen.
Diese Verhaltensweise kann — wie BRUCH (1957) und SELVINI
(1967) vermuten — in der frühen Kindheit gelernt („anerzogen")
werden, wenn durch unangemessene Reaktionen der Mutter, als ein
inadäquates Feedback, Säuglinge und Kinder bei Unlust und Span-
nungszuständen im wahrsten Sinne des Wortes „abgespeist" werden.
Die Wahrnehmung von Körpersensationen wie Durst, Müdigkeit,
Hunger, Sättigung ist nicht von vornherein für das Kind als erkenn-
bares Muster festgelegt. Man hat sogar formuliert, daß die Selbstwahrnehmung von Körpergefühlen und ihre Diskrimination das Ergebnis eines „dynamischen interpersonalen Interaktionsprozesses
mit der Umwelt" (MAISCH, 1966) ist. Über ein abgestimmtes Feedback durch die Mutter lernt das Kind unterschiedliche Körpersensationen voneinander zu trennen. Reagiert die Mutter dagegen auf
verschiedene Gefühle ihres Kindes mit unangemessenem Verhalten,
d. h. permanent mit Nahrungsangebot — die sog. orale Verwöhnung
— im Sinne des „Syndroms der persistierenden Nabelschnur"
(APLEY u. McKEITH, 1962), so lernt das Kind nicht eindeutig, zwischen Hunger und anderen unangenehmen Gefühlen zu unterscheiden. Es kann zu Fehlinterpretationen verschiedener Spannungszu-
stände als Hunger kommen. Das Ergebnis ist, daß Körpergefühle, die

zunächst keinerlei Bezug zu Appetit oder Hunger haben, mit Nahrungsaufnahme in Beziehung gesetzt werden. So manifestiert sich mangelndes Diskriminationsvermögen — als Resultat eines inadäquaten Lernprozesses — später in Belastungssituationen als neurotisches Verhalten im Symptom der hyperphagen Reaktion (PUDEL u. JUNG, 1975 a).

5.2 Häufigkeit der hyperphagen Reaktion

In einer Befragung von 360 normalgewichtigen Personen konnten KRUMBACHER u. MEYER (1963) feststellen, daß 11% ihrer Probanden von einer hyperphagen Reaktion als Antwort auf emotionale Belastung berichteten. 70% gaben an, daß Streß bei ihnen zu einer Appetitminderung führe. Eine geschlechtsspezifische Analyse ergab, daß doppelt soviel Frauen als Männer eine Appetitstörung (gleich welcher Art) zeigten. Dagegen gaben dreimal soviel Männer als Frauen an, daß ihr Appetit durch seelische Belastung unbeeinflußt bleibt.
MARCH (1969) befragte 34 normalgewichtige, auf Streß hyperphag reagierende Personen nach spezifischen Belastungssituationen, die zu den bemerkten Appetitsteigerungen führen. Neben den typischen Stressoren wie Ärger, Arbeit, Prüfung usw. wurden besonders auch Langeweile, Unausgefülltsein und Einsamkeit als appetitsteigernde Situationen angegeben. Einen Zusammenhang zwischen Intensität der Belastung und hyperphager Reaktion hatte ein Drittel der Befragten festgestellt.
FREED (1947) stellte nach Interviews mit 500 adipösen Probanden, die ihn zur Therapie aufsuchten, fest, daß 370 von ihnen mehr essen, wenn sie nervös oder besorgt sind. 95 glaubten, daß bei ihnen Langeweile und Müdigkeit zu Appetitsteigerungen führen. Kein Proband konnte von einer hypophagen Reaktion berichten.
Bei der Untersuchung von 69 weiblichen Fettsüchtigen und einer normalgewichtigen Kontrollgruppe fanden MEYER u. TUCHELT-GALL-WITZ (1967) Appetitsteigerungen unter emotionalem Streß in einer Häufigkeit von 17% in der Gruppe der Adipösen. In zwei weiteren Untersuchungen wurden 66% hyperphage Reaktionen bei adipösen Patienten (HAMBURGER, 1951), 44% hyperphage Reaktionen bei männlichen Adipösen (MENDELSON et al., 1961), 25% bei normalge-

Tabelle 17. Veränderungen der Nahrungsaufnahme unter verschiedenen Belastungssituationen. Ergebnisse einer repräsentativen Bevölkerungsbefragung im Jahre 1979 in der Bundesrepublik Deutschland (PUDEL, RICHTER, 1980). Eine Abhängigkeit der hyper- bzw. hypophagen Reaktion vom Gewichtsstatus der Befragten war in diesem Datenmaterial nicht zu erkennen

	Antworten der Befragten		
Belastungssituation	Appetit steigt	Appetit sinkt	Appetit bleibt gleich
Langeweile	38,0%	9,2%	52,8%
Eile/Hetze	3,7%	57,6%	38,8%
Ärger/Streit/Konflikt	7,2%	55,5%	37,4%
Einsamkeit	22,3%	23,8%	53,9%
Kummer/Trauer	10,5%	45,3%	44,2%

wichtigen und 50% bei übergewichtigen Frauen (SILVERSTONE, 1968) erfragt.

Eine repräsentative Befragung von 1950 Personen in der Bundesrepublik Deutschland belegt, daß die hyperphage Reaktion sehr abhängig von der Qualität der Streßsituation ist, die sie auslöst. Die Befragungsergebnisse in Tabelle 17 zeigen, daß es mehr die unteraktivierenden Belastungssituationen, wie Langeweile, Einsamkeit und Trauer sind, die zu einer Appetitsteigerung führen, nicht so sehr dagegen die mehr überaktivierenden Streßsituationen, wie Hetze und Konflikt. Eine gesteigerte Häufigkeit der hyperphagen Reaktion bei übergewichtigen Personen konnte in dieser Befragung nicht nachgewiesen werden.

Sicherlich wird letztlich auch ein Einfluß der verwendeten Interviewtechnik nicht auszuschalten sein, der möglicherweise zu den erheblich differenten Ergebnissen beigetragen hat.

Wie erheblich die Disposition zur hyperphagen Reaktion eine zunächst erfolgreiche Gewichtsreduktion beeinträchtigen kann, zeigte LEON (1973) an 34 Patienten, die sowohl im Vergleich zu Normalgewichtigen, als auch zu einer Gruppe, die ihr Gewicht gehalten hatte, häufiger angaben, *„that they tend to eat when angry, frustrated, lonely and bored and also when happy and celebrating. Anxiety or nerves were also frequent reasons given for food intake. Very few regainers reported eating only when hungry"*.

5.3 Nahrungsaufnahme unter Streß

In den letzten Jahren wurden einige wenige Studien publiziert, in
denen der Frage nachgegangen wurde, ob die hyperphage Reaktion
durch experimentell induzierten Streß, Angst oder Furcht reproduziert werden kann.

5.3.1 Furchtinduktion und „Geschmackstest"

SCHACHTER et al. (1968a) induzierten bei Studenten Furcht, indem
sie ankündigten, daß unmittelbar nach der Untersuchung ein stärkerer Elektroschock verabreicht werden müsse. In einem für die Probanden als Geschmackstest dargestellten Experiment wurde sichtbar,
daß diese so induzierte Furcht bei normalgewichtigen Studenten zu
einer Reduktion der Nahrungsaufnahme führte, während übergewichtige Probanden zumindest die gleiche Menge Kräcker aßen wie
jene, denen der elektrische Schock nicht angekündigt worden war. In
dieser Studie konnte der von der psychosomatischen Theorie postulierte orale Kompensationsmechanismus (Essen hat eine angstreduzierende Funktion) nicht bestätigt werden, wenngleich der physiologische Aspekt, nach dem Streß physiologische Symptome wie Sättigung erzeugt, zumindest für Normalgewichtigte belegt wurde, was
die hypophage Reaktion als die „physiologisch-biologisch verständli-
che" Reaktion ausweist.
ABRAMSON u. WUNDERLICH (1972) wiederholten diese Studie und
erweiterten die Versuchsbedingungen, da sie kritisch einwandten,
daß SCHACHTER et al. (1968a) zwar Furcht induziert hätten, nicht
aber „neurotische Angst", die aus einem emotionalen Konflikt her-
rühre und die die Ursache des „Überessens" sei.
Als weitere, streßinduzierende Variable wurde daher einigen Probanden nach der Bearbeitung eines „Interpersonal Stability Que-
stionnaire" eine „ziemlich bedrückende und aussichtslose Diagnose
über ihre Kompetenz zur Gestaltung zwischenmenschlicher Beziehungen gestellt". In einem nachfolgenden Geschmackstest, bei dem
wiederum Kekse zu beurteilen waren, zeigte sich kein Einfluß der
Versuchsbedingungen auf die verzehrte Menge angebotener Kekse.
Die Autoren geben zu bedenken, daß nach dieser Untersuchung

Zweifel an der Haltbarkeit des psychosomatischen Konzepts der Adipositas bestehen müsse, welches immer wieder auf die angstreduzierende Funktion der Nahrungsaufnahme abhebt.

Zu einer genau gegenteiligen Interpretation kommt allerdings McKenna (1972) nach einer Studie, in der neben induzierter Angst simultan der Einfluß geschmacklich unterschiedlicher Reize auf die Nahrungsaufnahme von normalgewichtigen und adipösen Studenten überprüft wurde.

Es zeigte sich, daß die Geschmacksqualität ohne Unterschied zwischen den Gewichtsgruppen Einfluß auf die Nahrungsaufnahme hatte, was gegen eine differentiell größere Ansprechbarkeit Adipöser spricht. Der ziemlich lebensnahe, durch Bereitstellung medizinischer Geräte, durch kritische Diagnosen etc. induzierte Streß dagegen stimulierte adipöse Probanden zu größerer, Normalgewichtige zu reduzierter Nahrungsaufnahme. Es gelang nicht, durch testpsychologische Verfahren nachzuweisen, daß die Nahrungsaufnahme die induzierte Angst bei den Probanden reduziert, wie es theoretisch postuliert wird. Wenn sich auch nach diesen Befunden kein einheitliches Bild abzeichnet, so scheint dennoch festzustehen, daß hyperphage Reaktionen prinzipiell beobachtbar sind, worauf auch schon die befragenden Untersuchungen deutlich hingewiesen haben. Ihre experimentelle Reproduktion ist wahrscheinlich von den Versuchsbedingungen abhängig. Hyperphage Reaktionen sind nicht auf adipöse Probanden beschränkt, was einen gruppenstatistischen Vergleich problematisch macht.

5.3.2 Streß während der Food-Dispenser-Mahlzeiten

Unter diesen Aspekten wurden im Göttinger Labor Untersuchungen zur Nahrungsaufnahme unter Streß am Food-Dispenser durchgeführt, um durch diese Methode eine kognitive Kontrolle der Nahrungsmenge weitgehend auszuschalten. Gleichzeitig wurde der Versuchsplan so angelegt, daß neben einem gruppenstatistischen Vergleich ebenfalls individuelle Reaktionsbereitschaften abzuklären waren. Bei der Versuchsplanung fällt bei den drei zitierten Studien auf, daß in der kritischen Phase, die jedesmal als Geschmackstest eingebettet wurde, feste Kost angeboten wurde. Dies impliziert, daß alle

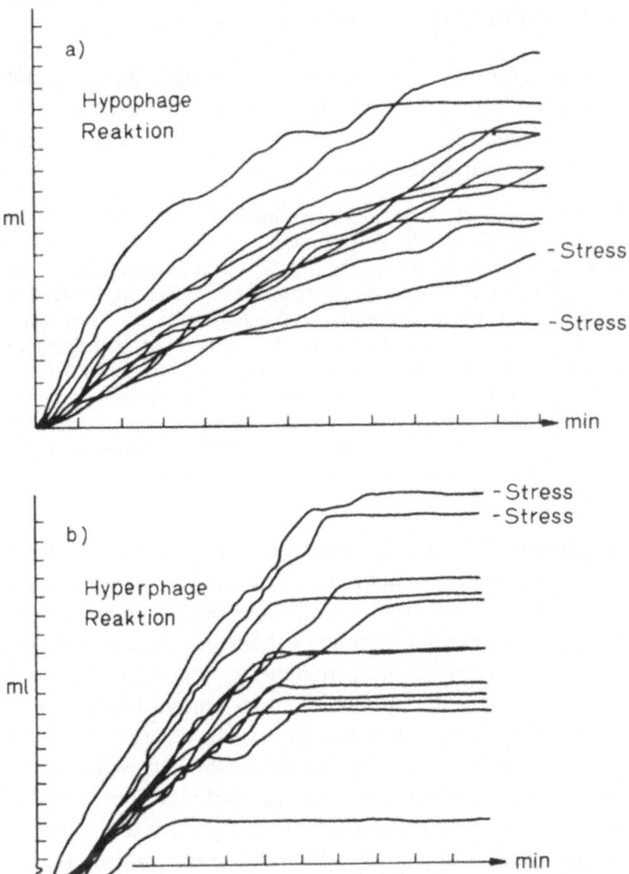

Abb. 15a, b. Kumulative Essenskurven von 2 Probanden, bei denen während der Mahlzeit am Food-Dispenser Streß induziert wurde. Hypophage Reaktionen (a) und hyperphage Reaktionen (b) sind experimentell abzusichern

Probanden die Möglichkeit hatten, ihre Nahrungsaufnahme durch Abzählen kognitiv zu kontrollieren, was ohne besonderes Bemühen möglich war, da die durchschnittlich verzehrte Anzahl mit etwa 10 Einheiten relativ überschaubar blieb.

103

a) Hyperphage Reaktion und Normalgewicht

24 *normalgewichtige* Versuchspersonen nahmen an 12 aufeinander-
folgenden Tagen ihr Frühstück aus dem Food-Dispenser unter den
beschriebenen Standardbedingungen ein. Vor oder während der letzten Mahlzeiten wurde Streß induziert (PUDEL, 1971 b):

Stressor *Geräusch:* Während des Frühstücks wurden über Kopfhörer unange-
nehme, laute Geräusche eingespielt.
Stressor *Mißerfolg:* Am Vortag des 12. Versuchstags wird der Versuchsperson beiläufig mitgeteilt, daß „morgen zur Absicherung der Daten einige psychologische Tests durchgeführt werden müssen". Am Versuchstag liegen In-
telligenztestmappen auf dem Tisch. Es wird erklärt, man wolle mit dem ein-
fachsten Intelligenztest beginnen, dem „Quadratintelligenztest". Die Aufgabe besteht darin, aus 4 Teilen in 2 min ein Quadrat zusammenzusetzen.
Diese Aufgabe wird in der Regel nicht bewältigt. Die gestaltwidrige Teilung
provoziert Falschlösungen. Nach 2 min wird der Test abgebrochen mit dem
Hinweis, doch erst einmal zu frühstücken, um es dann mit „vollem Magen"
nochmals zu versuchen.

Abbildung 15 zeigt 2 Diagramme, in die jeweils 12 kumulative Essenskurven eingezeichnet sind. Diese beiden Einzelfälle lassen auf
den Stressor „Geräusch" und „Mißerfolg" hin hyperphage sowie hypophage Reaktionen deutlich erkennen. Wird die durchschnittlich
von allen Probanden aufgenommene Nahrungsmenge während der
streßfreien Periode auf signifikanten Unterschied zu den Volumina
während der Streßsituationen untersucht, so ergeben sich keine über-
zufälligen Tendenzen. Die intraindividuellen Streuungen der Nahrungsmengen und vor allem die interindividuellen hyper- bzw. hypophagen Reaktionstendenzen während des Streß kompensieren einen
möglichen generellen Gruppentrend. Eine statistische Analyse des
Einzelfalls konnte jedoch Reaktionstendenzen absichern, wenn für
jedes unter Streß aufgenommene Volumen die Wahrscheinlichkeit
bestimmt wurde, die angibt, wie häufig mit gerade diesem oder einem
noch extremeren Wert unter streßfreien Bedingungen zu rechnen
wäre. Bei einer Wahrscheinlichkeit unter 5% wurde angenommen,
daß eine zusätzliche Variable (in diesem Fall der Stressor) diese Abweichung der Nahrungsaufnahme vom Standard beeinflußt hat. Nach
dieser Berechnung erfüllten 27,7% der Nahrungsaufnahmen unter
Streß dieses Kriterium: 16% hypophage und 11% hyperphage Reaktionen.

Tabelle 18. Prozentsatz der Nahrungsaufnahmen, die unter Streßbedingungen aus der individuellen Streubreite der Probanden herausfallen. Zum Vergleich die Werte für Nahrungsaufnahme unter Standardbedingungen

	Standardbedingungen über 5 Tage, Abweichungen bei 590 Mahlzeiten	Lärmbelastung 118 Mahlzeiten	Flackerlicht 118 Mahlzeiten	Mißerfolgsinduktion 118 Mahlzeiten
Hypophage Reaktion	durchschnittlich 1%	7%	3%	10%
Hyperphage Reaktion	durchschnittlich 2%	13%	26%	30%

Ein Vergleich dieser experimentell ermittelten Reaktionstendenzen mit der subjektiven Angabe der Probanden über ihre Reaktionen auf emotionale Belastung ergab weitgehend gute Übereinstimmung.

b) Hyperphage Reaktion und Adipositas

Von 119 Probanden (n = 34, untergewichtig; n = 56, normalgewichtig; n = 28, adipös) wurden 2000 experimentelle Mahlzeiten zum Frühstück und/oder Abendessen registriert. Wieder fanden die letzten Mahlzeiten unter Streß statt. Geräusche, Mißerfolg und zusätzlich *Flackerlicht* wurden als Stressoren verwendet (PUDEL, 1972). Während kaum 3% aller Nahrungsmengen, unter Standardbedingungen registriert, erheblich vom individuellen Erwartungswert abwichen (was auf unsystematische und nicht kontrollierbare sonstige Versuchsbedingungen zurückgeführt werden kann), liegen 30% der unter Streß registrierten 354 Nahrungsvolumina signifikant außerhalb des individuellen Erwartungsbereichs. Tabelle 18 gibt prozentuale Abweichungen und ihre Richtung für die einzelnen Stressoren an.

Die Auswertung der individuellen Reaktionen ergab, daß auch die Dauer der Nahrungsaufnahme durch Streß erheblichen Schwankungen unterliegen kann. Ein Vergleich des experimentellen Appetitverhaltens auf Streß mit subjektiven Angaben der Probanden zeigte wiederum eine hohe Übereinstimmung. Statistisch abgesichert wurde darüber hinaus, daß hyperphage Reaktionen vornehmlich bei älteren weiblichen und übergewichtigen Personen häufiger registriert wurden (PUDEL u. MEYER, 1974).

c) Bewertung der Ergebnisse

Die Resultate insgesamt belegen, daß die Grundlage des „Kummerspecks", die hyperphage Reaktion, im Laborexperiment reproduzierbar ist. Allerdings wird nach diesen Untersuchungen die hyperphage Reaktion nicht als ein primärer pathogenetischer Faktor der Adipositas herausgestellt werden können, da eine solche Reaktion auch bei normalgewichtigen Probanden — wenn auch mit geringerer Häufigkeit — festgestellt werden konnte. Es bleibt zu untersuchen, wie hoch der Prozentsatz latent Adipöser in einer hyperphag reagierenden, aber aktuellen normalgewichtigen Population ist. Weiterhin ist in diesem Zusammenhang ein Untersuchungsbefund (MEYER u. TUCHELT-GALLWITZ, 1967) interessant, der vornehmlich bei hyperphag reagierenden, adipösen Frauen neurotische Auffälligkeiten testpsychologisch absichert.

Im Hinblick auf die — nicht unumstrittene — Hypothese von EYSENCK u. RACHMAN (1965), die bei introvertierten Menschen mit einer Prädisposition zu neurotischem Verhalten (Dysthymie) eine schnellere Konditionierbarkeit voraussetzt, könnte für die Gruppe der hyperphag reagierenden Personen vermutet werden, daß diese in Anbetracht der neurotischen Struktur besonders leicht die Koppelung von emotionalem Unbehagen und Nahrungsaufnahme erlernt haben.

Innerhalb des übergewichtigen Kollektivs können daher jene Probanden, die auf emotionale Belastung hyperphag reagieren, gewissermaßen als die „neurotische Kerngruppe" bezeichnet werden. Parallelen zur Sucht bieten sich ebenso an wie der Vergleich mit *Leerlaufhandlungen,* vor allem, wenn an hyperphage Reaktionen in Langeweilesituationen gedacht wird.

In der Disposition zu hyperphager Reaktion in emotional belastenden Situationen muß ein Faktor gesehen werden, der hyperkalorische Ernährung begünstigt. Eine weniger günstige Prognose für eine Therapie des „Kummerspecks" ergibt sich daraus, daß jene als Streß oder Langeweile erlebten Umweltkonstellationen therapeutisch nur schwer veränderbar sind.

106

5.4 Genese der hyperphagen Reaktion

Zur Genese der hyperphagen Reaktion wurde in Kap. 5.1 schon ausgeführt, wie eine Disposition möglicherweise auf fehlendes Diskriminationslernen in der Kindheit zurückzuführen ist. Konfliktsituationen in einem späteren Lebensalter würden dann – im Sinne eines Regressionsmechanismus – durch jene in der Kindheit erfolgreich gelernte hyperphage Reaktionstendenz kompensiert. Diese Auffassung lenkte die Aufmerksamkeit auf die Möglichkeit, die an erwachsenen Probanden erprobte experimentelle Methodik in Untersuchungen mit Kindern unterschiedlichen Lebensalters einzusetzen.

5.4.1 Untersuchung im Kindergarten

a) Methode

19 Jungen und 24 Mädchen im Alter zwischen 4 und 6 Jahren wurde jeweils 10mal ein experimentelles zweites Frühstück aus dem Food-Dispenser verabreicht (JUNG, 1973). Verwendet wurde ein der beschriebenen Ausführung ähnlicher Food-Dispenser, mit dem Unterschied, daß er transportabel konstruiert war, so daß die Experimente in einem für die Kinder gewohnten Milieu (Kindergarten) durchgeführt werden konnten.

Die letzte Mahlzeit wurde unter Streß eingenommen:

Der Versuchsleiter würfelte um attraktives Spielzeug mit dem Kind, welches – da ein Schwerpunktwürfel verwendet wurde – einige Male hintereinander Spielzeug gewann. Bei dem letzten Wurf, nachdem der Würfel ausgetauscht war, verlor das Kind und mußte, wie vor dem Spiel vereinbart, das gesamte Spielzeug an den Versuchsleiter zurückgeben.

b) Ergebnisse und Diskussion

Die Frustration durch verlorenes Spielzeug wirkte sich *nur* als Appetitminderung auf die Nahrungsaufnahme aus. Mädchen reagierten häufiger als Jungen mit drastischer Appetitminderung. Die Trinkzeiten waren bei beiden Geschlechtern nach Mißerfolg um 80% verlängert.

Die Interpretation dieser Befunde ist nicht eindeutig. Einerseits ist zu vermuten, daß hyperphage Reaktionen erst im späteren Lebensalter gelernt werden, was gegen die Hypothese von Bruch (1957) und Selvini (1967) sprechen muß, obgleich diese durch sorgfältige klinische Beobachtungen der Mutter-Kind-Interaktionen gewonnen wurde. Auch lerntheoretisch ist kaum zu erklären, warum hyperphage Reaktionen erst im Schulkindalter oder noch später ausgebildet werden, da doch grundlegende Lernvorgänge bezüglich des Essens, seiner sozialen Bezüge und seiner situativen Einbettung gerade während der „Flaschenkindphase" und im Kleinkindalter stattfinden.

Schließlich ist zu berücksichtigen, daß zwischen dem Ausmaß hyperphager Reaktionen und dem Grad der sie auslösenden psychischen Spannung (Streß) kein linearer Zusammenhang besteht. March (1969) beschreibt nach Befragung ihrer Probanden, daß trotz hyperphager Disposition bei manchen Probanden *extrem* seelische Belastungen zu Appetitlosigkeit führen können, was auf eine umgekehrte U-Funktion hinweist, d. h. zwischen dem Ausmaß an seelischer Belastung und dem Grad hyperphager Reaktion besteht keine lineare Korrelation. Für die Untersuchung an Kindern würde daher zu prüfen sein, ob der als Streß induzierte Mißerfolg durch die Wegnahme des Spielzeugs also so stark erlebt wurde, daß es aus diesem Grunde nicht zur Appetitsteigerung kam.

5.4.2 *Aktiviertheitsgrad und orales Verhalten*

Ziel dieser Untersuchung (Jung, 1975; Jung u. Pudel, 1977) war es, Streß nicht als einmaliges Ereignis zu induzieren, sondern den Einfluß unterschiedlicher *Grade* psychischer Aktiviertheit auf orales Verhalten zu registrieren. Der Versuchsaufbau wurde so angelegt, daß eine Trennung zwischen nahrungsbezogenen und nicht nahrungsbezogenen, nur oralen Reaktionen möglich war.

a) Untersuchungsmethode: Film

Als aktivierende Stimuli wurden 2 Filme von je 20 min Dauer verwendet, die, eigens für diese Untersuchung hergestellt, definierte

unterschiedlich abgestufte Spannungsphasen hatten. Während des Films hatten alle Kinder einen Sauger im Mund, der an einem Food-Dispenser angeschlossen war. Registriert wurden die Volumina, die während der Filmvorführung aus dem Schnuller gesaugt wurden. Weiterhin aber konnten ebenfalls alle Druckveränderungen im Schnuller, die durch Mundbewegungen und Zusammenpressen der Lippen verursacht wurden, registriert werden. Außerdem wurde simultan die Pulsfrequenz des Kindes aufgezeichnet.
66 Kinder, im Alter zwischen 4 und 8 Jahren, wurden mit beiden Filmen untersucht. Vor jedem Experiment wurden die Kinder ausreichend gesättigt, um die Daten nicht durch interindividuell unterschiedliche Hungergefühle zu verfälschen. Pulsfrequenz und „Experten-Rating" von Psychologiestudenten dienten dazu, innerhalb des Films zwischen spannenden, d. h. psychisch aktivierenden und weniger aktivierenden Phasen zu unterscheiden. Die statistische Analyse verglich aufgenommene Nahrungsmengen während dieser Phasen und stellte ebenfalls nicht-nahrungsbezogene, orale Reaktionen (Druckveränderung im Schnuller) gegenüber.

b) Ergebnisse

Insgesamt reagierten 47% aller Kinder mit verstärktem oralen Verhalten in Abhängigkeit der psychischen Aktivierung. Zwischen dem Ausmaß an Übergewichtigkeit und hyperphagen Reaktionen während des Films bestand bei den Mädchen eine signifikante Beziehung.
Statistisch wurde abgesichert, daß die *älteren* Kinder fast doppelt so häufig orale Reaktionen in Abhängigkeit spannender Filmszenen zeigten wie die jüngeren Kinder. Vier verschiedene, interindividuelle funktionale Beziehungen zwischen oraler Aktivation und psychischer Spannung wurden statistisch definiert: a) Ein positiver linearer Zusammenhang bei 25,7% der Kinder; b) ein negativer linearer Zusammenhang bei 22,7%; c) eine umgekehrt U-förmige Beziehung bei 15,2% und d) ein kubischer Trend bei 12,1% der Kinder. 24,3% der Reaktionen waren nicht eindeutig einem Muster zuzuordnen.
Die Auswertung der Gesamtgruppe weist auf eine quadratische funktionale Beziehung zwischen oralem Verhalten und psychischer Aktivierung hin, was als Überlagerung der beschriebenen individuellen Reaktionsmuster verstanden werden kann.

c) Bewertung der Befunde

Diese Ergebnisse bestätigen die Hypothese, wonach zwischen hyperphagen Reaktionen und dem Grad der emotionalen Spannung nicht mit einem linearen Zusammenhang, sondern eher mit einer umgekehrten U-Funktion zu rechnen ist. Erheblicher Streß — wie in der ersten Studie beschrieben — führt somit immer zu Hypophagie. Bemerkenswert ist die Parallelität der Ergebnisse dieser Untersuchung zu den Experimenten mit erwachsenen Probanden, die ebenfalls eine erhöhte Tendenz zu hyperphager Reaktionsbereitschaft bei älteren weiblichen und übergewichtigen Probanden feststellten.
Fast die Hälfte aller Kinder reagierte im Filmexperiment mit einer Zunahme der „oralen Motorik" in Abhängigkeit von der durch die Szene induzierten Spannung, unabhängig davon, ob es darüber hinaus zu Nahrungsaufnahme kam. Dieser Befund weist darauf hin, daß zunächst zwischen „non-nutritiver" oraler Aktivität und der hyperphagen Reaktion zu unterscheiden ist. Orale Motorik, wie sie sich auch als Daumenlutschen, Nägelkauen etc. beobachten läßt, wird nicht als „latente hyperphage Reaktion" zu bewerten sein.
Als vorläufige Hypothese zur Genese hyperphager Reaktion bietet sich an, in einer primär biologisch determinierten, oralen Motorik ein Basisverhalten zu sehen, auf welchem aufbauend später die hyperphage Reaktion konditioniert werden kann. Die „non-nutritive oral responses" — aktiviert durch psychische Stimuli — können von Bezugspersonen im Sinne von Appetenzverhalten zur Nahrungsaufnahme fehlinterpretiert werden, wenn Mütter zum Beispiel das Daumenlutschen ihres Säuglings oder andere Mundbewegungen regelmäßig als unmittelbaren Ausdruck von Hunger (= Energiemangel) auffassen. In diesem Falle werden sie mit Nahrungsaufnahme, die als positiver Verstärker wirkt, gekoppelt, was einen Konditionierungsprozeß einleitet. Mit dieser aufgrund empirischer Datenanalyse aufgestellten Hypothese wird ein unmittelbarer Bezug zu den Ausführungen von BRUCH (1957) und SELVINI (1967) hergestellt.
Eine ausführliche Diskussion über die biologischen Grundlagen der streß-induzierten Nahrungsaufnahme wurde 1980 durch einen fundierten Überblick von ROBBINS und FRAY eingeleitet. Die kontroversen Argumente (ROWLAND, MARQUES, 1980; BOLLES, 1980; HERMAN, POLIVY, 1980; SPITZER, MARCUS, RODIN, 1980) beleuchten in

110

aller Deutlichkeit, daß zum gegenwärtigen Stand der Forschung eine theoretisch begründete Interpretation über die Genese und die biologische Funktion der hyperphagen Reaktion aufgrund eindeutiger Ergebnisse nicht vorzunehmen ist.

5.4.3 Hyperphagie in hohem Lebensalter

Eine Ergänzung der vorliegenden Befunde im Sinne einer „natural history" des menschlichen Appetitverhaltens zielt auf die experimentelle Untersuchung (PUDEL, 1976b) von Probanden in hohem Lebensalter ab.

Eine zufällige, der Göttinger Einwohnermeldekartei entnommene Stichprobe von 443 Probanden über 65 Jahre wurde um ihre Mitwirkung bei einer ernährungswissenschaftlichen Untersuchung gebeten. Insgesamt gelang es, von 81 Probanden im Eßlabor 10 aufeinanderfolgende Testmahlzeiten am Food-Dispenser zu erheben.

Die Probanden erhielten unter den üblichen Bedingungen am Food-Dispenser eine Formula-Diät *ad libitum*. Am letzten Versuchstag wurde die Nahrungsaufnahme unter Streß registriert.

a) Methode der Streß-Induktion

Als Stressor wurde ein Gerät entwickelt, welches erlaubt, während der gesamten Dauer der Nahrungsaufnahme eine emotionale Belastung zu induzieren. Der Proband sollte an einem ihm als *Reaktionstest* vorgestellten Gerät möglichst schnell einen bestimmten Drucktaster betätigen. Insgesamt waren 100 Drucktaster im Quadrat angeordnet. Die Reaktion des Probanden wurde sofort durch ein rotes oder grünes Licht als falsch bzw. richtig rückgemeldet. Die Aufgabeninstruktion erfolgte über Kopfhörer, etwa in der Art: „Drücken Sie den 6. Knopf von unten in der 4. Reihe von links".

Wenn der Proband innerhalb von 0,5 sec nicht drückte, leuchtete die rote Lampe auf und die nächste Aufgabe wurde gestellt. Unabhängig von den tatsächlichen Reaktionen wurde darüber hinaus in 80% der Fälle *immer* die rote Lampe geschaltet, so daß ein Versagen in diesem Reaktionstest induziert wurde. Selbstverständlich wurden alle Probanden nach der Untersuchung eingehend darüber informiert.

Tabelle 19. Reaktionstendenzen von 81 Probanden über 65 Jahre während der Nahrungsaufnahme unter Streßbedingungen

Geschlecht	Nahrungsaufnahme während Streß		
	Hypophag	Hyperphag	Ohne Veränderung
Weiblich	5 (6,2%)	4 (4,9%)	31 (38,3%)
Männlich	1 (1,2%)	2 (2,5%)	38 (46,9%)
Total	6 (7,4%)	6 (7,4%)	69 (85,2%)

b) Ergebnisse

Es kann durch Befragung der Probanden als sicher gelten, daß der angewendete Stressor ausnahmslos alle Probanden in eine emotional frustrierende Situation versetzte, die als technisch-zeitliche Überforderung und als Mißerfolg erlebt wurde.

Durch den Mittelwert und die Standardabweichung der individuellen Nahrungsaufnahmen während der streßfreien Tage war ein Erwartungswert definiert, der die Wahrscheinlichkeit benennt, mit dem ein bestimmtes Nahrungsvolumen aufgenommen wird. Unterschreitet ein Nahrungsvolumen in der Streßsituation eine Auftretenswahrscheinlichkeit von 5%, so wurde angenommen, daß sich der Streß ausgewirkt hat. In Tabelle 19 ist angegeben, wie häufig in der Stichprobe der älteren Probanden Mengenaufnahmen unter Streß registriert wurden, für die unter streßfreien Bedingungen mit einer Wahrscheinlichkeit von unter 5% zu rechnen gewesen wäre.

Die Häufigkeiten deuten eine relative Unabhängigkeit des Appetitverhaltens älterer Menschen von Streß an. Nur 14,8% aller Nahrungsaufnahmen waren durch emotionale Belastung verändert; hypo- und hyperphage Reaktionen sind zu gleichem Anteil vertreten. Auffällig ist − wie in allen anderen Untersuchungen ebenfalls festgestellt − der erhöhte Anteil der weiblichen Probanden in dieser Gruppe.
Eine nachträgliche Befragung aller Probanden zu ihrem subjektiven Urteil, ob sich ihr Appetitverhalten in Streßsituationen verändert, ergab weitgehende Übereinstimmung hinsichtlich der hyperphagen Reaktion, wie aus Tabelle 20 zu entnehmen ist.

Tabelle 20. Subjektive Angaben von 81 Probanden über 65 Jahre über Veränderung ihres Appetits in den angegebenen Situationen (in Prozent)

Situation	Veränderung des Appetits		
	steigt	bleibt gleich	sinkt
Aufregung	5,0	33,7	61,3
Langeweile	27,5	67,5	5,0
Eile, Hetze	2,5	45,0	52,5
Ärger, Konflikt	2,5	37,5	60,0
Angst, Furcht	0,0	50,0	50,0
Trauer, Einsamkeit	5,0	45,0	50,0

Eine Ausnahme bilden bei älteren Menschen offensichtlich Langeweile-Situationen, die experimentell nicht geprüft wurden. 27,5% der Probanden berichten von Appetitsteigerungen, die durch Langeweile ausgelöst werden.

5.5 Zusammenfassung

Häufigere oder erhöhte Nahrungsaufnahme als spontane Reaktion mancher Menschen auf emotionale Spannungen, wie Konflikte, Ärger, Streß, Angst, Trauer, Anspannung, Überforderung, aber auch auf Langeweile, wird von vielen Probanden berichtet (Angaben schwanken zwischen 15–74% je nach Stichprobe und Autor). Sicher scheint, daß die hyperphage Reaktion nicht auf adipöse Patienten allein beschränkt ist.

Als Gegensatz findet sich, wie auch experimentell reproduziert werden kann, eine deutliche Appetitminderung als Spontanantwort auf emotionalen Streß. Diese Verhaltensweise wird allgemein als „physiologisch erklärbar" beschrieben, da einige physiologische Symptome, wie sie durch Streß ausgelöst werden, denen von Sättigung vergleichbar sind (vgl. Kap. 4.1.1 b).

Die Genese der hyperphagen Reaktion verlangt daher offensichtlich nach einer psychologischen, psychiatrischen oder psychosomatischen Erklärung, sie wird allgemein nicht als biologisch determiniert, sondern psychoanalytisch als neurotische Ersatzbefriedigung im Sinne eines oralen Kompensationsmechanismus (MEYER u. TUCHELT-GALL-WITZ, 1967), als „regression to oral satisfaction" (WEISS u. ENGLISH, 1947) gedeutet.

Hyperphage Reaktionsbereitschaft ist nach vorliegenden befragenden und experimentellen Studien eindeutig häufiger bei weiblichen Probanden. Außerdem liegt tendenziell eine positive Korrelation zum Gewicht vor.

Hingewiesen sei in diesem Zusammenhang auf eine Reihe oraler Verhaltensweisen, die bei Erwachsenen unter psychischer Spannung beobachtbar sind, wie vermehrtes Rauchen, Nägelkauen, Lutschen am Bleistift, Kaugummi kauen, Schlucken und Berühren der Lippen etc., die allesamt als „non-nutritive" und als Leerlaufhandlungen zu klassifizieren sind.

Erst weitere Studien an Kindern, unter Berücksichtigung der Erziehungsstile und „follow-up"-Studien über die späteren Verhaltensweisen werden schließlich Aufschluß geben, welche Aspekte der hier beschriebenen Hypothesen tatsächlich ihren empirisch belegbaren Stellenwert für die Genese hyperphager Reaktionen haben.

6 Persönlichkeitsstruktur und Adipositas

6.1 Verhaltensdimension „außen — innen"

Nach den Ausführungen in Kap. 4, in dem für latent und manifest adipöse Probanden eine erhöhte Außenreizabhängigkeit (Externalität) beschrieben wurde, stellt sich die Frage, inwieweit damit auch grundlegende Persönlichkeitsstrukturen einbezogen sind. Unmittelbar wird man im Zusammenhang mit der Außenreizabhängigkeit an bekannte persönlichkeitstheoretische Konstrukte denken, wie etwa an das Extra-/Introversionskonzept von EYSENCK (1960), an die Beschreibung des innen- bzw. außengeleiteten Menschen von RIESMAN (1952), an das Extern-intern-Modell von ROTTER (1966), letztlich wird nach einer möglichen Parallele zum Aspekt der Feldabhängigkeit bzw. -unabhängigkeit, wie es von WITKIN (1965) dargestellt wurde, zu fragen sein.

Alle diese Konzepte benutzen auf eine bestimmte Weise das Begriffspaar *außen* und *innen,* doch eine genaue Betrachtung zeigt, daß eigentlich immer andere Phänomene damit bezeichnet werden.

Während SCHACHTER (1971b) mehr von dem *Ort der Reizquelle* ausging, wurde in Kap. 4.1.3b schon beschrieben, daß es angemessener scheint, durch die *Art und Weise* der Wahrnehmung von Signalen eine Unterscheidung zu treffen. Der Anblick von Schokolade ist ein Außenreiz, weil dieses Signal erst dann Bedeutung erhält, wenn der Wahrnehmende dieses Signal bereits als solches kennt, also eine Bewertung vornehmen kann. Insofern geben Außenreize mehr eine *Beurteilungs*grundlage, Innenreize mehr eine unmittelbare *Erlebnis*grundlage ab. Für das Verhalten von adipösen und nicht-adipösen Personen sind diese Kategorien als Unterscheidungsmerkmale geeignet.

6.1.1 Feldabhängigkeit

Feldabhängigkeit, in der Definition von WITKIN (1965), benutzt ebenfalls den Begriff der internen und externen Reize. Entwickelt wurde dieses Konzept für die Raumlageorientierung von Piloten, in dem die Abhängigkeit von internen Reizen (vestibuläres System) und externen Reizen (Kippstellung des Versuchsraumes) untersucht wurde.

Im weiteren Verlauf der Forschung wurde die Feldabhängigkeit mit dem „embedded figures"-Test bestimmt (WITKIN, 1950), eine Abfolge von grafischen Mustern nach GOTTSCHALDT (1926), in denen jeweils ein einfaches Muster aus einer komplexen grafischen Gestalt visuell „herausgelöst" werden mußte. In dieser Testsituation wird aber nun der Proband im eigentlichen Sinne mit 2 Außenreizen konfrontiert, und es wird mehr die Fähigkeit untersucht, die Struktur eines Feldes zu analysieren.

Dennoch wurden Studien zur Feldabhängigkeit mit adipösen Probanden durchgeführt. Während KARP u. PARDES (1965) und GERSON et al. (1975) eine höhere Feldabhängigkeit bei Adipösen fanden, konnte SCHACHTER (1971a) keine Unterschiede feststellen, was er durch Artefakte in der Stichprobenzusammensetzung der anderen Autoren erklärt.

Bei GERSON et al. (1975) ergab sich allerdings auch kein Unterschied zwischen adipösen Studenten und normalgewichtigen Probanden, was die Annahme von SCHULTE (1974) stützt, daß der „embedded figures"-Test keine besondere Persönlichkeitsdimension mißt, da seine Untersuchungen zeigten, daß der WITKINsche Faktor *Feldabhängigkeit* eher als Intelligenzfaktor zu interpretieren ist.

6.1.2 „Locus of control"

Im Konzept von ROTTER (1966) dagegen beinhaltet das Begriffspaar „extern vs. intern" die Tendenz einer Person, den Erhalt oder Nicht-Erhalt von Verstärkung, Zuwendung und Erfolg entweder auf den Einfluß von zufälligen, äußeren Umständen („external") oder aber auf eigene Leistung („internal") zurückzuführen („locus of control")   findet sich eine Parallele zu HECKHAUSEN (1972), der die

Kausalattribuierung von Erfolg und Mißerfolg dahingehend unterscheidet, ob sie auf stabile innere Fähigkeiten (z. B. hohe Intelligenz) oder auf variable äußere Umstände (Glück) zurückgeführt werden. Mit der von ROTTER (1966) entwickelten I-E-Skala untersuchten SNOW u. HELD (1973) sowie JEFFREY (1974b) adipöse Probanden und stellten eine Tendenz zu mehr externaler Reaktion fest. GORMANUS u. LOWE (1975) sowie MARTIN et al. (1975) fanden keinen Unterschied in dieser Richtung zwischen adipösen und normalgewichtigen Probanden.

6.1.3 Extraversion

Das Konzept der Intro- und Extraversion, welches auf JUNG (1921) zurückgeht, beinhaltet dagegen sehr weitgefaßte Persönlichkeitsdimensionen, die in etwa als gegensätzliche Anpassungsweisen gegenüber der Welt verstanden werden können. Während der Introvertierte Anpassung durch Verteidigung und Abschließung erreicht, betreibt der Extravertierte Anpassung durch Angriff und Kontakt. Der Introvertierte wirkt oft verschlossen, scheu und schwer zu durchschauen, während der Extravertierte meist offen, empfänglich, zugänglich und freundlich wirkt. Introversion und Extraversion werden als Pole eines gedachten Kontinuums aufgefaßt (HERRMANN, 1972). EYSENCK (1960) postulierte, daß Introvertierte „besser" als Extravertierte zu konditionieren sind und fand vielfältige experimentelle Bestätigungen, die allerdings von anderen Autoren (SPENCE u. SPENCE, 1964) bezweifelt werden. Da auch die Störung der Appetit- und Sättigungsregulation als Ergebnisse von Konditionierungsprozessen gedacht werden können, erhält die Auffassung EYSENCKS eine gewisse Bedeutung. Doch psychologische Testverfahren, wie das „Minnesota Multiphasic Personality Inventory" (HATHAWAY u. MCKINLEY, 1963) oder das „Freiburger Persönlichkeitsinventar" (FAHRENBERG u. SELG, 1970) zeigen in einer unausgewählten Stichprobe von Adipösen weder eine Tendenz zur Extraversion noch zur Introversion (PUDEL, 1972). Möglicherweise erhält dieses Konzept erst Gültigkeit, wenn besondere Untergruppen der Adipösen, wie z. B. der hyperphage Reaktionstypus, untersucht werden (MEYER u. TUCHELT-GALLWITZ, 1967).

6.1.4 Außengeleitetes Verhalten

Bei RIESMAN (1952) wiederum wird der Gegensatz „innen- vs. außengeleitet" als Beschreibung benutzt, in welcher Weise Wertorientierungen, Einstellungen das menschliche Verhalten beeinflussen. Den abstrakten, familiär vermittelten Wertvorstellungen (innengeleitet) stellt er die Anpassung an die sozialen Normen der verschiedenen Bezugsgruppen (außengeleitet) gegenüber.
Das sehr häufig — auch in der thematischen Nähe zur Adipositas — benutzte Begriffspaar „innen-außen" bedarf also in jedem Falle einer besonderen Abklärung.
Wenn im weiteren von *Externalität* gesprochen wird, so wird jeweils die enge, direkt auf die Wahrnehmung von Reizen bezogene Definition zugrundegelegt.

6.2 Weitere Persönlichkeitsmerkmale

6.2.1 Zur Persönlichkeit des adipösen Kindes

Seit Jahren werden wissenschaftliche Ansätze unternommen, postulierte Unterschiede in der Persönlichkeitsstruktur von normal- und übergewichtigen Menschen abzugrenzen, deren Anfänge auf erste Arbeiten von Hilde BRUCH (1940) zu Beginn der vierziger Jahre zurückgehen. Die Autorin konzentrierte ihre Untersuchungen vornehmlich auf das adipöse Kind und seine familiäre Situation, um Faktoren zu erfassen, die möglicherweise auch eine Adipositas im Erwachsenenalter begünstigen können.
An Einzelfallstudien detailliert belegt, erarbeitete BRUCH die typische Familienkonstellation und die Persönlichkeitsentwicklung des adipösen Kindes: Mütterliche Dominanz, mangelnde Harmonie zwischen den Ehepartnern, ambivalente, feindselig-überprotektive Einstellung der Mutter zum Kind charakterisieren jenes familiäre Klima, welches für das Kind emotionale Unsicherheit erzeugt, zu Unreife und Mangel an Selbstvertrauen führt und die kindliche Entwicklung in der Phase fixiert, in der Nahrung gleichbedeutend mit Zuwendung ist: Dicksein erhält so den symbolischen Wert von Sicherheit und Stärke (BRUCH, 1941, 1943, 1957).

Ausgedehnte Untersuchungen während der fünfziger Jahre von dänischen Autoren (IVERSEN et al., 1952; QUAADE, 1953; TOLSTRUP, 1953) konnten die Auffassung von BRUCH allerdings nicht bestätigen: Nur auf einen verhältnismäßig geringen Prozentsatz der adipösen Kinder war BRUCHS Typisierung zutreffend. Doch die gesamte Variationsbreite möglicher Persönlichkeitsentwicklungen und Familienkonstellationen, die *außerdem* noch bei adipösen Kindern angetroffen wurden, konnte nicht in das Konzept eingeordnet werden. Die dänischen Autoren fanden weder einen Hinweis auf die spezifische Persönlichkeitsentwicklung adipöser Kinder, noch konnten sie generalisierbare Gemeinsamkeiten in den Mutter-Kind-Beziehungen feststellen.

Testpsychologische Befunde und Befragungen adipöser Kinder deuten immer wieder auf die wichtige Rolle gerade der Mutter hin. Von der Mutter werden dreimal häufiger Nahrungsmittelpräferenzen übernommen als vom Vater (HUENEMANN et al., 1966). Für den Grad des Übergewichts bei Kindern scheint es dennoch unerheblich zu sein, welcher der beiden Elternteile selbst adipös ist. GARN u. CLARK (1976) fanden keine unterschiedliche Korrelation zwischen kindlicher und mütterlicher bzw. väterlicher Adipositas.

Zwei Drittel aller Mütter von Kindern, die Eßstörungen zeigten, hatten selbst psychische Auffälligkeiten (BRANDON, 1968). In einer Gruppe verhaltensgestörter Kinder waren viermal häufiger Kinder mit Eßstörungen als in der Kontrollgruppe (BRANDON, 1970). Dies weist auf die enge Verbindung von Eßstörungen zu anderen psychischen Verhaltensauffälligkeiten hin (GUTEZEIT, 1970). Unvollständige Familien, Berufstätigkeit der Mutter, Einzelkindsituation oder jüngstes Kind in der Geschwisterreihe wird bei adipösen Kindern überzufällig oft gefunden (BOLTE u. GLEISS, 1969). Wie sehr soziale Zurückweisung die Nahrungsaufnahme Adipöser beeinflußt, konnte experimentell gezeigt werden: Soziale Frustrationen und die daraus resultierenden Spannungen verarbeiteten Adipöse durch Essen (CONRAD, 1969). Dieser Befund belegt, wie Liebes- und Aufmerksamkeitsentzug — in der Mutter-Kind-Beziehung als Erziehungsmittel gehandhabt — Hyperphagie im späteren Leben begünstigen kann. Erwachsene, die schon als Kind erhebliches Übergewicht hatten (juvenile Fettsucht), zeigen häufiger depressive und neurotische Tendenzen und erleben Schwierigkeiten in sozialen Beziehungen (CIOFFI

u. SPERNANZA, 1972). Nach Gewichtsreduktion sehen sich juvenil Fettsüchtige weiterhin dicker als sie tatsächlich sind. Diese Auffälligkeiten konnten bei später übergewichtig gewordenen Personen nicht festgestellt werden (GRINKER, 1973a). Juvenile Fettsucht scheint wesentlich stärker mit psychologischen Faktoren verbunden.
In ihrer intellektuellen Leistungsfähigkeit scheinen Adipöse im oder leicht über dem Altersdurchschnitt zu liegen (BRANDON, 1970), wenngleich ihre schulischen Leistungen wegen der psychischen Belastung häufig unterdurchschnittlich ausfallen (POHLE-HAUSS u. SCHRAMML, 1972). Adipöse Mädchen entwickeln oft eine zu hohe und gleichzeitig unrealistische Selbsteinschätzung, die als Ausdruck und Korrektiv ihrer beeinträchtigten sozialen Beziehungen interpretiert wird (WERKMAN u. GREENBERG, 1967). Beobachtungen an übergewichtigen Kindern weisen immer wieder auf ihre erheblich eingeschränkte Aktivität hin, selbst wenn sie an Sportarten teilnehmen, die üblicherweise auch von normalgewichtigen Kontrollpersonen eine erhöhte körperliche Aktivität erfordern (BULLEN et al., 1963, 1964).

6.2.2 Zur Persönlichkeit des adipösen Erwachsenen

In einer Reihe von psychologischen und psychiatrischen Untersuchungen an erwachsenen Adipösen wurde mehrfach von Verhaltensauffälligkeiten berichtet, die jedoch in ihrer Vielfalt kein einheitliches Bild ergeben. Nach SUZEK (1957) legen adipöse Frauen großen Wert auf psychologische Stärke, auf Hypernormalität, Stolz und das Ableugnen von Schwäche. In einer Studie von GLASS et al. (1969) waren Adipöse persuasibler als Normalgewichtige. Weiter wurden bei Adipösen häufiger berufliche und sexuelle Schwierigkeiten (ATKINSON u. RINGUETTE, 1967), Neigung zu Depressionen (LECKIE u. WITHERS, 1967) und gestörte soziale Beziehungen (SHIPMAN, 1968) festgestellt. WEINBERG et al. (1961) fanden in ihren Untersuchungen *keine* Unterschiede zwischen adipösen und normalgewichtigen Männern. Generell erhöhte Verunsicherung und Angstbereitschaft Adipöser legen wiederum andere Studien nahe (SHOROVON u. RICHARDSON, 1949; KOTKOW u. MYRAWSKI, 1952; BRUCH, 1957; KAPLAN u. KAPLAN, 1957; MENDELSON et al., 1961; BASTIAANS, 1962/63; KRÜS-

KEMPER u. SCHLEGEL, 1977). In einer psychologisch-psychiatrischen Untersuchungsreihe normal- und übergewichtiger Frauen kommen MEYER u. TUCHELT-GALLWITZ (1967) zur Feststellung: „Fettsüchtige besitzen mehr Geduld und eine sich fügende Haltung in Belastungssituationen. Angstbereitschaft und das Neurotizismusscore waren bei ihnen erhöht. Keine Unterschiede zur Kontrollgruppe ergaben sich hinsichtlich Extraversion, Rigidität, Bedürfnisbestimmtheit, Dominanzstreben, aggressiver Tendenzen, Hilfsbereitschaft, Kontaktstreben und Lügenscore (Glaubwürdigkeit)“.

Ergebnisse in gleicher Richtung ergaben sich mit dem 16-PF-Questionnaire von CATTELL (1970) für adipöse Probanden (METZDORFF, 1973): Größere Abhängigkeit von der Gruppe, mehr Passivität, eher angewiesen auf die Unterstützung anderer Menschen, weniger selbstinitiativ, weniger zukunftsausgerichtet. Doch gerade bei solchen Befunden, die mehr charakteristische Reaktionsbereitschaften im Sozialbereich herausstellen, muß zwangsläufig die Frage gestellt werden, inwieweit diese Tendenzen als kompensatorische Reaktion auf das Übergewicht *sekundär* ausgebildet werden.

Mit einer interessanten Methode, dem *Persona*-Versuch von GOTTSCHALDT (1954), der Probanden mit einer Serie jeweils verbreiteter oder verschmälerter fotografischer Selbstportraits konfrontiert, aus dem das Zutreffende auszuwählen ist, ergab sich, daß adipöse Probanden mit psychischen Auffälligkeiten sich eher etwas zu breit, adipöse Probanden mit hyperphager Reaktionstendenz sich am breitesten einstuften. Psychisch unauffällige Adipöse wählten in der Regel ihr unverzerrtes Foto. Normalgewichtige zeigten eine leichte Tendenz, sich schmaler zu sehen (MEYER u. TUCHELT-GALLWITZ, 1967, 1968). Dieses Ergebnis steht im Einklang mit Befunden anderer Autoren (KOTKOW u. GOODMAN, 1953; SHIPMAN, 1967; STUNKARD u. BURT, 1967; GLUCKSMAN u. HIRSCH, 1969), die ebenfalls auf eine Störung des Body-Image bei Adipösen hingewiesen haben, was aber kein obligates Symptom der Adipositas sein muß, wie besonders STUNKARD u. MENDELSON (1967) betonen.

Der Frage der Selbstwahrnehmung wurde auch in einer repräsentativen Studie mit einer vergleichsweise einfachen Methode nachgegangen, indem den Befragungspersonen 5 Schattenrisse von Männern bzw. Frauen unterschiedlicher Körperfülle vorgelegt wurden mit der

Aufgabe, den für die eigene Figur zutreffenden Schattenriß zu wählen (PUDEL, RICHTER 1980). Die Resultate deuten auf erhebliche Fehleinschätzungen hin, die vornehmlich von Übergewichtigen, aber auch von Untergewichtigen vorgenommen wurden.

Nur 11% aller Personen tendierten in ihrer Selbstbeurteilung zu einer Wahl, die eine übergewichtige Person symbolisiert, wenngleich mindestens 33% in diesem Kollektiv objektiv übergewichtig waren. Selbst Personen, die das BROCA-Referenzgewicht um mehr als 25% überschritten, schätzten sich in 12% der Wahlen als schlank, in 25% als durchschnittlich ein. 48% tendierten in ihrer Selbsteinschätzung zu leichtem Übergewicht und nur 15% trafen eine Wahl, die als realistisch bezeichnet werden konnte.

Diese Befunde sind auch unter dem Gesichtspunkt der Motivation zu sehen, denn wenn bei vielen adipösen Menschen das objektiv gegebene Ausmaß an Übergewicht subjektiv nicht erlebt wird, dann ist auch die Bereitschaft für eine Reduktion eingeschränkt.

In weiteren Untersuchungen ist inzwischen fast die vollständige Palette psychologischer Testverfahren und Testmethodik zur Anwendung gelangt; sie reicht von Intelligenz- und Leistungsverfahren über psychometrische Persönlichkeitstests bis hin zu projektiven und spekulativen Methoden (HAMBURGER, 1957; STUNKARD, 1959; STAUDER, 1959; MEYER u. TUCHELT-GALLWITZ, 1967; GLUCKSMAN, 1972).

Die meisten Untersuchungen weisen eher darauf hin, daß es eine einheitliche Persönlichkeitsstruktur Adipöser nicht gibt. Wenn auch in manchen Studien unterschiedliche Testwerte Adipöser im Vergleich zu einem normalgewichtigen Kollektiv statistisch abgesichert werden, so erhebt sich in diesen Fällen immer die Frage, ob es sich bei diesem Befund um einen relevanten psychogenetischen Faktor, oder aber lediglich um ein Symptom handelt, welches als Adaptation an bestehende Übergewichtigkeit und ihre psychosozialen Folgen entwickelt wurde. So wird man gehäufte berufliche Schwierigkeiten und sexuelle Probleme, aber auch die auffällige Bevorzugung bestimmter Farben im Farbtest (KLAR, 1965) als *Folgen* der Adipositas und ihrer sozialen Diskriminierung zu betrachten haben.

Diese Bestandsaufnahme insgesamt läßt erkennen, daß von Untersuchungsansätzen zur Persönlichkeitsstruktur der Adipösen für ein Verständnis der Psychogenese — aber auch für therapeutisches Vorgehen — nicht viel zu erhoffen ist, wenn von einer häufig unausgesprochenen Vorannahme aus das Kollektiv der Adipösen als eine Einheit angesehen wird, die sich von einem beliebig zusammengestellten normalgewichtigen Kollektiv unterscheiden müßte. Die Gesamtheit der Adipösen ist sicher so *heterogen* wie die normalgewichtige Population auch, so daß Testuntersuchungen an unausgelesenen Gruppen kaum charakteristische Befunde ergeben können.

Diesem Gedanken trägt eine klinisch-statistische Untersuchung von PAUL (1980) Rechnung, der bei 131 adipösen Patienten, die an einem Trainingsprogramm zur Gewichtsreduktion teilgenommen hatten, Testdaten aus Persönlichkeitsverfahren einer statistischen Klassifikationsmethode unterzog. Die Clusteranalyse ergab eine aussichtsreiche Zergliederung des Gesamtkollektivs in vier Untergruppen, die auch eine gewisse klinische Relevanz besitzen. Insbesondere hinsichtlich der Zuordnung von bestimmten Therapieverfahren zu bestimmten Gruppen von Adipösen erscheint dieser Verfahrensweg vielversprechend, wenngleich zum gegenwärtigen Stand dieser Forschung noch keine abgesicherten Resultate vorliegen, die Handlungsleitlinien für die Praxis sein könnten.

7 Sozialpsychologische Aspekte

7.1 Das Image des „Dicken"

Neben wissenschaftlichen Ansätzen einer persönlichkeitspsychologischen Typologie existiert im vorwissenschaftlichen „Überzeugungswissen" der heutigen Gesellschaft ein klar umrissenes und mit sozialpsychologischer Methodik erfaßbares stereotypes Image vom „Charakter des dicken Menschen", der als „gutmütig, gemütlich, ruhig, träge, bequem" (MEYER u. TUCHELT-GALLWITZ, 1967); „phlegmatisch, seelisch ausgeglichen, humorig, herzlich, großzügig und hilfsbereit" (ANTONS-BRANDI, 1972) beschrieben wird. Nicht selten wird diesen „Eigenschaften", vornehmlich solchen, die einen verminderten Energieumsatz betreffen (träge, bequem), auch ein Kausalzusammenhang zur Fettleibigkeit unterstellt.

VANN (1970) wies in einer ausgedehnten Studie in den USA nach, wie erheblich die öffentliche Meinung den Adipösen stigmatisiert. Er fand folgende Einstellungen gegenüber den Adipösen:

- Allgemeine Zurückweisung; Verantwortlichkeit für die Konsequenz (Adipöse sind an ihrem Übergewicht „selbst schuld").
- Emotionale Fehlanpassung (Adipöse essen als Liebesersatz).
- Zurückweisung intimer Beziehungen (man möchte nicht mit ihnen ausgehen, keinen familiären Kontakt haben, sich nicht in sie verlieben).
- Peinliches Berührtsein (Kontakte mit Adipösen erzeugen Angst, selbst so zu werden).

Durch 6 Autobiographien von adipösen amerikanischen Jugendlichen beschrieb CAHMANN (1975) eindrucksvoll die Folgen der Stigmatisierung für die Persönlichkeitsentwicklung. Inadäquates soziales Verhalten, vermindertes Selbstwerterleben und Selbstvertrauen sind die Folge. Im Rückzug aus dem sozialen Feld, im komödienhaften oder intellektualisierendem Verhalten sieht CAHMANN typische Strategien der adipösen Jugendlichen, die verminderte Selbsteinschätzung zu kompensieren.

Auch im deutschen Sprachraum wird immer wieder in wissenschaftlichen und populären Publikationen und gesundheitspolitischen Schriften, nicht selten in polemisch-aggressiver Form, auf das „selbstschädigende" Verhalten der Adipösen hingewiesen. So heißt es zum Beispiel in einer Schrift des Verbandes Deutscher Rentenversicherungsträger (1972) „Der *kreditwürdige* Bauch muß gezielt in Mißkredit gebracht werden".

Die Auswirkungen dieser und ähnlicher diskriminierender Aussagen konnten kürzlich in einer für die Bundesrepublik Deutschland repräsentativen Studie objektiviert werden (Deutsche Gesellschaft für Ernährung, 1980b). Die Analyse ergab, daß sich das Image des Übergewichtigen in den Jahren zwischen 1971 und 1979 erheblich verändert hat, was sich auch auf die öffentlichen Aufklärungsmaßnahmen zurückführen läßt. Die von 1972 von ANTONS-BRANDI beschriebene positive Einstellung gegenüber den Übergewichtigen ist radikal verändert, wie die in Tabelle 21 angeführten Prozentzahlen erkennen lassen. Darüberhinaus zeigt die Aufschlüsselung nach dem eigenen Gewichtsstatuts der Befragten, daß auch übergewichtige Personen das negative Image teilen.

Es ist psychologisch naheliegend, daß eine solche Tendenzwende Rückwirkungen haben kann, die sich seit 1980 unter anderem in Solidaritätsbewegungen der Übergewichtigen manifestieren, die sich unter so bezeichnenden Slogans wie „Wir sind rund, na und!" oder „Warum sollen wir Dicken uns dünne machen?" zusammenfinden. Sicher ist gegenwärtig davon auszugehen, daß der subjektive Leidensdruck der Übergewichtigen gesteigert ist. Wahrscheinlich ist, daß damit keine nachhaltige Verminderung des Übergewichts erreicht wurde.

7.2 Sozialschicht und Adipositas

Das Image der adipösen Frau ist in sozial unterprivilegierten Schichten positiver (MEYER u. TUCHELT-GALLWITZ, 1968), was nicht unbedingt nur als Folge der erhöhten Frequenz der Adipositas in diesen Schichten zu interpretieren ist. Die unterschiedliche Bewertung des

Tabelle 21. Fünf stilisierte Gewichtstypen sind hinsichtlich vier verschiedener Kategorien beurteilt worden. Daten einer vergleichbaren Erhebung liegen von 1971 vor. Zusätzlich sind die Beurteilungsbefunde in Abhängigkeit des eigenen Gewichtsstatus angegeben, so wie sie im Jahre 1979 festgestellt wurden

Beurteilungskategorie	Konstitution des Beurteilers	1	2	3	4	5	Jahr
Wen halten Sie für den Verträglichsten?	Gesamt	6%	31%	32%	17%	11%	1979
		5%	5%	28%	21%	43%	1971
	schlank*)	13,8%	37,0%	28,9%	12,6%	7,6%	
	normal	5,5%	34,4%	30,7%	17,9%	11,5%	1979
	übergew.**)	3,7%	26,1%	38,0%	18,7%	13,4%	
Mit wem möchten Sie gern befreundet sein?	Gesamt	12%	60%	23%	3%	0%	1979
		2%	15%	45%	37%	3%	1971
	schlank	26,6%	64,4%	8,5%	0%	0,4%	
	normal	13,8%	67,5%	17,3%	1,3%	0,2%	1979
	übergew.	4,9%	48,9%	40,0%	5,9%	0,3%	

Wer hat die meiste Freude am Leben?	Gesamt	11%	52%	25%	6%	3%	1979
		7%	11%	34%	23%	27%	1971
	schlank	19,0%	55,2%	19,0%	3,0%	3,8%	
	normal	12,2%	55,0%	24,1%	7,2%	1,5%	1979
	übergew.	6,0%	49,4%	32,9%	7,6%	4,1%	
Wer hat die höchste Lebenserwartung?	Gesamt	28%	57%	12%	1%	0%	1979
		17%	42%	35%	6%	2%	1971
	schlank	39,2%	56,6%	4,2%	0%	0%	
	normal	27,4%	63,0%	8,5%	1,2%	0%	1979
	übergew.	25,6%	52,1%	20,4%	1,9%	0%	

*) schlank = weniger als −15% unter Broca-Referenzgewicht
**) übergew. = mehr als +15% über Broca-Referenzgewicht

Adipösen in den sozialen Schichten wird die Interpretation epidemiologischer Befunde zur Häufung der Übergewichtigkeit in Abhängigkeit bestimmter sozialer und sozio-ökonomischer Schichten beeinflussen. Erstmals konnte in der *„Midtown-Manhattan Study"* (SROLE et al., 1962) eine bemerkenswert hohe, umgekehrt proportionale Beziehung zwischen dem Ausmaß an Übergewicht und sozioökonomischen Status nach Untersuchung von 1660 Erwachsenen im Alter zwischen 20 und 59 Jahren festgestellt werden.
Ähnliche Beziehungen vor allem für Frauen fanden SILVERSTONE et al. (1969) und McLEAN BAIRD et al. (1975) für die Bevölkerung in London: In unteren Sozialschichten werden etwa doppelt so viele adipöse Frauen gezählt wie in oberen Sozialschichten.

PFLANZ (1962/63) bestätigte die negative Korrelation zwischen Übergewichtigkeit und sozio-ökonomischem Status in einer regional begrenzten Studie in der Bundesrepublik, wobei allerdings diese Beziehung nur für die weibliche Bevölkerung zuzutreffen scheint. In weiteren Untersuchungen ergab sich sogar eine positive Korrelation zwischen Übergewicht und dem sozialen Status für die männliche Bevölkerung, die aber später (PFLANZ, 1977) nicht mehr bestätigt wurde.
Erstmals ist 1979 in der Bundesrepublik Deutschland eine repräsentative Stichprobe von 1950 Personen ab 14 Jahren objektiv gemessen und gewogen worden (PUDEL, RICHTER 1980). Wird der höchste Schulabschluß dieser Personen als eine Kenngröße für die Sozialschicht verwendet, dann zeigen sich insbesondere beim weiblichen Geschlecht negative Korrelationen zwischen Übergewicht und Sozialschicht, die weitaus höher sind, als sie bisher aus anderen Ländern mitgeteilt wurden.
Wird nämlich ein Überschreiten des Broca-Referenzgewichtes um 5% als Kriteriumsgröße definiert, dann befinden sich nahezu 42% der deutschen Frauen mit Volksabschluß jenseits dieser Grenze, die im Gegensatz dazu nur von 6% derjenigen Frauen überschritten wird, die Abitur oder Hochschulabschluß besitzen. Wenngleich nicht in diesem stringenten Ausmaß, jedoch unverkennbar deutlich bestätigt sich eine ähnliche Verteilung der Übergewichtigkeit auch bei den deutschen Männern, wie aus Tabelle 22 hervorgeht.
Diese ausgeprägte Übergewichtsverteilung in Abhängigkeit der So-

Tabelle 22. Die Verteilung des Übergewichts in Abhängigkeit des höchsten Schulabschlußes ist getrennt für beide Geschlechter angegeben. Bezugsgröße ist jeweils das Broca-Referenzgewicht

Schulabschluß	Geschlecht	unter 15% Broca- Ref. Gew.	−15% bis −5% Broca- Ref. Gew.	−5% bis +5% Broca- Ref. Gew.	+5% bis +15% Broca- Ref. Gew.	über 15% Broca- Ref. Gew.
Volksschule	männlich	7,4%	17,2%	29,0%	26,3%	20,1%
	weiblich	12,9%	21,6%	23,7%	17,9%	23,9%
	Gewicht	10,7%	19,6%	25,8%	21,4%	22,5%
weiterführende	männlich	21,0%	38,0%	20,0%	8,3%	12,7%
Schule	weiblich	25,0%	36,2%	20,5%	12,6%	5,7%
	Gesamt	23,1%	37,2%	20,4%	10,8%	8,5%
Abitur/	männlich	18,8%	34,7%	23,2%	17,0%	6,3%
Hochschule	weiblich	50,1%	33,3%	10,6%	4,5%	1,5%
	Gesamt	30,3%	34,3%	18,5%	12,4%	4,5%

zialschicht insbesondere in der Bundesrepublik konnte bisher nicht plausibel interpretiert werden. Allerdings sollte der Tatbestand allein schon in Rechnung gestellt werden, wenn Informations- und Aufklärungsangebote zielgruppenspezifisch für die Bevölkerung konzipiert werden.

Die Abhängigkeit auch der *kindlichen* Fettsucht vom sozio-ökonomischen Status der Eltern konnte in Übereinstimmung mit der *Midtown-Manhattan Study* (SROLE et al., 1962; GOLDBLATT et al., 1965) in den USA nachgewiesen werden: Sechsjährige Mädchen der unteren Sozialschicht waren neunmal häufiger übergewichtig als Mädchen gleichen Alters der oberen Sozialschicht (STUNKARD et al., 1972).

Eine Untersuchung amerikanischer *Jugendlicher* zeigt die bekannte inverse Beziehung zwischen Sozialschicht und Adipositas: 11,6% bzw. 6,3% der Mädchen bzw. Jungen der unteren Sozialschichten waren adipös, während die vergleichbaren Zahlen in höheren Sozialschichten bei 5,4% bzw. 2,3% lagen. Von 7–15 Jahre alten Londoner Schuljungen sind 8,5% in der unteren, 5,1% in der mittleren und 4,5% in der oberen Sozialschicht übergewichtig (STUNKARD, 1975). Abweichende Resultate ergab die Analyse der Daten des *„Ten State Nutrition Survey"*, in der ein auf die Einkommensgruppen bezogener Vergleich durchgeführt wurde (GARN u. CLARK, 1976). Kinder aller Altersstufen sind durchschnittlich dicker, wenn ihre Eltern höheres Einkommen haben. Nach der Pubertät gilt, daß Übergewicht bei den männlichen Personen weiter *positiv* zum Einkommen korreliert, während sich bei weiblichen Jugendlichen in der späten Adoleszenz eine *negative* Korrelation herausstellt, die dann über die folgenden Altersstufen erhalten bleibt.

Nicht nur wegen der Uneinheitlichkeit der Befunde, die durch methodische Unterschiede (Übergewichtsdefinition nach Körperlängen-Indices oder Hautfaltenmessung), aber auch durch Stichprobengröße und Repräsentativität des Kollektivs, weiter durch nationale und zeitliche Faktoren bedingt sein können, muß eine Interpretation der Befunde unbefriedigend bleiben, zumal nicht einmal zu klären ist, ob Übergewicht Folge des sozialen Status oder aber der soziale Status Folge des Übergewichts (sozialer Abstieg wegen schichtspezifischer Diskriminierung) ist. Der erste Aspekt erhält durch Untersuchungen von BLOMKE et al. (1969) höhere Wahrscheinlichkeit, da in

130

dieser epidemiologischen Untersuchung neben der eigenen sozialen Schichtzugehörigkeit der befragten Frauen und ihrem Prozentsatz an Übergewicht eine ebenso hohe Korrelation gefunden wurde, wie zwischen der sozialen Schicht des Vaters und dem relativen Körpergewicht der Tochter. Weitere Befunde, die in eine gleiche Richtung zielen, werden von MOORE (1962), BURNIGHT u. MARDEN (1967), HUNT (1972) und STUNKARD (1975) mitgeteilt.

Es wurde angesprochen, daß das Image der adipösen Frau in unteren Sozialschichten positiver ist. Auch hier stellt sich die Frage nach dem Kausalzusammenhang. Eine primär höhere Toleranz und positives Akzeptieren vermindern den sozialen Druck in der individuellen Bezugsgruppe und motivieren auf diese Weise weniger individuelle Anstrengungen, Übergewichtigkeit zu vermeiden oder zu reduzieren. Andererseits kann auch die erhöhte Häufigkeit der Adipositas zu einem positiven Image beitragen, da der persönliche Zugang zu diesem Problem und damit die Identifikation höher ist. Auf den finanziellen Aspekt wird ebenso hinzuweisen sein, durch den sich diätetisch optimierte, eiweißreiche Kost von kohlenhydrat- und fettreicher Ernährung unterscheiden kann, wie auf die Möglichkeit, daß schichtspezifische Ernährungsgewohnheiten über Jahrzehnte tradiert werden.

Darauf wies KALISH (1969) aufgrund seiner Studie über Ernährungsgewohnheiten bei drei Generationen aus von Japan eingewanderten Amerikanern hin. Sowohl bezüglich des Nahrungsverbrauchs, der Zubereitungsart, der äußeren Form der Mahlzeit wie auch der sozialen Werte, die mit der Mahlzeit in Zusammenhang gebracht werden, unterschieden sich die College-Girls in keiner Weise von ihren Großmüttern, obwohl sie die Mehrzahl der übrigen traditionellen Verhaltensweisen und Lebensgewohnheiten ihres Ursprungslandes längst aufgegeben hatten.

8 Aus der Sicht der Verhaltensforschung

8.1 Bemerkungen zur Genese

Aus der verhaltenswissenschaftlichen Sichtweise soll im folgenden versucht werden, anhand eines Schemas die mögliche Genese der Adipositas zu skizzieren. Dieses Modell wird dann später in der Diskussion der Adipositastherapie zugrundegelegt. Ausgehend von der Hypothese, daß die Nahrungsaufnahme des gesunden Neugeborenen primär durch interne Faktoren reguliert wird (Stufe 1 in Abb. 16), treten mit zunehmendem Alter Lernerfahrungen hinzu, die je nach Einstellung, Information und Erziehungsstil der Eltern, aber auch in Abhängigkeit bestimmter soziokultureller Normen mehr oder weniger starken Bezug auf das Erleben von Appetit und Sättigung nehmen können (Stufe 2). In diesem Prozeß kann sich eine Reaktionsbereitschaft ausbilden, die subjektives Erleben von Appetit und Sättigung an bestimmte Umweltsignale bindet (BOOTH, 1977; STUNKARD, 1975).

Insgesamt sind hier Konditionierungsprozesse angesprochen, die über das klassische Modell, Lernen am Erfolg und durch Imitationslernen, erfolgen (vgl. Kap. 9.2.1). Als Beispiel können genannt werden: Verwendung von Nahrungsmitteln als Belohnung, ihren Entzug als Bestrafung; besonderer Stellenwert der Ernährung und der körperlichen Konstitution für die Erhaltung der Gesundheit („Iß, damit du gesund bleibst"); Ersatz emotionaler Zuwendung durch Süßigkeiten; starre Reglementierung der Mahlzeiten; Stereotypisierung der Portionen; Tischsitten und Verhaltensvorschriften („Was auf den Tisch kommt, wird gegessen"); Orientierung der Sättigung an Außenreizen („Du bist satt, wenn der Teller leer ist"); Verwendung von Nahrung als „Trost" („Nimm die Schokolade, dann tut's nicht mehr weh"); Aufforderung bzw. Zwang entgegen interner Sättigungsrückmeldung zu essen („Iß auf, dann scheint morgen die Sonne"); Aufforderung zu Imitationsverhalten („Ich habe *auch* aufgegessen") etc. Durch bestimmte Erziehungsstrategien kann die Nahrungsaufnahme

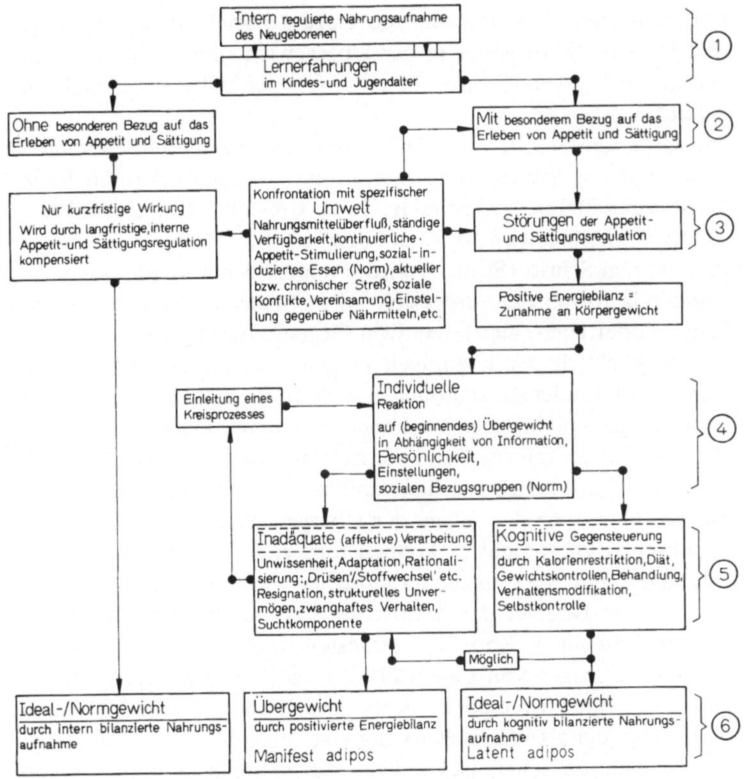

Abb. 16. Schematische Darstellung von Bedingungen und Einflüssen, die zur latenten und manifesten Adipositas führen können

über ihre eigentlich „sättigende Funktion" hinaus in einen weiten Rahmen gestellt werden, so daß externe Reglementierung der Nahrungsaufnahme zu einer Dekonditionierung der Reagibilität auf interne Zuständlichkeit führen kann. Auf diese Weise wird eine Störung der primär physiologisch-metabolischen Regulation verständlich. Kognitive Faktoren erhalten Hinweis- und Signalfunktion (Stufe 3).

Diese erlernten Verhaltensweisen müssen allerdings nicht zwangsläufig zu Übergewicht führen, sondern es bedarf einer bestimmten Umweltsituation, in der diese erlernten stimulierenden Signale massiert auftreten. Das prägnanteste Gegenbeispiel bietet die Kriegs- und erste Nachkriegszeit, in der Übergewichtigkeit — ganz im Gegensatz zur gegenwärtigen Lage — zu den seltenen Ereignissen zählte.

Bis zu diesem Schritt wird im Schema keine bestimmte Persönlichkeitsstruktur postuliert. Die Interaktion zwischen erlernten Reaktionsbereitschaften und Stimuli in der Umwelt führt allmählich zu positiver Energiebilanz, d. h. zu beginnendem Übergewicht.

Im nächsten Schritt (Stufe 4) wird die individuelle Reaktion auf zunehmende Körperfülle dargestellt, die in einer inadäquaten Verarbeitung oder aber einer kognitiven Gegensteuerung bestehen kann. Die Möglichkeit der kognitiven Gegensteuerung ist sicher an bestimmte Persönlichkeitsmerkmale, so z. B. die Fähigkeit zur Selbstkontrolle gebunden, aber es ist auch an andere Faktoren zu denken. Das Ausmaß an Information über richtige Ernährungsweise, die verbreiteten Einstellungen in der familiären oder beruflichen Bezugsgruppe, aber auch das Image der Übergewichtigkeit in der schichtspezifischen Öffentlichkeit können fördernde oder hemmende Bedingungen sein. Sie sind zudem zeitlichen Veränderungen unterworfen, wie am Beispiel der drastischen Verschlechterung des Images Übergewichtiger (s. Kap. 7.1) festgestellt wurde.

Die Überlegungen von LEWIN (1935), daß menschliches Verhalten nicht ausschließlich eine Funktion der intrapsychischen Struktur, sondern immer als Wechselwirkung von Persönlichkeit *und* Umweltbedingungen zu sehen ist, muß an dieser Stelle besonders betont werden. So wird auch ein ausgeprägtes Maß an Selbstkontrolle in einer Umwelt, in der Adipositas akzeptiert und mit positiven Attributen assoziiert wird, das Übergewicht nicht verhindern. Vielleicht bietet sich hier der Orient und die dort verbreitete Häufung der weiblichen Adipositas als Beispiel an.

Die vorgenommene Einteilung nach latent und manifest adipös darf nicht dahingehend verstanden werden, daß 2 „Typen" im Sinne einer Typologie definiert werden sollen. Diese 2 Definitionen bezeichnen jeweils Pole eines Kontinuums.

Durch die individuellen Maßnahmen als Reaktion auf drohendes Übergewicht (Stufe 5) kann sich eine latente oder manifeste Adipositas herausbilden. Auf den sich selbst verstärkenden Kreisprozeß bei der manifesten Adipositas ist ebenso hingewiesen wie auf die Mög-

lichkeit, daß jede latente Adipositas in manifestes Übergewicht umschlagen kann, wenn nämlich situative Bedingungen, die zu verstärk-
ter Selbstkontrolle motivierten, verändert werden. Solche Ereignisse
können z. B. sein: Eine Heirat, wodurch der Druck gemindert wird,
körperliche Attraktivität durch Schlanksein zu bewahren; Aufgabe
der Berufstätigkeit, wodurch u. U. der „kosmetische" Wettbewerb
zu Kolleginnen entfällt.

Dieses Schema gibt nicht nur Hinweise für die Therapie, sondern vor
allem auch für die Prävention der Adipositas. Es kann auch die Fragestellung verschieben: Nicht so sehr der Aspekt, „Warum ist ein
Adipöser dick geworden?" erscheint fragwürdig, sondern eher
„Warum ist ein latent Adipöser *nicht* dick geworden?".

Immer dann, wenn im Experiment keine Möglichkeit zur kognitiven
Kontrolle des Eßverhaltens bestand, waren die Reaktionen von latent und manifest adipösen Probanden vergleichbar (vgl. Kap. 4.3).
Wird jedoch eine bewußte Steuerung der Nahrungsaufnahme ermöglicht, ergeben sich erhebliche Unterschiede, so daß dies als Beleg
dafür angesehen werden kann, daß latent Adipöse die Steuerung der

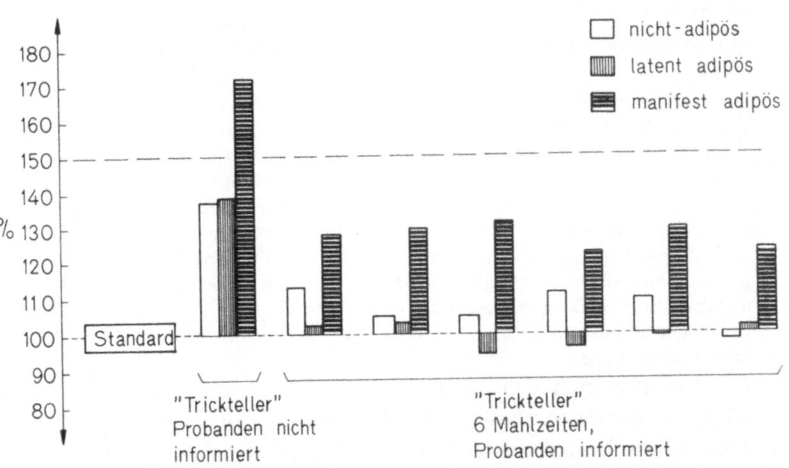

Abb. 17. Prozentuale Abweichungen der Nahrungsaufnahme, wenn aus einem Teller gegessen wird, der durch technische Einrichtungen seinen Flüssigkeitspegel konstant hält

135

Appetit- und Sättigungsregulation für sich erkannt haben und Gegenmaßnahmen ergreifen.

In einem Laborexperiment (DÄMMICH, 1977) erhielten Probanden flüssige Nahrung aus einem üblichen Suppenteller, die sie mit einem Löffel *ad libitum* essen konnten. Nach 3 Tagen wurde dieser Teller durch einen gleich aussehenden Teller ersetzt, der aber — nicht erkennbar — technisch so präpariert war, daß die entnommene Nahrungsmenge nach kurzer Zeit durch einen Zulauf unten im Teller wieder ersetzt wurde. In Abb. 17 ist zu erkennen, daß an diesem Tag alle Probanden „überessen". Doch auch an den folgenden 6 Tagen, als alle Probanden um den Trick dieses Tellers wissen, essen Adipöse weiterhin mehr, latent Adipöse zeigen dagegen die Tendenz zur Überkompensation, zur Reduktion der Nahrungsaufnahme. Sie können sich nicht auf ihre innere Rückmeldung verlassen, die äußeren Anhaltspunkte sind offensichtlich durch die Technik unzuverlässig, und in dieser Situation setzt bei ihnen kontrolliertes Eßverhalten ein.

Im Sinne einer Pilotstudie wurde dieser Aspekt der Selbstkontrolle wiederum bei 3 Versuchspersonengruppen untersucht. In einem angeblichen Lernexperiment (HELMS, 1978) wurden die Probanden einem ähnlichen Konflikt ausgesetzt, wie sie ihn bei der Nahrungsaufnahme häufig erleben: Verzicht auf momentan Angenehmes (Essen), um langfristig ein günstiges Resultat zu erreichen (Gewichtskonstanz).

Die Probanden hatten Wörter zu lernen und anschließend wiederzuerkennen. Während dieser Lern- und Wiedererkennungsphase wurden sie durch akustischen Streß gestört. Zwischen jeder Lernaufgabe konnten sie beliebig lange Pausen einlegen, in denen der Streß entfiel. Der Konflikt bestand darin, einen unangenehmen Zustand (negative Konsequenz) zu ertragen, um durch möglichst viele Aufgaben mehr Punkte zu erreichen (positive Konsequenz). Latent adipöse Probanden verzichteten in diesem Experiment signifikant häufiger auf Pausen, und sie legten überhaupt kürzere Pausen ein als manifest adipöse Probanden. Überraschend konnte jedoch festgestellt werden, daß sich nicht-adipöse und manifest adipöse Probanden in ihren Pausenzeiten nicht unterschieden.

Die Interpretation kann dahin gehen, daß die Gruppe der latent adipösen Personen diesen typischen Konflikt im Sinne *erhöhter* Selbstkontrolle löst. Insofern könnte bei manifest Adipösen nicht von einem *Mangel* an Selbstkontrolle, sondern eher von einem Fehlen an *zusätzlicher* Selbstkontrolle gesprochen werden, wie sie auch zur Gewichtskonstanz erforderlich wäre.

136

8.2 Multiple und mehrfaktorielle Ätiologie

In einer vorläufigen Zusammenstellung von pathogenetisch wirksamen Faktoren für die Adipositas können genannt werden:

- Mangelndes Diskriminationslernen in der Kindheit hinsichtlich Appetit- und Sättigungsgefühlen.
- Hyperphage Reaktion vor oder in Streßsituationen.
- Störung der Sättigungsregulation (lineare Essenskurven).
- Überhöhte Außenreizabhängigkeit (Externalität).
- Soziale Umwelt, Bezugsgruppennorm, Image der Adipositas, sozio-ökonomischer Status.
- Familiäre Tradition der Ernährungsgewohnheiten, Elternverhalten als Modell.
- Kognitive und emotionale Einstellungen, Kenntnisstand, intellektuelle Verarbeitung, Selbstkontrolle.
- Umfeldbedingungen, Nahrungsmittelangebot, Geschmacksoptimierung.
- Intrapsychische Konflikte (z. B. Neurotizismus).
- Genetische Faktoren.
- Konstitutionelle Faktoren (Geschlecht, Fettgewebszellularität, Körperbau, Lebensalter, Körpergröße).
- Körperliche Aktivität.
- Metabolische Faktoren (z. B. Thermogenese).

Über die Bedeutung dieser einzelnen Faktoren kann sicher heute kein abschließendes Urteil abgegeben werden. Auch die Reihenfolge der Auflistung impliziert keine Wertigkeit. An dieser Aufstellung wird aber ersichtlich, daß eine Fülle von Bedingungen für die Manifestation der Adipositas in Frage kommt.

Dabei können Faktoren, die isoliert untersucht bei adipösen und nicht-adipösen Probanden mit gleicher Häufigkeit vorgefunden werden, dennoch pathogenetisch wirksam werden, wenn sie bei Adipösen in Kombination mit anderen Bedingungen auftreten.

So konnte gezeigt werden, daß die Kombination „Übergewicht *und* Hyperphagie *und* unbiologische Essenskurven" bei Adipösen erheblich überrepräsentiert und die umgekehrte Kombination entsprechend unterrepräsentiert ist (PUDEL, 1972).

Externalität in einer Umwelt, die arm an appetitrelevanten Außenreizen ist, führt ebenso wenig zur Adipositas wie erhebliche körperliche Inaktivität bei einem besonderen Grad an Selbstkontrolle. Zwischen allen Faktoren bestehen also Wechselwirkungen, und es scheint reizvoll, einen individuellen Menschen innerhalb dieses Interaktionssystems zu sehen. Dabei ergibt sich die Möglichkeit, an 2 adipöse Personen zu denken, bei denen die „pathogenetische Interaktion" gänzlich verschieden ist. Dieser Gedanke hat dazu geführt, für die Adipositas von einer multiplen und zugleich einer mehrfaktoriellen Ätiologie zu sprechen.

- *Mehrfaktorielle Ätiologie:* Es sind zumeist mehrere Faktoren für eine Adipositas Bedingung.

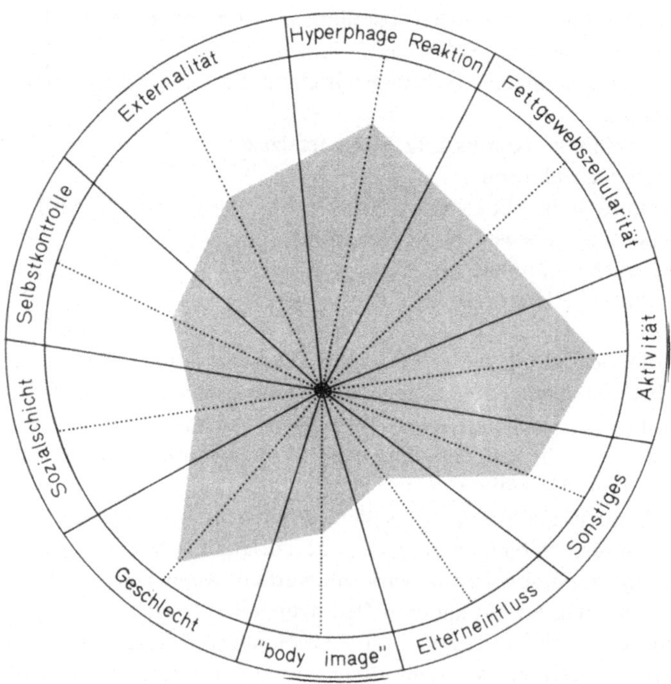

Abb. 18. Schematisiertes Modell zur multiplen und mehrfaktoriellen Ätiologie der Adipositas

- *Multiple Ätiologie:* Unterschiedliche Faktorenkombinationen
  können das gleiche Symptom, die Übergewichtigkeit, bedingen.

Diese Auffassung kann modellhaft veranschaulicht werden: Das
Schema in Abb. 18 führt als Sektoren einzelne Faktoren auf, die als
pathogenetisch wirksam angesehen werden. Die Sektorengröße soll
der Bedeutung des Faktors entsprechen, was zusätzlich durch die
Verschiebung des Mittelpunktes angedeutet wird.

Jeder Faktor ist durch die Punktlinie skaliert, so daß der individuelle Ausprägungsgrad eingetragen werden kann. Die Polung dieser Skalen ist so zu verstehen, daß zum Kreisrand hin adipositas-fördernde Skalenwerte liegen.

Theoretisch kann auf jeder Skala der individuelle Ausprägungsgrad
für eine Person eingetragen werden. Die Verbindungslinie dieser
Punkte beschreibt eine Fläche (grau schraffiert), deren Größe der
Wahrscheinlichkeit (Risiko) für das Auftreten einer manifesten Adipositas gleichkommt. Die theoretisch sicher adäquate Anordnung
der Faktoren in einem n-dimensionalen Raum scheitert an grafischen
Möglichkeiten. Die Kreisform soll daher andeuten, daß zwischen den
Faktoren Wechselwirkungen bestehen, in dem der Ausprägungsgrad
auf *einem* Faktor die Flächengröße in Abhängigkeit vom Ausprägungsgrad auf einen *anderen* Faktor mitbestimmt.
Für die Praxis ist es noch nicht gelungen, dieses Modell als diagnostische Grundlage zu validieren. Es soll aber dennoch für den therapeutischen Umgang mit adipösen Patienten andeuten, daß es sicher *die*
Adipositas nicht geben kann, daher auch nicht *die* Adipositastherapie. Der Begriff *Adipositas* bezieht sich in diesem Sprachgebrauch
auch auf die mögliche Pathogenese, er bezieht sich *nicht* nur auf das
einfach zu erkennende Symptom der Übergewichtigkeit. Die zugrundeliegenden Pathogenese-Interaktionen können höchst unterschiedlich sein. Daher erfordert das therapeutische Vorgehen auch eine
individuell angepaßte Strategie, die den Maßnahmenkatalog festlegt
und eine kritische Erfolgsprognose möglich machen kann.
Welche Ansätze besonders von verhaltenswissenschaftlicher Seite
bereitgestellt werden, um eine Annäherung an dieses Ziel vorzunehmen, ist Gegenstand des folgenden Teils.
Vorausschickend sei nur angefügt, daß sicher auch die Adipositastherapie weitaus effektiver zu gestalten wäre, wenn Versuche, zu einer
gültigen Klassifikation von adipösen Menschen zu kommen, voran-

getrieben würden, damit im gegebenen Einzelfall entsprechend dieser Klassifikation die therapeutische Methode mit der größten Erfolgsaussicht gewählt werden kann. Solange hier für die Praxis belangvolle Zuordnungen fehlen, wird jeder Therapeut auf eigene erfahrungsbedingte Klassifikationen zurückgreifen müssen. Aber auch darin muß schon ein wichtiger Vorteil gesehen werden gegenüber einer Verfahrensweise, die lediglich vom äußerlich sichtbaren Symptom der Fettleibigkeit geprägt, auf uniforme standardisierte Behandlungsmaßnahmen zurückgreift.

8.3 Der typische Eßstil der Adipösen

„The control of eating", so überschrieben FERSTER et al. einen schon 1962 publizierten Artikel, in dem sie die wesentlichen Grundlagen der verhaltenstherapeutisch orientierten Adipositas-Behandlung legten. Den zentralen Ausgangspunkt bildete die Beschreibung eines für Adipöse besonders charakteristischen Eßstils, der als Ursache der Übergewichtigkeit angesehen wurde. In nachfolgenden Aufsätzen von STUART (1967, 1971) wurden diese Feststellungen erneut aufgegriffen, und sie sind bis heute Orientierungsmarke der Verhaltenstherapie geblieben.
Die überzeugende Argumentation zielte darauf ab, daß adipöse Personen, wenn sie durch Techniken der Verhaltensmodifikation den Eßstil der normalgewichtigen Personen erlernt haben, an Gewicht abnehmen und dies dauerhaft halten müßten.
Als typische Merkmale des Appetitverhaltens der Adipösen wurden genannt:

- Sie nehmen wenige, aber große Bissen in den Mund.
- Sie essen mit erhöhter Geschwindigkeit.
- Ihre Mahlzeitdauer ist kürzer.
- Sie sind erheblich von Außenreizen abhängig.

Daraus wurden Instruktionen abgeleitet, die als Basis in die verhaltenstherapeutischen Programme eingegangen sind:

- Kleine Bissen in den Mund nehmen.
- Eßgeschwindigkeit reduzieren.

140

- Mahlzeitdauer ausdehnen.
- Reizkontrolle zur Entkopplung des Appetitgefühls von Außenreizen.

Interessant ist sicher die Feststellung, daß das Postulat von den zwei unterschiedlichen Eßstilen über 10 Jahre lang nicht empirisch überprüft wurde, obschon es die Grundlage vieler therapeutischer Studien war (vgl. Kap. 9.3).

In den letzten Jahren sind jedoch einige Untersuchungen vorgelegt worden, die insgesamt erheblichen Zweifel an der Existenz des typischen adipösen Appetitverhaltens aufkommen lassen müssen (STUNKARD et al., 1980). So konnten PUDEL (1972), MAHONEY (1975a), GAUL et al. (1975), WARNER u. BALAGURA (1975), MARSTON et al. (1975) statistisch nicht absichern, daß die Mahlzeitdauer bei adipösen Personen verkürzt ist. Nur in einer Untersuchung von WAGNER u. HEWITT (1975) ergab sich eine kürzere Mahlzeitdauer für Adipöse.

Ähnliche Ergebnisse zeigten sich für die anderen Merkmale des „typischen Eßverhaltens". Die Anzahl der Bissen pro Mahlzeit unterschied sich nicht zwischen adipösen und schlanken Personen (MAHONEY, 1975a; WARNER u. BALAGURA, 1975; WAGNER u. HEWITT, 1975; HILL u. McCUTCHEON, 1975). Während MARSTON et al. (1975) auch eine vergleichbare Anzahl Kaubewegungen pro Bissen bei allen Personen beobachteten, zählten GAUL et al. (1975) für Adipöse 9,2 Kaubewegungen und für normalgewichtige Personen 18,6 Kaubewegungen pro Bissen.
Uneinheitlich sind die Beobachtungen hinsichtlich der Anzahl von Bissen, die pro Mahlzeit zugeführt werden. Während MAHONEY (1975a) und WARNER u. BALAGURA (1975) keine signifikanten Unterschiede fanden, stellten GAUL et al. (1975) fest, daß Adipöse mehr Bissen pro Minute aufnehmen.

Die scheinbar widersprüchlichen Befunde lassen sich dadurch erklären, daß die Beobachtungsgrößen in den Studien unterschiedlich definiert waren, daß sowohl im Labor als auch in natürlicher Umgebung (Restaurants etc.) beobachtet wurde, daß einerseits festgelegte Mahlzeiten gegeben wurden, andererseits sich die Personen das Essen selbst auswählten.
So beobachteten WOOLEY et al. (1978c) 2732 Personen in 2 Schnellrestaurants, die sich dahingehend unterschieden, daß in einem mehr gewöhnliche Speisen angeboten wurden, während im anderen eine größere Auswahl an appetitlich und schmackhaft zubereiteten Speisen zur Wahl stand. Zunächst ergaben die Auszählungen, daß adipöse Gäste im zweiten Schnellrestaurant über- und im ersten unter-

repräsentiert waren. Weiterhin war statistisch signifikant, daß adipöse Personen im zweiten Restaurant mehr Kalorien (100 kcal [418 kJ]) aufnahmen und sich mehr verschiedene Sorten Nahrungsmittel auswählten.

Auch GATES et al. (1975) fanden nach Auswertung von 720 Mahlzeiten einer Universitäts-Cafeteria, daß sich adipöse Personen größere Portionen nehmen. Diesen Beobachtungen in natürlicher Umgebung stehen Studien gegenüber, die keinen Unterschied in der Portionsgröße bei schlanken und adipösen Personen finden, wobei allerdings das Appetitverhalten in diesen Studien im Labor beobachtet wurde (PUDEL, 1972; HILL u. McCUTCHEON, 1975).

Nach kritischer Würdigung dieser Befunde scheint die Grundannahme der Verhaltenstherapie, daß adipöse Personen größere Bissen nach kurzem Kauen in schneller Zeit hinunterschlingen, in dieser prägnanten Form nicht haltbar.

Auch die Annahme einer generellen Außenreizabhängigkeit muß modifiziert werden, da Experimente Hinweise liefern, daß sich Gruppenunterschiede hinsichtlich der Externalität nur dann ergaben, wenn bestimmte Reizdiskrepanzen vorliegen.

Ein adipöser Eßstil, der sich klar von dem eines normalgewichtigen Kollektivs abhebt, ist offensichtlich nicht existent. Der Hinweis an den adipösen Patienten, „sie müssen so wie die Schlanken essen“, erscheint somit weniger brauchbar, da es auch den Adipösen selbst nicht gelingen wird, Unterschiede zu entdecken, die in wissenschaftlichen Untersuchungen nicht gefunden wurden. Bestenfalls ist von einer Vielzahl möglicher Verhaltensweisen auszugehen, die die Nahrungsaufnahme der adipösen Personen in Abhängigkeit von bestimmten Situationen, von bestimmten Speisen und von vielen anderen Variablen mehr bestimmen.

Unberücksichtigt in diesen Untersuchungen blieb ebenfalls der Aspekt der latenten Adipositas. Systematische Beobachtungen zum Eßverhalten der latent Adipösen liegen bisher nicht vor.

Insgesamt jedoch zeigen die zitierten Untersuchungen, die im wesentlichen auf *in vivo*-Beobachtungen basieren, daß menschliches Eßverhalten in erheblicher Weise von den situativen Bedingungen abhängig ist. Daher mag es vielleicht sogar leichter verändert werden, als zuvor gedacht wurde, kommentieren STUNKARD u. KAPLAN (1977) in einer kritischen Würdigung diese Untersuchungen. Aber diese gedachten Veränderungen müssen individuell geplant und situationsbezogen sein. Sie dürfen sich nicht darauf beschränken, ein antizipiertes stereotypes Appetitverhalten der Adipösen auf ein ebenfalls antizipiertes stereotypes Appetitverhalten der Schlanken hin zu modifizieren, zumal Anhaltspunkte vorliegen, daß das typische Eßverhalten des Dicken eine „fat fiction" (MAHONEY, 1975b) ist.

9 Die Behandlung der Adipositas

9.1 Bemerkungen zum Therapiekonzept

Die Therapie der Adipositas ist bis heute ein noch ungelöstes Problem, wobei nicht so sehr die immer notwendige Gewichtsabnahme, als vielmehr die nachfolgende Konstanthaltung des Körpergewichts enorme Schwierigkeiten bereiten kann.

Daher sollte von diesem Beitrag nicht erwartet werden, daß Methoden oder konkrete Maßnahmen vorgestellt werden, die einen langfristigen Erfolg *garantieren.*

Den ernährungspsychologischen Gesichtspunkten und der experimentellen Forschung ist in diesem Buch ein besonderes Gewicht beigemessen worden. Dahinter steht die Überzeugung, daß nur ausgedehnte Grundlagenforschung zum menschlichen Appetitverhalten die therapeutische Effizienz erhöhen kann. Die bisher vorliegenden Resultate sind nicht ausreichend, um schon heute ein vollständiges Therapiekonzept zu entwerfen. Unter dem Vorbehalt einer zukünftigen empirischen Absicherung sind daher viele der dargestellten Maßnahmen und Überlegungen zu verstehen.

Das *Austesten* verschiedener therapeutischer Maßnahmen, deren Grundlage auf plausiblen Überlegungen beruht, erscheint weniger sinnvoll, da am Beispiel des „typischen Eßstils der Adipösen" erkennbar wird, wie schwach die empirische Basis für Überzeugungen sein kann, die jahrelang die verhaltenstherapeutisch orientierte Forschung bestimmt haben. Außerdem ist es aus methodischen Überlegungen fast unmöglich, in Therapiestudien die *kausale* Effektivität bestimmter Maßnahmen festzustellen. Es wäre dann nicht nur mit Wartegruppen zu arbeiten, sondern das Schema eines Doppelblind-Experiments mit Placebo-Maßnahmen ist erforderlich, welches neben ethischen Implikationen überhaupt an praktischen Organisationsfragen scheitern muß.

Wenn in den letzten Jahren gezeigt wurde, daß verhaltenstherapeutisches Vorgehen besonders langfristig zu besseren Resultaten führt, so kann darin nicht der Beweis gesehen werden, daß die Modifikation des Eßverhaltens auf den antizipierten „Eßstil der Schlanken" hin die entscheidende Variable war. Vielmehr scheint es, daß grundsätzliche Techniken, die sich an der psychologischen Theorie des Lernens ausrichten, zu Verhaltensänderungen führen. So werden in vielen Therapiestudien die Patienten in Selbstkontrolle trainiert. Dies kann auch völlig unabhängig von dem angestrebten Eßverhalten dahingehend interpretiert werden, daß adipöse Probanden mit jenen Fertigkeiten ausgestattet werden, über die latent adipöse Personen ohnehin verfügen. Gerade dieser Parallele kommt eine gewisse Bedeutung zu, da latent adipöse Probanden demonstrieren, wie trotz einer Disposition zum „Überessen" recht erfolgreich über Jahre eine Gewichtsstabilität zu erreichen ist.

Die verhaltenstherapeutischen Maßnahmen sind also zunächst unter dem Gesichtspunkt zu betrachten, daß sie dem Adipösen Kompensationsmechanismen anbieten, die ihn — wenn er erfolgreich gelernt hat — in die Lage eines latent Adipösen versetzen.

In einem Überblick über vorliegende Therapiemaßnahmen und Ergebnisse wird kritisch zu untersuchen sein, ob neben solchen Kompensationsmechanismen auch Behandlungstechniken entwickelt wurden, die auf die zugrundeliegende Disposition abzielen.

Aus dem Schema zur Genese der Adipositas (Kap. 8.1) läßt sich unschwer erkennen, daß 2 Ansatzpunkte einer Behandlung theoretisch denkbar sind: (1) Modifikation jener Disposition, die den erlernten Störungen der Appetit- und Sättigungsregulation zugrundeliegt; (2) Ausbildung von adäquaten Kompensationsmechanismen zur Vermeidung eines drohenden Übergewichts.

Die Überlegungen zur multiplen und mehrfaktoriellen Ätiologie der Adipositas (Kap. 8.2) können nur so verstanden werden, daß jede Therapiestrategie individuell ausgerichtet sein muß.

Standardisierte Behandlungsschemata können nur bedingt erfolgreich sein, da sie die individuellen Wechselwirkungen der pathogenetischen Faktoren nicht berücksichtigen. Dennoch können sich alle Behandlungsmethoden an Prinzipien der Lernpsychologie orientieren, wobei damit nur festgelegt ist, *wie* etwas ge- oder verlernt wird. *Was* gelernt wird, muß im Einzelfall erarbeitet werden. Daher kann es auch *die* Verhaltenstherapie der Adipositas nicht geben.

Bevor konkrete Maßnahmen dargestellt werden, wird in einem kurzen Kapitel versucht, einige der wichtigsten Prinzipien der Lernpsychologie herauszustellen und ihre praktischen Konsequenzen für verhaltenstherapeutisches Vorgehen zu beschreiben. Dies ist allein schon deshalb angezeigt, da in der letzten Zeit der Begriff der *Verhaltenstherapie* populär geworden ist und häufig Maßnahmen beschreiben soll, die mit der „Philosophie" der Verhaltensmodifikation nicht mehr viel gemeinsam haben.

Natürlich setzt eine langfristig erfolgreiche Behandlung der Adipositas voraus, daß zunächst manifestes Übergewicht reduziert wird. Es versteht sich von selbst, daß dieses Ziel nur dann erreicht werden kann, wenn über eine Reduktionsdiät eine negative Energiebilanz induziert wird. Es soll darauf verzichtet werden, die umfangreiche Palette an Reduktionsdiäten zu beschreiben. Die interindividuell so verschiedenen Ernährungsgewohnheiten und Geschmackspräferenzen sollten jedoch bei der Zusammenstellung einer Diät berücksichtigt werden. Eine betont einseitige Reduktionsdiät, sei es, daß sie sich nur auf bestimmte Nahrungsmittel beschränkt oder eine feste Nährstoffrelation favorisiert, wird deshalb als ungünstig beurteilt, weil der Patient dann während der Reduktion nur wenig Gelegenheit hat, ein anderes Eßverhalten zu erlernen. Denn solche „Spezialdiäten" werden zu irgendeinem Zeitpunkt — spätestens dann, wenn das Zielgewicht erreicht ist — wieder aufgegeben. Die dann einsetzende *normale* Ernährung programmiert den Mißerfolg. Daher scheint es sinnvoll, die notwendige Reduktion des Gewichts über eine kalorienreduzierte Mischkost einzuleiten, die auch deutlich den individuellen Bedürfnissen des Patienten Rechnung trägt. Eine solche Diät muß nach Erreichung des angestrebten Gewichtes nur *quantitativ* verändert werden, so daß für das Appetitverhalten eine langdauernde *qualitative* Kontinuität gewährleistet ist. Auf psychologische Hilfen zur Einhaltung der Reduktionskost wird in Kap. 9.4.5 eingegangen. Die physiologischen Probleme, die sich durch eine Reduktionskost stellen, werden nicht berührt, da diese von anderen Autoren dargestellt wurden.

9.2 Grundlagen der Verhaltenstherapie

Wenngleich der Terminus Verhaltenstherapie unmittelbar verständlich erscheint, bedarf er dennoch einer gewissen Definition. Das erklärte Ziel der Verhaltenstherapeuten ist, menschliches Verhalten, welches als störend, unangemessen oder emotional belastend empfunden wird, zu verändern. Dabei richtet sich die moderne Verhaltenstherapie nicht nur auf beobachtbares Verhalten, sondern sie bezieht auch *verdecktes* Verhalten mit ein. In diesem Sinne sind also auch Einstellungen, Gefühle, Meinungen und Gedanken als *Verhaltensweisen* definiert (MAHONEY, 1977).

Daher stellt sich die Frage, in welcher Weise sich dann Verhaltenstherapie von einer traditionellen Psychotherapie unterscheidet.

Zunächst kann ein gewisser Unterschied in der Zielrichtung der Therapie gesehen werden. Während Verhaltenstherapeuten ihr primäres Ziel mehr in einer *Änderung* des Verhaltens sehen, so liegt der Schwerpunkt bei der psychodynamischen Behandlungsform mehr im *Verständnis* des Verhaltens (MEYER u. CHESSER, 1971).

Gerade dieser Unterschied ist besonders für die Problematik des Adipösen von Bedeutung, zumal Hilde BRUCH (1961 a), die sich seit Jahrzehnten vor allem mit der Psychogenese der kindlichen Adipositas befaßt, feststellte: „Psychoanalytische Konzepte helfen den psychodynamischen Hintergrund des gestörten Eßverhaltens und den Symbolgehalt von Nahrung und Körperschemata zu erklären, aber sie zeigten wenig Effektivität in der therapeutischen Anwendung.“

Da die Verhaltenstherapie vorhandenes problematisches Verhalten ändern will, versucht sie vorwiegend festzustellen, welche Bedingungen dieses Verhalten weiterhin aufrecht erhalten. Auch bei allen Differenzen in den verschiedenen lerntheoretischen Konzepten besteht Einigkeit darüber, daß die *Konsequenzen*, die einem bestimmten Verhalten folgen, darüber entscheiden, ob dieses Verhalten in der Zukunft gehäuft oder vermindert auftritt.

Das wichtigste Instrument ist daher zunächst die Verhaltensanalyse, die im Detail zu erfassen sucht, welche Bedingungen dem symptomatischen Verhalten vorausgehen und welche als Konsequenzen folgen. Aufgrund dieser Analyse können verhaltenstherapeutische Interventionen einsetzen, deren Ziel darin besteht, die Konsequenzen und die vorausgehenden Bedingungen so zu modifizieren, daß das bisherige Verhalten mit zunehmend geringerer Wahrscheinlichkeit auftritt.

Wenn von Verhaltenstherapie gesprochen wird, so sind also ganz besonders jene *Maßnahmen* gemeint, die ermöglichen sollen, daß das bisherige Verhalten verändert wird. Verbale Instruktionen, die sich nur auf wünschenswerte Verhaltensänderungen beziehen, sind somit im eigentlichen Sinne keine Verhaltenstherapie.

Der Hinweis an einen Patienten „Sie müssen weniger essen" bezieht sich zwar auf wünschenswertes Verhalten, doch er ermöglicht nicht, daß der Patient tatsächlich weniger ißt. Erst eine Verhaltensanalyse, die feststellt, welche Bedingungen bei diesem Patienten das Eßverhalten bestimmen, kann Maßnahmen nahelegen, die zu einer Verminderung der Nahrungsaufnahme beitragen.

Da die Verhaltenstherapie also symptomorientiert auf aktuell wirksame Bedingungen ausgerichtet ist, wird auch der *Entstehung* der Symptome und ihrer anschließenden *Entwicklung* keine *primäre* Bedeutung wie in der traditionellen Psychotherapie beigemessen. Allerdings sind Informationen über die Genese auch für einen Verhaltenstherapeuten wichtig, zumal dann, wenn die frühe Lebensgeschichte Aufschluß über aktuell wirksame Vorgänge geben kann, die das Verhalten auch im gegenwärtigen Zeitpunkt aufrechterhalten.

Die Maßnahmen der Verhaltensmodifikation leiten sich insgesamt aus der Lernpsychologie ab, die aufgrund von Tier- und Humanexperimenten die wesentlichen Prinzipien des Lernens formuliert hat. Neben den grundsätzlich verbalen Methoden der traditionellen Psychotherapie werden auch abgestufte Übungsprogramme, Bestrafungs- und Belohnungssysteme sowie technische Hilfsmittel (Diaprojektion, polygrafische Ableitung, Bio-Feedback-Geräte etc.) benutzt. Zuweilen wird auch der Ort der Therapie außerhalb des Sprechzimmers in jene Umgebung oder Situation verlegt, die mit dem problematischen Verhalten in enger Beziehung steht.

Die Auswahl der Techniken und das genaue Vorgehen ist jeweils auf das individuelle *Problem* zugeschnitten und nicht auf eine diagnostische *Klassifikation,* die für einen Patienten zutreffen mag. Denn die Diagnose „Adipositas" kann keinen Aufschluß über die Bedingungen geben, die im Einzelfall unterschiedlich das problematische Eßverhalten stabilisieren.

Ohne den Versuch zu machen, eine systematische Einführung in die Verhaltenstherapie zu geben, soll eine knappe Darstellung einiger *Lernprinzipien* folgen, die zum besseren Verständnis der konkreten Maßnahmen notwendig erscheint. Anschließend werden mehr kursorisch die bisher vorliegenden Studien referiert, in denen Verhaltensmodifikation bei Adipösen durchgeführt und ihr Erfolg kontrolliert wurde. Als Konsequenz daraus folgen dann Vorschläge für die Adipositastherapie.

Für Interessenten, die über hier dargestellte verhaltenstherapeutisch orientierte Elemente in der Adipositas-Behandlung hinaus zusätzliche Techniken und ihren theoretischen Hintergrund erfahren möchten, kann auf kurzgefaßte (MEYER u. CHESSER, 1971; ABRAMSON, 1973; BASLER u. SCHWOON, 1973; LEON, 1976; HAUTZINGER, 1977, 1981), aber auch auf umfassend informierende Darstellungen (STUART u. DAVIS, 1972; KANFER u. PHILLIPS, 1975; FOREYT, 1977) verwiesen werden.

9.2.1 Prinzipien der Lernpsychologie

In der Lernpsychologie wird jede relativ dauerhafte Verhaltensänderung, die als Folge von Übung oder Erfahrung auftritt, als *erlernt* definiert. Damit geht der psychologische Lernbegriff über die Definition in der Umgangssprache hinaus, die im wesentlichen darunter die Aneignung von bestimmten Fertigkeiten (schulisches Lernen) versteht.

In dieser erweiterten Fassung sind auch als Ergebnis von Lernprozessen zu verstehen: Eine politische oder religiöse Überzeugung, dreimal am Tag zu essen, Sympathien für bestimmte Menschen, Vorlieben für bestimmte Geschmacksmodalitäten, Hungergefühle zu festgelegten Tageszeiten, auf Streß mit Appetitsteigerungen zu reagieren, den Teller leer zu essen, Aversion gegen Pferdefleisch etc.

Im folgenden sollen einige Prinzipien dargestellt werden, nach denen Lernprozesse ablaufen können.

a) Das Lernen von Signalen

Das Lernen von Signalen, auch als klassisches Konditionieren bekannt, ist eng mit dem Namen des russischen Physiologen Ivan PAVLOV (1927) verbunden. Er konnte zeigen, daß neutrale Reize, die keine spezifische Reaktion auslösen, allmählich doch zu einer festgelegten Reaktion führen, nachdem sie mehrmals mit anderen, reaktionsspezifischen Reizen zeitlich gekoppelt wurden.
Das klassische Experiment untersucht die Konditionierung der Speichelsekretion auf einen Glockenton. Ein hungriger Hund, dem Fut-

ter gezeigt wird, sondert gewöhnlich Speichel ab. Futter ist also der *un*konditionierte Reiz, Speichelsekretion die *un*konditionierte Reaktion. Ertönt, kurz bevor das Futter gezeigt wird, ein Glockenton, so kann nach mehrmaligen Kopplungen der Glockenton allein schon die Speichelsekretion stimulieren. Der Glockenton ist zu einem konditionierten Reiz, zu einem Signal geworden, der jetzt eine konditionierte Reaktion (Speichelfluß) auslösen kann.

Nach dem Modell des klassischen Konditionierens können also ehemals neutrale Reize durch zeitliche Kopplung mit anderen, unkonditionierten Reizen in der Weise Signalcharakter erhalten, daß sie auch alleine jene Reaktion auslösen, die ursprünglich nur durch die unkonditionierten Reize erfolgte.

Das Sirenengeheul, durch Kopplung mit dem Geräusch eines Bombenangriffs zu einem konditionierten Reiz geworden, löst noch heute bei Menschen, die während des Kriegs entsprechende Lernerfahrungen machen mußten, Angst aus. Angst ist in diesem Falle eine konditionierte Reaktion auf das Sirenensignal.

- Eine konditionierte Reaktion ist umso *stärker* ausgeprägt, je *häufiger* konditionierter und unkonditionierter Reiz gekoppelt werden.
- Die konditionierte Reaktion wird zunehmend *gelöscht,* je häufiger der konditionierte Reiz ohne den unkonditionierten dargeboten wird.
- Unter einer *Reizgeneralisierung* wird die Tendenz verstanden, daß die konditionierte Reaktion nicht nur durch den bestimmten konditionierten Reiz, sondern ebenfalls durch relativ ähnliche Reize ausgelöst werden kann.

b) Das Lernen am Erfolg

Während das Lernen von Signalen *unabhängig* vom Verhalten des Organismus erfolgt (passives Lernen) und sich zumeist auf Reaktionen bezieht, die vom autonomen Nervensystem gesteuert werden (Speichelfluß, Angst, Herzfrequenz etc.), bestimmt beim Lernen am Erfolg, auch *operantes* Konditionieren genannt, die Konsequenz, die auf ein aktives Verhalten des Organismus hin erfolgt, ob jenes Verhalten beibehalten wird oder nicht.

In der Praxis wird das Prinzip des operanten Konditionierens seit jeher von Eltern und Lehrern angewendet, wenn sie auf Belohnung, Lob, Strafe und Tadel zurückgreifen, um kindliches Verhalten zu modifizieren.

Belohnung, Lob, Strafe und Tadel sind Konsequenzen, die einem bestimmten Verhalten folgen. Dabei kann von folgender Regel ausgegangen werden:

- Belohnende Konsequenzen festigen ein Verhalten.
- Nicht-belohnende Konsequenzen löschen ein Verhalten.
- Bestrafende Konsequenzen unterdrücken (zeitweilig) ein Verhalten.

Ob ein bestimmtes Verhalten aufrechterhalten wird, hängt also entscheidend von den Konsequenzen ab. Dabei hat sich gezeigt, daß es nicht notwendig ist, daß ein bestimmtes Verhalten systematisch immer dann belohnt wird, wenn es auftritt. Sog. intermittierende (gelegentliche) Belohnung stabilisiert ein Verhalten wirkungsvoller, was sich daran erkennen läßt, daß die Löschung geringer ist, wenn die belohnenden Konsequenzen gänzlich fortfallen.

Zwischen nicht-belohnenden und bestrafenden Konsequenzen besteht ein Unterschied. Während einerseits durch nicht-belohnende Konsequenzen ein Verhalten *gelöscht* wird, kommt es zumeist bei bestrafenden Konsequenzen zu einer zeitweiligen *Unterdrückung,* aber nicht zur Löschung des Verhaltens. Als Beispiel mag die Regelung des Straßenverkehrs angeführt werden, deren Einhaltung durch bestrafende Konsequenzen erreicht werden soll. Bei vielen Autofahrern wird das unerwünschte Verhalten (schnell fahren) nur unterdrückt, wenn die bestrafende Instanz (Polizei) anwesend ist, das unerwünschte Verhalten ist aber dadurch nicht gelöscht.

Belohnende Konsequenzen können sich auch dadurch ergeben, daß negative Konsequenzen entfallen. Umgekehrt gilt, daß der Entzug einer positiven Konsequenz bestrafenden Charakter hat. Somit ergeben sich folgende Kombinationen:

- Belohnende Konsequenzen: a) Belohnung,
  b) Fortfall von Bestrafung.
- Bestrafende Konsequenzen: a) Bestrafung,
  b) Entzug von Belohnung.

Gerade das Eßverhalten des Adipösen, der sein Gewicht reduzieren
möchte, stellt ein typisches Beispiel dar, in welcher Weise ein Verhalten (Kuchen essen) von belohnenden und gleichzeitig bestrafenden
Konsequenzen konflikthaft begleitet sein kann und so zu einem ambivalenten Verhalten disponiert.

Verhalten	Konsequenzen	
Verzicht auf	zunächst:	Bestrafung (Hunger)
Kuchen	oder:	Entzug von Belohnung (Geschmack)
	später:	Belohnung (Gewichtsreduktion)
	oder:	Fortfall von Bestrafung (keine Gewichtszunahme)
Kuchen essen	zunächst:	Belohnung (Geschmack)
	oder:	Fortfall von Bestrafung (Hunger)
	später:	Bestrafung (Gewichtszunahme) Entzug von Belohnung (keine Gewichtsreduktion)

Dieses Schema zeigt, daß eine Verhaltensentscheidung nicht nur von
der Art der Konsequenz abhängt, sondern im Konfliktfalle besonders
auch durch die zeitliche Abfolge der Konsequenzen (Kontingenzverhältnisse) bestimmt sein kann. Auf diesen Punkt wird in Kap. 9.2.2e
eingegangen.

c) Lernen durch Beobachtung

Wenngleich auch für das menschliche Eßverhalten die Prinzipien des
klassischen und operanten Konditionierens wichtige Erklärungsmo-
delle sind, so soll dennoch kurz auf eine weitere Lernmodalität hingewiesen werden, die für das Verhalten insgesamt eine bedeutende
Rolle spielt: Das Lernen durch *Nachahmung*.
Das Erlernen so komplexer Vorgänge wie der Sprache wäre sicher
nach dem Muster des Lernens am Erfolg extrem aufwendig, und das
Erlernen komplizierter Bewegungs- und Steuerungsabläufe, wie das
Autofahren, extrem gefährlich.

Das Lernen durch Beobachtung ist auch als *stellvertretendes* Lernen oder als „Ohne-Versuch-Lernen" (MEYER u. CHESSER, 1971) bezeichnet worden, weil durchaus komplizierte Abläufe oder Verhaltensmuster durch Beobachtung von Modellpersonen insgesamt übernommen werden können. In vielen Studien konnte BANDURA (1965) zeigen, daß die beobachtbaren Konsequenzen, die ein dargestelltes Verhaltensmodell erhält, bestimmen, zu welchem Ausmaß dies Modellverhalten übernommen wird. Belohnende Konsequenzen für die Modellperson erhöhen die Übernahme dieses Verhaltens durch den Beobachter. Umgekehrtes gilt für bestrafende Konsequenzen.

Sicher ist die Nahrungsaufnahme ein wirkungsvoller Verstärker, weil sie Hunger vermeidet oder beseitigt und positive geschmackliche Erlebnisse stimuliert. Doch gerade bei der Formung von Eßgewohnheiten, der Ausprägung von Geschmackspräferenzen, der Zuordnung des emotionalen Stellenwertes von Essen überhaupt, muß an die Möglichkeit des Beobachtungslernens gedacht werden, bei dem die Eltern zumeist jahrelang die Möglichkeit haben, täglich als Modellpersonen für ihre Kinder stellvertretendes Lernen zu fördern. Die schon angesprochene familiäre Häufung der Adipositas wäre wahrscheinlich ohne die Möglichkeit des Lernens am Modell, des Lernens durch Beobachtung, nicht in der Weise gegeben.

9.2.2 *Eine grundlegende Verhaltensformel*

Angesichts so komplexer menschlicher Leistungen wie die Komposition einer Symphonie, der Landung auf dem Mond oder auch das soziale Verhalten in einer Gruppe erscheinen die aufgeführten Lernprinzipien trivial und unangemessen, sollten sie die Entstehung dieser Verhaltensweisen erklären.

Zunächst muß dieser Eindruck natürlich durch die überaus knappe Darstellung dieser Lernprinzipien erweckt werden. Darüber hinaus jedoch sollte auch gesehen werden, daß die Lerntheorien aufgrund verhältnismäßig einfach strukturierter Tierexperimente und Laborstudien mit Versuchspersonen entwickelt worden sind, da die komplexen menschlichen Verhaltensweisen einer systematischen wissenschaftlichen Analyse zunächst nicht unterzogen werden können.

Einige Theoretiker vertreten die Auffassung, daß sich komplexe

Lernvorgänge als Folge der gleichzeitigen und in Wechselwirkung
stehenden einfachen Vorgänge herausbilden. Dabei wird angenommen, daß auch innere Vorgänge (verdecktes Verhalten), wie Denken
und Gefühle, denselben Prinzipien des Lernens unterliegen.

Dagegen steht die Auffassung, daß Konditionierungsprozesse beim
menschlichen Verhalten zwar eine gewisse Rolle spielen, daß sie jedoch nicht den gesamten Bereich des Lernens abdecken können.

Da hier primär das menschliche Eßverhalten im Vordergrund steht,
soll die Ansicht vertreten werden, daß für diese Modalität des
menschlichen Verhaltens Konditionierungsprozesse eine ausschlaggebende Rolle spielen und deren Kenntnis gewinnbringend zur Modifikation des Eßverhaltens eingesetzt werden kann.

KANFER u. PHILLIPS (1975) haben eine Verhaltensformel entwickelt,
die sich als brauchbares Modell zum Verständnis der Verhaltensdeterminanten erwiesen hat. Bei aller Vereinfachung kann dieser Verhaltensformel angerechnet werden, daß menschliches Verhalten
nicht als einfache Reiz-Reaktions-Kette definiert wird, sondern daß
z. B. auch die biologische Ausstattung des Organismus berücksichtigt
wird.

Das menschliche Verhalten wird als zentrale Einheit gesehen, wobei
vorausgehende und *nachfolgende* Bedingungen die bestimmenden
Faktoren darstellen:

$$S - O - R - KV - K$$

S Vorausgehende Stimulation,
O Biologische Ausstattung des Organismus,
R Reaktionsrepertoire (Verhalten),
KV Kontingenzverhältnisse,
K Konsequenz.

Die S-O-R-Sequenz zielt auf das Modell des klassischen Konditionierens ab, auf das Lernen von Signalen, die eine bestimmte Reaktion auslösen, während die R-KV-K-Sequenz das Lernen am Erfolg
berücksichtigt, in dem bestimmte Konsequenzen eine Reaktion stabilisieren bzw. unterdrücken.

Besondere Berücksichtigung findet die biologische Ausstattung des
Organismus, die als Variable *zwischen* eine Reiz-Reaktions-Verbin-
dung gesetzt wird. Daneben kommt den Kontingenzverhältnissen als
Variable zwischen der Reaktions-Konsequenz-Kette eine wichtige

154

Bedeutung zu. Beide zusätzlich eingeführten Variablen haben auch gerade beim Eßverhalten eine wichtige modifizierende Funktion.

a) Die Reaktion

Eine Reaktion kann entsprechend der Verhaltensformel durch eine vorausgehende Stimulierung oder durch nachfolgende Konsequenzen auftreten. Es erscheint nützlich, bezüglich dieses Gesichtspunkts die Reaktionen zu unterscheiden: eine Reaktion als *Antwort* auf einen Reiz hin wird als *respondentes,* jene Reaktion als *Mittel* zur Erlangung einer bestimmten Konsequenz als *operantes* Verhalten bezeichnet.

Eine Verhaltensmodifikation wird also darauf abzielen, einen Respondenten durch Veränderung der *vorausgehenden* Stimulusbedingungen, einen Operanten durch Veränderung der *nachfolgenden* Konsequenzen zu beeinflussen.

- Für respondentes Verhalten eignet sich Reizkontrolle.
- Für operantes Verhalten eignet sich Konsequenzkontrolle.

b) Vorausgehende Stimulation

Eine scharfe Trennung innerhalb dieser Verhaltensformel nach klassischem und operantem Konditionieren erscheint insofern künstlich, da sie den Stimulusbedingungen für die operanten Reaktionen keine Bedeutung zumißt, da diese ausschließlich in Abhängigkeit der nachfolgenden Konsequenzen gesehen werden. Daher muß eine Erweiterung vorgenommen werden: Die situativen Bedingungen, unter denen eine bestimmte Reaktion belohnende Konsequenzen nach sich zieht, können zu *diskriminativen Stimuli* werden. Insofern können auch situative Bedingungen eine Signalbedeutung dafür haben, ob eine Reaktion zu der beabsichtigten Konsequenz führt. Situative Bedingungen sind daher auch für operant konditionierte Reaktionen wichtig.

Der Gesichtsausdruck der Mutter kann für ein Kind ein solches diskriminatives Signal sein, welches darüber informiert, ob der Griff in die Bonbonschale die erwünschte belohnende Konsequenz nach sich zieht. Situative Reize erhalten in der Abfolge bestimmter Reaktions-Konsequenz-Verbindungen Signalcharakter, d. h. sie informieren durch *Antizipation* über die Verstärkungswahrscheinlichkeit einer potentiellen Reaktion (KANFER u. PHILLIPS, 1975).

Auch die Anwesenheit einer Ernährungsberaterin während einer Befragung kann ein diskriminativer Stimulus sein. Ein adipöser Proband wird auf Befragen möglicherweise angeben, daß er durchaus Roggenbrot esse, um so mit größerer Wahrscheinlichkeit eine belohnende Konsequenz zu erhalten. Entfällt dieser diskriminative Stimulus wie am häuslichen Frühstückstisch, so legt sich der gleiche Proband durchaus Weißbrot auf den Teller, weil z. B. wegen der persönlichen Geschmackspräferenz für Weißbrot in dieser Situation eine belohnende Konsequenz (guter Geschmack) erwartet wird.

c) Der Organismus

Ein volles Verständnis der Nahrungsaufnahme und der Adipositas setzt nicht nur ein Wissen um die komplexen Reaktionsketten, um Stimuluskontrolle und Verstärker voraus, die ein Bestandteil des Eßverhaltens sind, sondern ebenfalls ein Wissen um die genetischen, physiologischen, neurologischen, biochemischen und mechanischen Variablen, die beim Nahrungskonsum und bei der Verwandlung von Nahrung in Energie eine Rolle spielen (KANFER u. PHILLIPS, 1970). Damit ist angesprochen, daß nicht von überindividuell konstanten Reiz-Reaktions-Ketten auszugehen ist, sondern daß organismische Variablen als intervenierende (vermittelnde) Größen besondere Bedeutung für das Zustandekommen bestimmter Reiz-Reaktions-Verbindungen haben. Alter, Geschlecht, Krankheiten, konstitutionelle Faktoren, Fettgewebszellularität, Grund- und Bewegungsumsatz, Medikamenteneinnahme etc. wären Faktoren, die die Reaktion eines Individuums auf Stimulation durch die Umwelt spezifizieren können.

Auch Externalität, die entsprechend der Auffassung von NISBETT (1972) ein Kennzeichen deprivierter Organismen ist, wäre eine solche organismische Variable, die die Ausbildung von Reiz-Reaktions-Ketten bestimmt; ebenso wie der von EYSENCK (1960) postulierte Effekt der leichteren Konditionierbarkeit bestimmter Personen.

156

Die besondere Wichtigkeit der nachfolgenden Konsequenzen für die Stabilisierung bzw. Löschung eines Verhaltens wurde schon betont. Eine Definition dessen, was als belohnende bzw. bestrafende Konsequenz anzusehen ist, bereitet jedoch Schwierigkeiten.

Die Bekanntgabe, daß einer adipösen Patientin nach Gewichtsreduktion nun schon die Konfektionsgröße 56 paßt, kann in einer Therapiegruppe für diese Patientin eine belohnende Konsequenz sein, während die gleiche Angabe der Konfektionsgröße bei einer Verkäuferin eines Bekleidungsgeschäftes als negative Konsequenz erlebt wird.

Sehr ähnliche Ereignisse können also von einer Person in Abhängigkeit (diskriminativer) Situationen alternativ bewertet werden. Gleiche Ereignisse können von unterschiedlichen Personen aber ebenfalls gegensätzlich bewertet werden. So erlebt eine Patientin eine Gewichtsreduktion um 5 kg als belohnendes Ereignis, während eine andere Patientin den gleichen Effekt (immer noch) als Mißerfolg definiert, weil sie sich vielleicht eine Gewichtsabnahme um 20 kg vorgenommen hatte.

Daher muß gelten, daß die Bewertung einer Konsequenz ausschließlich durch das betreffende Individuum selbst erfolgen muß, nicht aber durch einen Therapeuten.

Um dieser subjektiven Bewertung der Konsequenzen zu entgehen, wird in der Lernpsychologie dann von einer *belohnenden* Konsequenz gesprochen, wenn das auf diese Weise belohnte Verhalten in der Folge zunehmend *häufiger* wird. Auf die Diskussion, inwieweit hier ein Kreisschluß vorliegt, wird verzichtet.

Für die therapeutische Praxis muß sichergestellt werden, daß die funktionelle Qualität einer Konsequenz durch den Patienten selbst bestimmt wird.

Ein weiterer wichtiger Punkt für die therapeutische Praxis ist die Häufigkeit, mit der Konsequenzen auf ein Verhalten erfolgen sollen. Zwischen konjugierter und episodischer Verstärkung kann unterschieden werden.

- *Konjugierte* Verstärkung besteht dann, wenn *jede* Reaktion in einer ganzen Verhaltenskette verstärkt wird.
- *Episodische* Verstärkung besteht dann, wenn nach einer langen Verhaltenssequenz ein *bestimmtes Resultat* verstärkt wird.

Eine tägliche Gewichtsreduktion, auch nur um wenige Gramm, zu belohnen, käme einer konjugierten Verstärkung, die Erreichung des Zielgewichts nach Wochen zu belohnen, käme einer episodischen Verstärkung nach.

Da konjugierte Verstärkung auch die *Mittel*, mit denen ein Verhalten erzielt wird, stabilisiert, eine episodische Verstärkung jedoch mehr das *Endresultat* bekräftigt, eignet sich für die Adipositastherapie mehr die konjugierte Verstärkung, also eine sehr häufige und bei kleinen Erfolgen einsetzende Belohnung. Die Erreichung des Zielgewichts ist zumeist ohnehin mit sozialer Anerkennung verbunden, während die Mittel, dieses Ziel zu erreichen, normalerweise nicht regelmäßig verstärkt werden.

Abschließend soll die Möglichkeit der Verhaltensausformung („shaping behavior") angesprochen werden. Wenn als therapeutische Zielvorstellung ein Verhalten definiert wird, welches in seiner Ganzzeit „nicht von heute auf morgen" vom Probanden zu realisieren ist, dann werden alle *Annäherungen* auf dieses Zielverhalten hin schon verstärkt.

Die Zielvorstellung für einen adipösen Patienten, der seit Jahren abends 4 Flaschen Bier trinkt und so etwa 1000 „überflüssige" Kalorien aufnimmt, *ab sofort* kein Bier mehr zu trinken (was natürlich therapeutisch erwünscht wäre), ist sicher unrealistisch und kann, da sie mit großer Wahrscheinlichkeit *nicht* durchgehalten wird, auch *nicht* belohnt werden.

Gemäß des Lernparadigmas werden aber nur solche Verhaltensweisen zunehmend häufiger, die verstärkt werden. Damit muß gewährleistet sein, daß ein zu verstärkendes Verhalten überhaupt realisiert werden kann. In dem Falle des Biertrinkers wäre die Methode der Verhaltensausformung angebracht, in dem Reaktionen auf die Zielvorstellungen hin schon belohnt werden, also z. B. statt 4 „große" Flaschen Bier zunächst 4 „kleine" Flaschen Bier zu trinken, oder ein Teil des Biers durch eine Mischung mit kalorienarmer Limonade (als „Alsterwasser") zu trinken etc.

Die zwischen Patient und Therapeut vereinbarten belohnenden Konsequenzen müssen selbstverständlich der Forderung nahekommen, daß sie vom Patienten selbst auch als „Belohner" erlebt werden. Für die Praxis nützlich haben sich sog. *sekundäre* Verstärker erwiesen. Während Getränke und Nahrungsmittel als *primäre* Verstärker be-

158

zeichnet werden, sind Geld, Gutscheine, Spielmarken beispielhaft als sekundäre Verstärker einzusetzen, deren Vorteil darin liegt, das Verhalten schon dann zu beeinflussen, bevor die primären Verstärker wirksam werden. Die auch unter dem Begriff „token economy" bekanntgewordene Technik verwendet Spielmarken als belohnende Konsequenzen, die sehr rasch auf ein erwünschtes Verhalten hin ausgegeben werden. Durch Vereinbarung mit dem Patienten (10 gesammelte Spielmarken stehen für einen Theaterbesuch) erhalten die Spielmarken „symbolisch belohnende Wirkung", umgekehrtes gilt für den Entzug der Marken.

e) Kontingenzverhältnisse

Unter Kontingenzverhältnissen wird die Anordnung verstanden, die die Abfolge von Reaktion und Konsequenzen beschreibt, wie es auch durch Verstärkerpläne festgehalten ist.
Neben Aspekten einer konstanten, konjugierten, intermittierenden oder episodischen Verstärkung geht auch die *Distanz* zwischen Reaktion und Konsequenz mit ein. Dabei kann die Distanz real einem Zeitintervall bis zum Eintreffen der Konsequenz entsprechen, sie kann aber auch auf einer *psychischen* (emotionalen) Distanzskala gedacht werden.
Der besorgte Therapeut, der einen adipösen Patienten eindringlich auf dessen erhöhtes Morbiditätsrisiko hinweist, benutzt lerntheoretisch stringent die bestrafende Konsequenz einer möglichen Erkrankung, um das Eßverhalten zu verändern. Doch vielfältige Erfahrung zeigt, daß mit diesem Vorgehen selten erfolgreiche Verhaltensmodifikation erreicht wird. Wenngleich auch die Konsequenz individuell als bestrafend empfunden wird, so liegen dennoch ungünstige Kontingenzverhältnisse vor, so daß diese Konsequenz nicht verhaltensverändernd wirken muß. In Abb. 19 wird ein Schema dargestellt, welches das Zusammenwirken zwischen zeitbezogenen Kontingenzverhältnissen und Konsequenzen darzustellen versucht.
Verhaltensbestimmend sind:

● Die Intensität der Konsequenz
● Die reale oder antizipierte Distanz zur Konsequenz

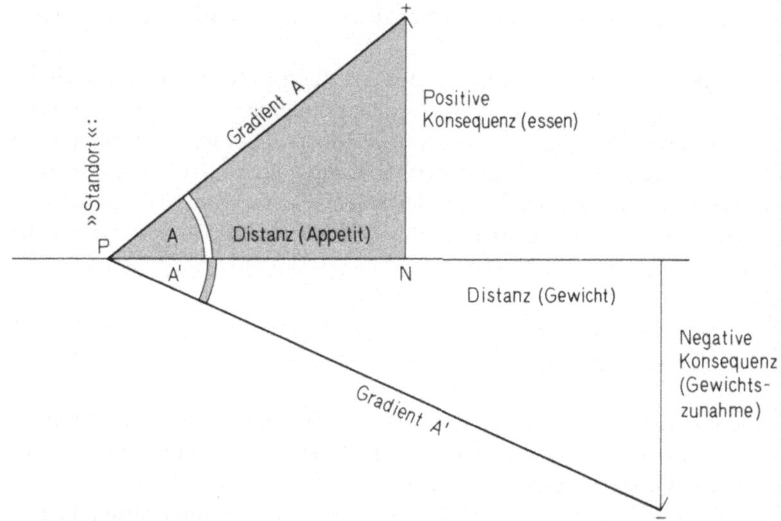

Abb. 19. Zusammenhang zwischen Bewertung der Konsequenz und den Kontingenzverhältnissen. Verhaltensbestimmend ist die Steigung des Gradienten A bzw. A' (oder die Größe des Winkels), die sich als Resultante aus der Bewertung der Konsequenz (Länge des Pfeils) und der subjektiven Distanz zum Eintreffen dieser Konsequenz ergibt

Im Schema ist die Intensität durch die Länge des Pfeiles, die Qualität der Konsequenz durch negatives bzw. positives Vorzeichen definiert. Das Distanzverhältnis ist als Abstand zwischen dem „psychischen" Standort der Person und dem Eintreffen der Konsequenz dargestellt. Es ist unmittelbar erkennbar, daß kurzfristig belohnende Konsequenzen, selbst von geringerer Intensität, bestrafende Konsequenzen in weiterer Distanz (Hinweis auf Krankheit oder Tod) trotz deren höherer Intensität übertreffen können.
Somit spiegelt dieses Schema die Erfahrungen wieder, daß mit intensiven langfristigen, bestrafenden Konsequenzen kaum Verhaltensänderungen zu erzielen sind. Essen, Trinken und Rauchen sind belohnende Konsequenzen, die wegen der Unmittelbarkeit in ihrer Wirkung kaum durch Hinweis auf die langfristig zu erwartende Schädigung zu kompensieren sind.

Dieses Schema gibt auch Hinweise dafür, wie verhaltenstherapeutische Maßnahmen sein sollten:

- Belohnende Konsequenzen, mit höherer Intensität als sie die Nahrungsaufnahme bietet, in möglichst geringer Distanz.
- Bestrafende Konsequenzen mit relativ hoher Intensität in möglichst geringer Distanz.

Auch die zuvor angesprochene Möglichkeit, *nicht-belohnende* Konsequenzen wegen ihrer verhaltenslöschenden Wirkung einzusetzen, ist bei der Nahrungsaufnahme fast nicht möglich, da die Nahrungsaufnahme selbst als problematisches Verhalten unmittelbar belohnenden Effekt hat.

Da die Distanz zur Konsequenz außer dem real zeitlichen Bezug auch als *psychische* Distanz aufzufassen ist, sollte an die Möglichkeit gedacht werden, durch intensive Vorstellung der zu erwartenden, bestrafenden Konsequenzen diese Distanz erlebnismäßig zu verkürzen. So ist für die meisten Menschen ein möglicher Gewinn im Lottospiel in psychisch naher Distanz, während ein möglicher Verkehrsunfall in größerer Distanz erlebt wird. Die erlebte Distanz ist relativ unabhängig von den *objektiven* Eintretenswahrscheinlichkeiten.

Die Vermutung liegt nahe, daß sich latent adipöse Personen eine zu erwartende Gewichtszunahme, das erhöhte Morbiditätsrisiko etc. intensiver und bedrohlicher vorstellen, so daß durch die psychische Distanzverkürzung günstigere Kontingenzverhältnisse erreicht werden, die die belohnenden Konsequenzen der Nahrungsaufnahme kompensieren.

9.2.3 Das Konzept der Selbstkontrolle

Unter dem Begriff der *Selbstkontrolle* wird die Möglichkeit verstanden, daß eine Person in jenen konflikthaften Konsequenzverhältnissen die langfristig belohnenden Konsequenzen wählen kann, wobei kurzfristig auf Belohnung (angenehmer Geschmack) oder den Fortfall von Bestrafung (Hungergefühl) verzichtet wird (Prinzip des Belohnungsaufschubs). Da schon gesagt wurde, daß weder die Intensität einer Konsequenz, noch die Kontingenzverhältnisse objektiv festgelegte Parameter sind, sondern durch die subjektive Bewertung definiert werden, sind Methoden vorstellbar, die die erlebnisgebundenen Valenzen dieser Parameter verändern. Eine Möglichkeit bietet das von KANFER (1971) beschriebene Drei-Stufen-Modell zur Selbstkontrolle.

- Selbstbeobachtung,
- Selbstbewertung,
- Selbstbelohnung.

Die Phase der Selbstbeobachtung informiert den Patienten im Sinne der Verhaltensformel über sein respondentes bzw. operantes Verhalten, gibt ihm kognitive Anhaltspunkte über die Energiezufuhr (Kalorien errechnen) und über situative Stimuli, die sein Verhalten beeinflussen. Dadurch wird er in die Lage versetzt, sein Verhalten zu bewerten, er muß häufiger abwägen, ob er bei gegebenen konflikthaften Konsequenzverhältnissen auf kurzfristige oder langfristige Belohnung abhebt. Diese Entscheidungen, die zunehmend häufiger werden, ermöglichen dann, je nach ihrem Ausgang, sich selbst zu bekräftigen.

Weitere Maßnahmen, die eine effektive Selbstkontrolle ermöglichen, werden im folgenden dargestellt. Diese Techniken unterscheiden sich von den üblichen Ermahnungen, der moralischen Überzeugung und den Appellen an die Willenskraft des Patienten insofern, als sie den Patienten in die Verhaltensanalyse und bestimmte Techniken einführen, die ihn befähigen sollen, eben jene Ziele zu verwirklichen, auf die die wohlgemeinten Ratschläge abzielen.

9.2.4 Zusammenfassende Bemerkung

Für die Adipositastherapie ergeben sich einige allgemeine Grundsätze, die aus der Verhaltensformel ableitbar sind: Das problematische Eßverhalten wird entweder als respondentes und/oder operantes Verhalten aktuell stabilisiert. Daher kann es auch nur durch augenblicklich wirksame Variablen beeinflußt werden. Ein Verständnis seiner Entstehungsgeschichte sowie eine Zukunftsinterpolation hinsichtlich möglicher Folgen dieses Verhaltens geben keinen Aufschluß über die momentanen Stimulus-Konsequenz-Bedingungen.

Eine wirksame Verhaltensmodifikation muß sich daher in der Gegenwart auf Stimuluskontrolle oder Konsequenzvariation beziehen, wobei wesentlich die momentane Struktur des Organismus sowie die Kontingenzverhältnisse zu beachten sind.

Die gegenwärtige Bestandsaufnahme der Faktoren, die das problematische Eßverhalten stabilisieren, geschieht in der Verhaltensanalyse. Diese wiederum ist Grundlage des Behandlungsplanes, der einerseits Veränderungen der *intra*personalen Verhaltensketten und andererseits Veränderungen in der *Umwelt* des Patienten zur Unterbrechung dieser Verhaltenskette einbeziehen kann. Der Patient ist daran aktiv zu beteiligen. Er muß Möglichkeiten erfahren, durch verstärkte Selbstkontrolle sein eigenes Verhalten beeinflussen zu können.

Da — im Gegensatz zu anderen problematischen Verhaltensweisen — beim Eßverhalten gewisse Ähnlichkeiten zwischen adipösen Probandengruppen vorhanden sind, wurde versucht, bestimmte Behandlungstechniken zu standardisieren (Breitbandverfahren) und diese an größeren Patientengruppen zu erproben. Über die Art der angewendeten Maßnahmen und ihre therapeutische Wirksamkeit wird im nächsten Kapitel berichtet.

9.3 Überblick über verhaltenstherapeutische Studien

9.3.1 Beschreibung der Behandlungstechniken

Zur Zeit liegen etwa 80 Erfahrungsberichte mit verhaltenstherapeutischen Methoden zur Modifikation des Eßverhaltens vor. Entsprechend der Technik, die hauptsächlich angewendet wurde, lassen sich die Studien einteilen in:

- Aversionstherapie,
- Verdeckte Sensibilisierung,
- Fremdkontrolle, Therapeuten-Verstärkung,
- Selbstkontrolltechniken.

Häufig werden auch verschiedene Techniken in einer Studie in Kombination überprüft. Weiterhin können Einteilungen nach organisatorischen Prinzipien vorgenommen werden:

- Einzelbehandlung,
- Gruppenbehandlung.

Auch der Kontakt zum Therapeuten ist verschiedentlich variiert worden:

- „Ferntherapie" (Instruktionen per Buch, Brief),
- Direkter Patient-Therapeut-Kontakt.

a) Aversionstherapie

Die Aversionstherapie wendet das Lernprinzip des klassischen Konditionierens an, in dem begehrte, aber hochkalorische Nahrungsmittel entweder mit leichten Elektroschocks (MEYER u. CRISP, 1964; STOLLAK, 1967; WIJESINGHE, 1973), dem Rauch von Zigaretten (MORGANSTERN, 1974), oder unangenehmen Gerüchen (FOREYT u. KENNEDY, 1971; KENNEDY u. FOREYT, 1968) gekoppelt werden. Die aversiven Stimuli werden als unkonditionierte Reize (unangenehmer Geruch) verwendet, so daß sich entsprechend dem Lernparadigma die unkonditionierte Reaktion (Übelkeit) als konditionierte Reaktion auf den konditionierten Reiz (Nahrungsmittel) ausprägt.
Wenngleich einige Studien im Einzelfall eine therapeutische Effizienz der Aversionsmethode nachweisen, gelingt es in der Regel nicht, diesen Erfolg auch bei größeren Gruppen als spezifisch für die Aversionstherapie nachzuweisen (STOLLAK, 1967). Kap. 9.3.2 führt jene Studien und den festgestellten Erfolg auf, die mit Aversionstechniken gearbeitet haben. Insgesamt kann die Effektivität als gering bezeichnet werden. Darüber hinaus sind diese Techniken zumeist schwierig anzuwenden, möglicherweise schmerzhaft oder angsterzeugend für den Patienten und unangenehm für den Therapeuten. Aversionstechniken zur Behandlung der Adipositas können daher nicht zur *allgemeinen* Anwendung empfohlen werden (FROHWIRTH, 1977). Ihr Einsatz wird sich in Kombination mit anderen Methoden höchstens dann rechtfertigen lassen, wenn ein Patient eine ausgeprägte Präferenz für ganz bestimmte problematische Nahrungsmittel hat (übergewichtiger Diabetiker, der überwiegend Bonbons und Schokolade ißt).

b) Verdeckte Sensibilisierung

Die Methode der verdeckten Sensibilisierung hat lerntheoretisch gewisse Ähnlichkeit mit der Aversionstechnik, in dem aversive mit angenehmen Reizen gekoppelt werden. Der Unterschied besteht allerdings darin, daß dieses Verfahren „verdeckt" durchgeführt wird, d. h. der Patient wird nur in der Vorstellung, nicht aber real, mit den angenehmen und unangenehmen Reizen konfrontiert. Diese Technik geht auf CAUTELA (1966) zurück, der diese Methode zur Behandlung problematischen Verhaltens, auch des Eßverhaltens, entwickelt hat.

Der Patient wird in einen Zustand der Entspannung versetzt, dann soll er eine Vermeidungsreaktion entwickeln, indem er sich den unerwünschten Stimulus (Essen) gleichzeitig mit einem aversiven Reiz (Erbrechen) vorstellt.

Bislang scheint es nicht methodisch überzeugend zu gelingen, einen möglichen Behandlungserfolg mit dieser Methode kausal auf die verdeckte Sensibilisierung zurückzuführen. So verglichen FOREYT u. HAGEN (1973) eine Behandlungsgruppe, die ähnlichen Sensibilisierungsmaßnahmen unterzogen wurden wie die Klienten von HARRIS (1969), JANDA u. RIMM (1972) sowie MANNO u. MARSTON (1972), mit einer Gruppe von Patienten, die in der Sensibilisierungsphase *angenehme* Reize mit Nahrungsmitteln und Essen koppelten (Placebo-Behandlung). Darüber hinaus beobachteten sie eine unbehandelte Kontrollgruppe. Die Autoren fanden keinen Unterschied zwischen den 3 Gruppen im Gewichtsverlust (alle Probanden nahmen zwischen 2 und 4 kg ab); während beide Behandlungsgruppen jedoch eine Abnahme der Präferenz für beliebte Nahrungsmittel angaben, zeigte sich bei der Kontrollgruppe diese Tendenz nicht.

Die Autoren schließen nach ihren Ergebnissen nicht aus, daß Gewichtsveränderungen nach verdeckter Sensibilisierung ebenso als das Resultat von Suggestion und Aufmerksamkeitslenkung interpretiert werden können (FOREYT u. HAGEN, 1973).

Die in Kap. 9.3.2 summarisch dargestellten Ergebnisse der verdeckten Sensibilisierung fördern auch nicht gerade einen therapeutischen Optimismus, in dieser Methode allein eine brauchbare Technik für die Adipositastherapie zu sehen.

c) Fremdkontrolle

Diese Techniken basieren wesentlich auf den Lernprinzipien des operanten Konditionierens, in dem durch Vereinbarung zwischen dem Therapeuten und dem Patienten (Verträge, „contract management") bestimmte Belohnungen oder Bestrafungen für festgelegte Ereignisse (z. B. Gewichtsverlust) definiert werden. Viele Studien berichten von einem eindrucksvollen Gewichtsverlust, doch sollte gesehen werden, daß die Anwendung der Fremdkontrolltechnik zumeist stationär (oder in einem überschaubaren Rahmen während eines Ferienlagers) vorgenommen wurde (BERNARD, 1968; UPPER u. NEWTON, 1971; KLEIN et al., 1972; MOORE u. CRUM, 1969; FOXX, 1972; HARMATZ u. LAPUC, 1968; FOREYT u. PARKS, 1975; DINOFF et al., 1972).

Auf ein weiteres Problem weist FOREYT (1977) hin: Diese Techniken belohnen häufig den Gewichtsverlust oder bestrafen eine Zunahme, doch der Patient lernt nicht, *wie* er möglichst effektiv eine Gewichtsabnahme durchführen kann. So berichtet MANN (1972) aus seiner Erfahrung mit Fremdkontrolltechniken, daß manche Patienten extreme Mittel (totales Fasten) benutzen, um gelegentlich schnell Gewicht zu reduzieren, damit Bestrafungen ausbleiben und Belohnungen wahrscheinlich werden. Durch diese Verstärkungstechnik wird ein Umlernen des Eßverhaltens nicht gefördert.

Die generelle Frage, wie groß die Langzeiteffektivität der Fremdkontrollmaßnahmen ist, bleibt in den Studien zumeist unbeantwortet, da „follow-up"-Perioden recht kurz sind. Dennoch scheinen Techniken der Fremdkontrolle — zumindest unter stationären Bedingungen — in Verbindung mit diätetischen Maßnahmen gute Erfolge zu erzielen. Eine Zusammenstellung findet sich ebenfalls in Kap. 9.3.2.

d) Selbstkontrolltechniken

Die Interpretation der KANFERSchen Verhaltensformel (Kap. 9.2.2) hob deutlich darauf ab, daß weder die vorausgehenden Stimulusbedingungen noch die nachfolgenden Konsequenzverhältnisse *objektiv* zu bestimmen sind. Auch bei der Einschätzung der Kontingenzverhältnisse muß die subjektive Erlebensweise berücksichtigt werden.

Das menschliche Verhalten ist also in eine Bedingungs-Konsequenz-Kette eingebettet, deren Faktoren subjektiv definiert sind. Um diesen Gedanken Rechnung zu tragen, sind Selbstkontrolltechniken entwickelt worden, die im Sinne von methodischen Hilfen den Patienten anleiten, die für ihn spezifische Valenz der Bedingungskonstellation selbst zu erfahren (Selbstbeobachtung), sein Verhalten mit Zielvorstellungen zu vergleichen (Selbstbewertung) und anschließend selbst Konsequenzen zu erzeugen (Selbstbelohnung).

In Selbstkontroll-Programmen erlernt der Patient:

- Nahrungsaufnahme, Gewichtsverlauf und körperliche Bewegung zu beobachten (Protokoll anfertigen, Kalorienberechnung).
- Vorausgehende situative Bedingungen der Nahrungsaufnahme zu systematisieren (Verhaltensanalyse).
- Selbständig Zielvorstellungen für Nahrungsaufnahme, Gewichtsverlauf und Bewegung festzusetzen (Kalorienplanung, Gewichtskurven etc.).
- Reizkontrolle auszuüben, d. h. situative Bedingungen, die Essen oder Bewegungsmangel fördern, zu verändern (Einkaufsverhalten, Vorratshaltung).
- Selbstbelohnung für Zielannäherung (Belohnungssysteme, „token economy").
- Selbstbestrafung für Zielabweichung.
- Selbstinitiierte Verstärkung durch die Umwelt einzusetzen (soziale Belohnung), Vereinbarungen mit selbsternannten „Cotherapeuten").

Kap. 9.3.2 stellt die wesentlichen Studien zusammen, die mit Selbstkontrolltechniken gearbeitet haben. Die durchschnittliche Erfolgsbilanz ist positiver als die der zuvor dargestellten Behandlungstechniken. Allerdings sind die in der *klassischen* Arbeit von STUART (1967) dargestellten eindrucksvollen Ergebnisse nie mehr repliziert worden. STUART konnte selbst nach 12 Monaten „follow-up" bei 8 von 10 adipösen Patientinnen Gewichtsreduktionen zwischen 11,8 und 20,9 kg feststellen.

Eine Reihe von Untersuchungen haben sich der Frage gewidmet, ob die Selbstkontrolltechniken eine spezielle Effizienz haben oder ob auch hier möglicherweise allgemein überlagernde Bedingungen die Gewichtsabnahme fördern.

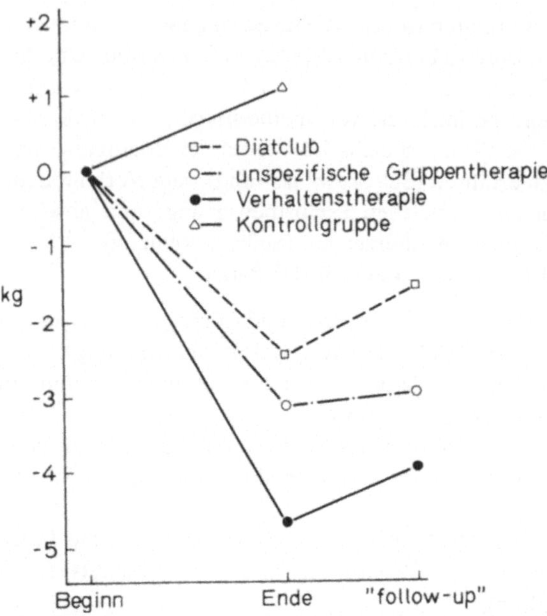

Abb. 20. Mittlerer Gewichtsverlust in Kilogramm während verschiedener Behandlungsbedingungen. Behandlungszeit betrug 12 Wochen. Die Nachkontrolle („follow-up") wurde nach 2 Monaten durchgeführt (nach WOLLERSHEIM, 1970)

WOLLERSHEIM (1970) verglich verhaltenstherapeutisch orientierte Verstärker- und Reizkontrolltechniken mit unspezifischer Psychotherapie, dem Einfluß von Erwartung und dem sozialen Druck der Gruppe, Gewicht zu reduzieren, mit einer nicht-behandelten Kontrollgruppe. Die Verhaltenstherapie erwies sich als erfolgreicher in der Gewichtsreduktion und ebenfalls erfolgreicher in der Minderung problematischen Eßverhaltens. Abb. 20 zeigt die Ergebnisse dieser häufig zitierten Therapiestudie. Relativ ähnliche Ergebnisse stellten auch PENICK et al. (1971), HARRIS (1969) sowie HARRIS u. HALL-BAUER (1973) fest.

Diese und weitere Studien sind auch in Kap. 9. 3. 2 zusammengestellt. Bei der Interpretation der Ergebnisse machen die recht unterschiedlichen hohen „dropout"-Quoten bei den „follow-up"-Messungen einige Schwierigkeiten. Weiterhin fällt auf, daß die Behandlungszeiten mitunter recht kurz sind. In keiner Studie wurde die Behandlung auf die Zeit *nach* Erreichung des Zielgewichts ausgedehnt. Dies erscheint unter verhaltenstherapeutischem Aspekt unverständlich, da sich dieses Behandlungskonzept als *eßverhaltens*bezogen und nicht primär *gewichts*bezogen versteht. Doch häufig wird in Selbstkontrollprogrammen die Gewichtsveränderung einbezogen. Dazu betont MAHONEY (1974), daß gerade in Selbstkontrollprogrammen die Veränderungen des *Verhaltens* verstärkt werden sollten, nicht aber *Gewichtsabnahmen*; diese stellen sich als zeitlich zu sehr verzögerte Folge des veränderten Eßverhaltens ein.

Einige Studien mit besonderen Kontrollgruppen (z. B. WOLLERS-HEIM, 1970; HAGEN, 1974) konnten zeigen, daß häufiges Wiegen und die Teilnahme an Gruppensitzungen die Bemühungen um Selbstkontrolle zwar verstärken können, daß diese Methoden jedoch alleine nicht ausreichen, um eine erfolgreiche Gewichtsabnahme zu sichern.

e) Behandlung in Gruppen

In STUARTS (1967) klassischer Untersuchung wurden 8 Patienten jeweils einzeln in durchschnittlich 26 Sitzungen von ½ Std. Dauer behandelt. Trotz der beeindruckenden Ergebnisse kann darin nicht die Methode der Wahl gesehen werden, das millionenfache Problem der Adipositas zu lösen. Unter organisatorischem Aspekt, aber auch im Hinblick auf die Effektivität stellt sich die Frage, ob die Behandlung von Gruppen nicht ebenfalls zu zufriedenstellenden Ergebnissen führen kann.

In Kap. 9.3.2 sind Erfahrungen mit Gruppen und die erzielten Resultate aufgelistet. Die dort genannten Autoren haben jeweils — in Analogie zur Einzelbehandlung — bestimmte Therapiemaßnahmen in *Gruppen* überprüft.

Darüber hinaus kommt aber jenen großen Organisationen besonderes Gewicht zu, die kommerziell oder als Selbsthilfegruppen organisiert, vielen tausend adipösen Mitgliedern eine Behandlung anbieten können.

Die größte amerikanische Selbsthilfegruppe TOPS („take off pounds sensibly") wurde 1947 gegründet und hatte schon 1972 mehr als

330000 Mitglieder (STUNKARD, 1974). Neben den TOPS-Gruppen wurden in den USA, ebenfalls als „non-profit"-Unternehmen, in enger Analogie zum Konzept der „Alcoholics Anonymous" bis 1976 schon etwa 2500 Gruppen der „Overeaters Anonymous" gegründet, bei denen nicht primär das Symptom des Übergewichts im Vordergrund steht, sondern das „compulsive overeating". Interessant ist bei diesen Gruppen, daß einem hohen Grad an emotionaler und religiöser Ideologisierung, der sich in 12 Regeln manifestiert, eine größere Bedeutung beigemessen wird als diätetischen Maßnahmen. Die kommerzielle Organisation der „Weight Watchers", die in den USA schon länger existierte, hat seit ihrer Gründung 1970 in der Bundesrepublik in den 8 folgenden Jahren etwa 180 Gruppen mit jeweils 25–80 Mitgliedern aufgebaut. Daneben treffen sich etwa 120 „Diätclubs", die zur gleichen Zeit von der Zeitschrift „Brigitte" gegründet wurden.

In England gab es schon 1975 neben den „Weight Watchers" mit 570 Gruppen etwa 450 Gruppen des „Slimming Magazine" und etwa 1040 Gruppen des „Silhouette Slimming Club" (ASHWELL u. GARROW, 1975).

Die Grundlage in allen diesen Organisationen zur Erreichung einer Gewichtsabnahme besteht prinzipiell in diätetischen Richtlinien, die neben einer Beschränkung der Gesamtkalorienzufuhr häufig auch bestimmte Nährstoffrelationen favorisieren. Verhaltenstherapeutische Anweisungen werden nicht systematisch gegeben, wenngleich eine Umstellung der Ernährungsgewohnheiten durch schriftlich fixierte Verhaltensregeln und Selbstkontrollmaßnahmen, wie die Protokollierung der Nahrungsaufnahme und Aufstellung von Speiseplänen, angestrebt wird.

Wichtiges Charakteristikum sind die wöchentlichen Zusammenkünfte, an denen zumeist die in der letzten Woche erreichte Gewichts*veränderung* bestimmt und öffentlich bekanntgegeben wird. Die nachfolgenden Gespräche werden durch die Gruppenmitglieder selbst wesentlich festgelegt. Die Gruppenleiter sind in der Regel keine ausgebildeten Therapeuten, sondern rekrutieren sich aus dem potentiellen Teilnehmerkreis. Sie erhalten häufig eine Kurzausbildung oder zusätzliche Informationen.

Unabhängige Untersuchungen zum Erfolg dieser organisierten Gruppen liegen nur vereinzelt vor. Schwierigkeiten für eine objektive Feststellung erbringen vor allem die sehr hohen Abbrecherraten und die damit verbundenen Fluktuationen der Teilnehmer in den Gruppen (VOLKMAR et al., 1981).

STUNKARD (1974) stellte bei TOPS-Gruppen in West Philadelphia fest, daß im Verlauf eines Jahres etwa 50% der Mitglieder ausschieden, nach 2 Jahren verblieben nur noch weniger als ein Drittel. Diese hohe Ausfallrate kann nicht dadurch erklärt werden, daß jene Personen ausscheiden, die einen zufriedenstellenden Gewichtsverlust erreicht haben. Eher das Gegenteil schien der Fall zu sein: Jene Mitglieder, die im ersten Jahr ausschieden, hatten nur 4,8 kg abgenommen, während die verbleibenden Personen 9,1 kg durchschnittlich abnahmen. Als Prädiktor für relativ lange Mitgliedschaft erwies sich das initiale Übergewicht: Je höher der Übergewichtsprozentsatz, um so länger die Mitgliedschaft.

Die Effektivität dieser Gruppenbetreuung beschreibt STUNKARD (1974) anschaulich an einer fiktiven durchschnittlichen Teilnehmerin des Jahres 1968: Sie ist eine 42 Jahre alte Frau und 85,3 kg, entsprechend ihrer Größe um 31,3 kg (58%) über ihrem „Idealgewicht". Sie verbleibt als Mitglied 16,5 Monate bei TOPS und reduziert ihr Gewicht um 6,8 kg.

Eine Effektivitätsuntersuchung der englischen Organisationen führten ASHWELL u. GARROW (1975) durch.
Jeweils 200 Mitglieder der 3 kommerziellen Organisationen „Weight Watchers" (WW), „Slimming Magazine/Slimming Clubs" (SM) und „Silhouette Slimming Clubs" (SIL) wurden angeschrieben. Von diesen 600 Frauen antworteten auf den Fragebogen 341 (entsprechend 56,8%). Die Mitglieder der WW gaben signifikant größere Gewichtsverluste (11,8 kg) an, als die der beiden anderen Organisationen (8,6 kg, SM; 7,3 kg, SIL). 136 Frauen, die mehr als 6,4 kg abgenommen und ihre Mitgliedschaft in den Organisationen aufgegeben hatten, erhielten einen „follow-up"-Brief. Dieser wurde von 68% beantwortet. Als Durchschnittswerte für die 3 Organisationen ergaben sich: 2,2% hatten weiter abgenommen; 10,9% hielten den Gewichtsverlust; 63% berichteten von einer Gewichtszunahme, die jedoch nicht den gesamten Gewichtsverlust kompensierte; 16,3% hatten wieder ihr Ausgangsgewicht und 7,6% mehr als ihr Ausgangsgewicht erreicht.

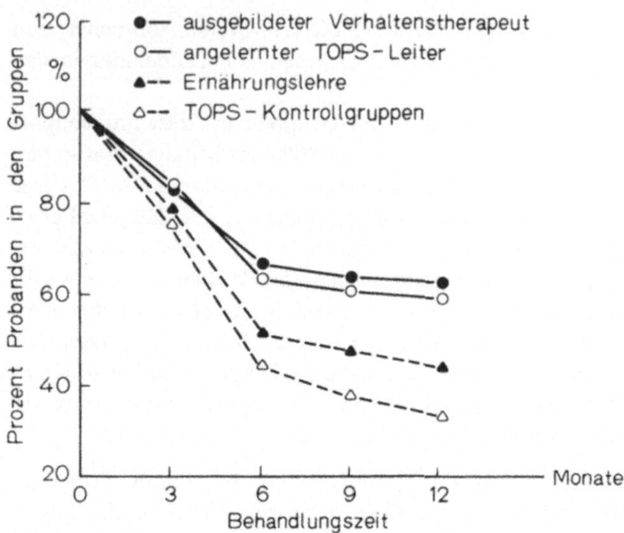

Abb. 21. Einfluß der Behandlungsmethode auf die Abbruchquote (nach LE-VITZ u. STUNKARD, 1974)

Da wahrscheinlich davon auszugehen ist, daß unter den 32% ehemaligen Mitgliedern der Gruppen, die *nicht* geantwortet haben, der Anteil an Mißerfolgen größer sein wird, können die mitgeteilten Resultate nur als eine bescheidene Erfolgsbilanz gewertet werden.

Einer Untersuchung von LEVITZ u. STUNKARD (1974) kommt daher besondere Bedeutung zu, weil die Autoren überprüften, wie die Effektivität solcher Gruppen verbessert werden kann. Bei 16 schon bestehenden TOPS-Gruppen wurden folgende Bedingungen für jeweils 4 Gruppen eingeführt:

● Die Gruppenleitung wurde von einem ausgebildeten Verhaltenstherapeuten übernommen.

● Die TOPS-Gruppenleiter wurden in 12 Sitzungen mit Prinzipien der *Verhaltenstherapie* vertraut gemacht.

● Die TOPS-Gruppenleiter erhielten zusätzliches Training in *Ernährungslehre.*

● Als *Kontrollen* liefen 4 TOPS-Gruppen unverändert weiter.

Die Überprüfung erstreckt sich über eine 3monatige Behandlungs-

172

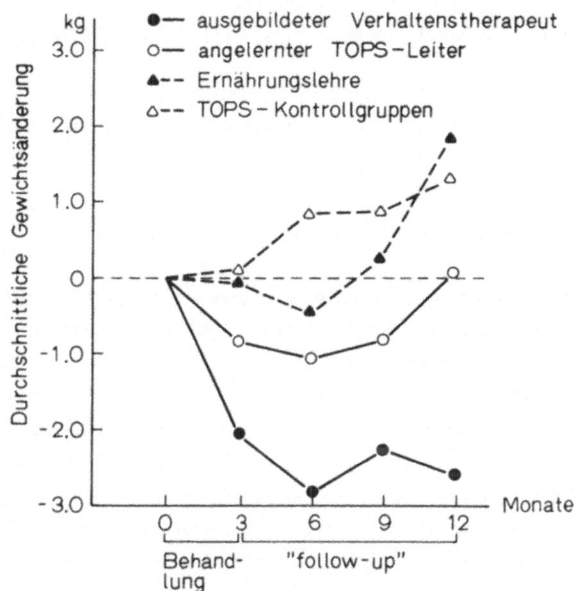

Abb. 22. Einfluß von verhaltenstherapeutischen Maßnahmen auf die Gewichtsveränderung in schon bestehenden Selbsthilfegruppen (TOPS) (nach LEVITZ u. STUNKARD, 1974)

und eine 9monatige „follow-up"-Periode. In Abb. 21 ist der Einfluß der Verhaltenstherapie auf die Abbrecherquote, in Abb. 22 auf den Gewichtsverlust dargestellt. Die Autoren stellen fest, daß Selbsthilfegruppen ein bedeutendes Potential zur Adipositas-Behandlung beigemessen werden sollte, daß diese Gruppen jedoch ihre Möglichkeiten nur unzureichend realisieren. Die Anwendungen neuer Behandlungsmethoden, wie z. B. der verhaltenstherapeutisch orientierten Maßnahmen, könne ihre Effektivität erheblich steigern.

f) „Ferntherapie"

Während Gruppenbehandlung eine Möglichkeit darstellt, die einzelne Therapeuteneffizienz zu erhöhen, ist unter gleicher Zielvorstellung ebenfalls untersucht worden, welche Resultate mit formalisierten, schriftlich ausgehändigten Trainingsprogrammen zu erzielen sind.

HAGEN (1974) behandelte 90 Probanden, von denen nur einer die Therapie abbrach, nach dem verhaltenstherapeutischen Konzept, wie es von WOLLERSHEIM (1970) als erfolgreich beschrieben wurde. HAGEN untersuchte folgende Bedingungen:

- Verhaltenstherapeutische Gruppensitzungen (wie bei WOLLERSHEIM).
- Verhaltenstherapeutische Anweisung durch schriftliche Instruktion, die wöchentlich ausgesendet wurde, bearbeitet und zurückgeschickt werden mußte.
- Gruppensitzung *und* schriftliche Instruktionen kombiniert.
- Nicht-behandelte Wartegruppe als Kontrollgruppe.

Nach 10wöchiger Behandlungs- und einer 4wöchigen „follow-up"-Periode stellte sich kein Unterschied zwischen den Behandlungsmethoden heraus. Lediglich die Wartegruppe unterschied sich von den 3 anderen Gruppen. Die Probanden berichteten jedoch, daß ihnen die Gruppensitzungen eine bessere Hilfe waren. Die Abb. 23 zeigt die Gewichtsabnahmen und die „follow-up"-Periode.

Einen ähnlichen Ansatz verfolgten FERSTL et al. (1975, 1978), die jeweils 20 Probanden in Gruppensitzungen zu jeweils 4–5 Personen mit wechselnden Therapeuten und 20 Probanden mit einer „Brieftherapie" behandelten. Die Briefe mit schriftlichen Instruktionen wurden wöchentlich ausgesendet, eine Telefonsprechstunde wurde zusätzlich für die Probanden eingerichtet. Der Therapieinhalt glich etwa den von STUART u. DAVIS (1972) beschriebenen Maßnahmen, die über bestimmte Verhaltensregeln Übungen in Selbstbeobachtungen, Reizkontrolle, Selbstbelohnung etc. anregten und die Kontrolle der Kalorienaufnahme einführten. Die Behandlungsdauer des Programms war auf 12 Wochen festgelegt.

Zwischen der Kontakt- und Briefgruppe ergab sich kein signifikanter Unterschied. Zur Zeit der Nachkontrolle in der 19. Woche wird ein Gewichtsverlust von 7,1 kg (Brief) und 7,6 kg (Kontakt) registriert.

Zu den Rahmenbedingungen sollte erwähnt werden, daß alle Probanden DM 120,– als Kaution (Rückzahlung war von regelmäßiger Teilnahme abhängig) hinterlegen mußten. Die Probanden wurden über

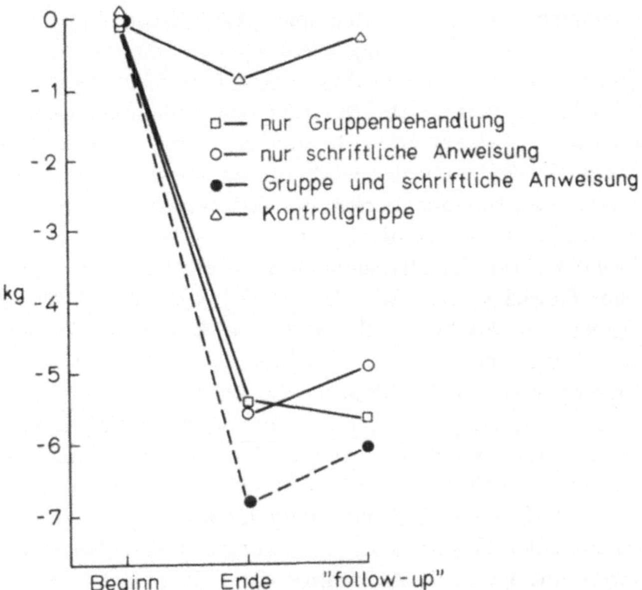

Abb. 23. Durchschnittliche Gewichtsabnahme bei adipösen Patienten, die in Gruppensitzungen oder durch schriftliche Instruktionen behandelt wurden. Behandlungsdauer 11 Wochen; Nachkontrolle 4 Wochen nach Behandlungsende (nach HAGEN, 1974)

Zeitungsanzeigen geworben. Von diesen entschlossen sich 60% zur Teilnahme. Damit unterschrieben 57 Probanden den Behandlungsvertrag; während der Behandlung schieden 17 (30%) Probanden aus oder wurden ausgeschieden.

Bei Nachkontrollen nach 9 Monaten und nach 2 Jahren gelang es den Autoren, alle jene Personen zu erreichen, die das Behandlungsprogramm vollständig durchlaufen hatten. Die Kontaktgruppe hatte zu diesen Zeitpunkten 2,5 bzw. 3,8 kg zugenommen, für die Briefgruppe ergaben sich Gewichtszunahmen von 1,1 bzw. 2,3 kg. Damit waren nach 2 Jahren zwischen 30 und 50% der zuvor erzielten Gewichtsabnahmen wieder kompensiert (JOKUSCH, 1976).

Eine Evaluation der Brieftherapie an einem größeren Kollektiv nahm RICHTER (1976) vor. Nach einer Aufforderung im Österreichischen, Schweizerischen und Zweiten Deutschen Fernsehen, sich zur

Teilnahme an der Brieftherapie gegen Kostenbeteiligung von DM 435,– zu melden, gingen Anfragen ein, die mit ausführlichem Informationsmaterial über diese Therapieform beantwortet wurden. Schließlich erklärten sich 378 Probanden bereit und hinterlegten zusätzlich zur vereinbarten Kostenbeteiligung eine Kaution von DM 50,–. Wieder wurden wöchentliche Aussendungen der verhaltenstherapeutisch-orientierten Instruktionen vorgenommen und eine Telefonsprechstunde eingerichtet.

Nach der 12wöchigen Behandlungsphase ergab sich ein durchschnittlicher Gewichtsverlust von 7,0 kg, nach weiteren 12 Wochen von 10,1 kg. Eine Nachkontrolle, weitere 4 Monate nach Behandlungsende, konnte bei 47% der Probanden vorgenommen werden. Der durchschnittliche Gewichtsanstieg lag bei 1,1 kg.

Insgesamt können die Ergebnisse, die durch schriftliche Instruktionen auf verhaltenstherapeutischer Basis als mehr standardisierte Verfahren erzielt wurden, als positiv beurteilt werden, was auch in Kap. 9.3.2 in einer Gegenüberstellung zum Ausdruck kommt. Besonders unter ökonomischem Aspekt stellen diese Behandlungsverfahren eine wirkliche Alternative dar. Offen bleibt allerdings die Frage, für welche Personengruppe sich diese Art der Ferntherapie eignet.

Drei kritische Gesichtspunkte:

- Hagens (1974) Probanden waren Studentinnen. Als übergewichtig galt bereits, wer das „wünschenswerte" Gewicht der Lebensversicherungstabellen um 10% überschritt. Die Behandlungszeit war auf 10 Wochen beschränkt, die Nachkontrolle erfolgte bereits nach 4 Wochen. Nach Hagens persönlicher Mitteilung an Jeffrey (1977) konnte keine Gruppe den Gewichtsverlust langfristig beibehalten.
- Bei Ferstl et al. (1978) war die Gruppengröße mit jeweils 20 recht klein, zudem wurden 30% der Probanden während der Behandlung ausgeschieden. Ähnlich bei Richter (1976), der ebenfalls knapp 30% der Probanden nicht „auswertete", da von ihnen keine vollständigen Datensätze vorlagen. Diese „drop out"-Definition muß eine ergebnisbeeinflussende Probandenselektion sein (Hagen et al., 1976).
- Letztlich bleibt gerade in der Untersuchung von Richter (1976)

die Frage offen, für welchen Kreis der Adipösen die Untersuchungsgruppe repräsentativ war. Die vergleichsweise kleine Stichprobe von knapp 400 Personen, die sich aus Millionen von Fernsehzuschauern als therapiewillig erwies und den Geldbetrag zahlte, muß unter dem Gesichtspunkt besonderer Motivation betrachtet werden.

9.3.2 Übersicht der Therapieerfolge

In der internationalen Literatur finden sich etwa 80 Untersuchungen zur Adipositasbehandlung durch Verhaltensmodifikation. Um einen Überblick über die vorliegenden Resultate zu erleichtern, wurden alle Untersuchungen stichwortartig in Tabelle 23 zusammengestellt.

9.3.3 Kritische Bewertung der Verhaltensmodifikation

Die vorangestellte Auflistung der vielfältigen Untersuchungen zur Wirksamkeit verhaltenstherapeutischer Maßnahmen bei adipösen Patienten macht eine Bewertung der Resultate nicht gerade einfach. Denn die Ergebnisse scheinen insgesamt nicht so sehr von der verwendeten Behandlungstechnik, als vielmehr durch

- den Modus der Patientenauswahl (Aspekt der Motivation),
- die Abbrecherquoten (zwischen 0 und 83%),
- die Zeitdauer der Behandlung,
- den Zeitabstand der Nachkontrolle

determiniert zu sein.
Daneben kommt der Größe des Patientenkollektivs sowie den Ausgangsbedingungen (Grad der Übergewichtigkeit) eine gewisse Bedeutung zu.
Die Untersuchungen zur Aversionstherapie und der verdeckten Sensibilisierung haben — von Fallstudien unter stationären Bedingungen abgesehen — zumeist geringere Effizienz. Aber auch die Untersuchungen mit Fremdkontrolltechniken und Einübungen in Selbstkontrolle können von den Ergebnissen her nicht dahingehend interpre-

Tabelle 23. Übersicht über Behandlungserfolge mit verhaltenstherapeutischen Methoden. W = weiblich; M = männlich; X̄ = Mittelwert; % ÜG = prozentuales Übergewicht; % KG = prozentuale Veränderung des Körpergewichts; MLIC = „Metropolitan Life Insurance Company" (Normgewichtstabellen); PHS: Public Health Service. Dropout A = Abbrecher während der Behandlung; Dropout B = Nicht erreichte Probanden beim „follow-up"; (2 Wochen) = „follow-up" nach 2 Wochen, jedoch Ergebnisse nicht tabelliert, da späteres „follow-up" mit Zeitangabe, dann *ohne* Klammer; E-Sch = Elektroschock; Beh = Behandlung; Stud = Studenten; TOPS = Selbsthilfegruppe in den USA; Coverants = „covert operants", eine Methode der verdeckten Sensibilisierung; Wo = Woche(n); Mon = Monat(e)

Autoren	Behandlung	n	Geschlecht	Alter (X̄ od. Spanne)	% ÜG od. Gew. Beginn	Dauer der Behandlung	Gewichtsverlust nach der Behandlung	Gewichtsverlust Behandlungsbeginn bis „follow-up"	Dropout A	Dropout B	Zeit bis „follow-up"
	Aversionstherapie										
FOREYT u. KENNEDY, 1971	a) Aversives Konditionieren b) Kontrollgruppe	12	W	31 J	mind. 10%	9 Wo	a) − 6,05 kg b) − 0,45 kg	a) − 4,16 kg b) + 0,60 kg	−	−	39 Wo
KENNEDY u. FOREYT, 1968	Aversives Konditionieren (unangenehmer Geruch)	1	W	29 J	146 kg	22 Wo	−13,61 kg	−	−	−	−
MEYER u. CRISP, 1964	E-Schock bei Essenswunsch	2	W W	26 J 51 J	− −	6 Wo 1 Wo	−13,61 kg − 4,54 kg	−32,66 kg −11,34 kg	− 1	− −	20 Mon 18 Mon
MORGANSTERN, 1974	Selbstkontrolle Aversionstherapie (Zigarettenrauch)	1	W	24 J	82 kg	18 Wo	−18,60 kg	−24,04 kg	−	−	6 Wo
STOLLAK, 1967	a) Kontrollgruppe b) kein Kontakt c) kein Kontakt + Tagebuchführung d) Kontakt + Tageb. e) Kontakt + Tageb. + unspez. E-Schock f) Kontakt + Tageb. + spezif. E-Schock	140	M+W	Erw.	20% bis 30%	8 Wo u. 8–10 Wo Nachbeh.	a) + 0,36 kg b) + 0,09 kg c) − 0,50 kg d) − 3,86 kg e) − 0,54 kg f) − 1,72 kg	a) + 0,64 kg b) + 0,27 kg c) + 1,81 kg d) − 2,04 kg e) + 0,45 kg f) − 1,32 kg	−	41	8 Wo bis 10 Wo

Autor	Therapieform	N	Geschlecht	Alter	Gewicht	Dauer					Katamnese
THORPE et al., 1964	Aversions-Erleichterungs-Therapie (E-Sch. bei Worten)	8	2 W 6 M	21 J bis 43 J	–	–	–	–	2	–	–
WIJESINGHE, 1973	konzentrierte E-Schock-Therap.	2	W	–	–	1 Tag 3 u. 6 Mon. Nachbeh.	–11,34 kg	–12,70 kg	–	–	12 Mon
Verdeckte Sensibilisierung											
CAUTELA, 1966	Verdeckte Sensibilisierung mit Selbstbeob. + Selbststeuerungstechniken.	1	W	94 J	91 kg	ca. 20 Wo	– 30 kg	– 30 kg	–	–	7 Mon
DIAMENT u. WILSON, 1975	a) verdeckte Sensibilisierung b) verdeckte Sensib. Placebo c) Kontrollgruppe	36	32 W 4 M	18 J bis 25 J	a) 26% b) 25% c) 23% MLIC	3 Wo 2× wöchentl.	a) – 6,0 kg b) – 2,9 kg c) + 5,3 kg	–	1	–	–
FOREYT u. HAGEN, 1973	a) verdeckte Sensibilisierung b) verdeckte Sensib. Placebo c) Kontrollgruppe	45	W	18 J bis 24 J	mind. 10% MLIC	9 Wo 2× wöchentl.	a) –1,86 kg b) –3,86 kg c) –1,68 kg	a) –0,54 kg b) –3,22 kg c) –2,77 kg	6	–	9 Wo
HORAN u. JOHNSON, 1971	a) Kontrollgruppe b) Information c) geplante Coverants d) verstärkte Coverants	96	W	Stud.	20% bis 30%	8 Wo	a) +0,01 kg b) –1,42 kg c) –1,23 kg d) –2,57 kg	–	16	–	–

Tabelle 23. (Fortsetzung)

Autoren	Behandlung	n	Ge-schlecht	Alter ($\bar{X}$ od. Spanne)	% ÜG od. Gew. Beginn	Dauer der Behand-lung	Gewichtsverlust		Dropout		Zeit bis „follow-up"
	Verdeckte Sensibilisierung						nach der Behandlung	Behandlungs-beginn bis „follow-up"	A	B	
HORAN et al., 1975	Variationen der Coverant-Kontrolle Einzel vs. Gruppe, neg. vs. pos. Coverants und Verhaltensvor-stellung	40	W	–	–	8 Wo	von −1,2 kg bis −3,6 kg Bedingung: Gruppe/pos. C: −4,9 kg	–	3	–	–
JANDA u. RIMM, 1972	a) Kontrollgruppe b) Kontrollgruppe + Aufmerksamkeit c) verdeckte Sensi-bilisierung	18	15 W 3 M	Stud.	1–67 kg ÜG	6 Wo	a) −2,04 kg b) +0,32 kg c) −4,31 kg	a) −0,41 kg b) +1,04 kg c) −5,31 kg	–	2	6 Wo
MALETZKY, 1973	Verdeckte Sensi-bilisierung	2	W M	52 J 27 J	– –	15 Sitzung. 10 Sitzung.	– –	– –	–	–	12 Mon 7 Mon
MANNO u. MARSTON, 1972	a) Verdeckte Sensi-bilisierung b) Verdeckte Ver-stärkung c) Kontrollgruppe	41	36 W 5 M	Stud.	mind. 6,8 kg ÜG	8 Wo	a) −1,87 kg b) −2,31 kg c) −0,38 kg	a) −4,04 kg b) −4,04 kg c) −2,36 kg	–	10	3 Mon
MURRAY u. HARRINGTON, 1972	Verdeckte aver-sive Sensibili-sierung	16	W	–	ca. 108 kg	15 Wo	−3,99 kg	−3,13 kg	6	–	6 Mon

Sachs u. Ingram, 1972	Verdeckte Sensibilisierung	17	–	Stud.	–	3 Wo	Ziel: Reduktion der Lieblingsspeise	–	7	–	–
Tyler u. Straughan, 1970	a) Coverant-Kontrolle b) Atemanhalten als aversiv. Stimulus c) Kontrollgruppe	57	W	39 J	ca. 21 kg ÜG	7 Sitzung. in 9 Wo	a) −0,34 kg b) −0,20 kg c) +0,24 kg	–	18?	–	–
	Fremdkontrolle										
Abrahms u. Allen, 1974	a) Verhaltensmodif. soziale Verstärkg., Geldeinsatz b) Verhaltensmodif. soziale Verst. c) soziale Verst. d) Kontrollgruppe	49	W	34,4 J	46% MLIC	10 Wo	a) −5,33 kg b) −5,53 kg c) −3,44 kg d) +0,56 kg	a) −5,10 kg b) −5,57 kg c) −4,88 kg d) +0,31 kg	1	–	8 Wo
Bernard, 1968	Operante Techn.	1	W	25 J	185 kg	4,5 Mon	−31,75 kg	−46,27 kg	–	–	6 Wo
Brightwell, Brightwell u. Clancy, 1976	Verhaltenstherap. mit Verstärk.	8	5 W 3 M	21 J bis 47 J	85 kg	5 Sitzung. in 2 Wo dann: 1× monatlich	− 8,61 kg	− 7,45 kg	2	1	1 J
Dinoff et al., 1972	Sukzessive Kontrakte	1	M	10 J	88 kg	7 Wo	− 13,61 kg	–	–	–	–
Foreyt u. Parks, 1975	Verhaltenskontrolle mit farb. Tokens (geist. Behind.)	3	W W W	36 J 19 J 21 J	10% MLIC	11 Wo	(1) − 4,54 kg (2) − 4,99 kg (3) − 2,04 kg	(1) − 9,75 kg (2) − 8,50 kg (3) − 2,61 kg	–	–	29 Wo

Tabelle 23. (Fortsetzung)

Autoren	Behandlung	n	Ge-schlecht	Alter (X̄ od. Spanne)	% ÜG od. Gew. Beginn	Dauer der Behand-lung	Gewichtsverlust		Dropout		Zeit bis „follow-up"
							nach der Behandlung	Behandlungs-beginn bis „follow-up"	A	B	
	Selbstkontrolle										
Foxx, 1972	Soziale Verstärk. (geist. Behind.)	1	W	14 J	108 kg	42 Wo, 15 Wo Unterbrech.	−32,43 kg	−32,66 kg	−	−	−
Harmatz u. Lapuc, 1968	a) Verhaltensmodif. durch Geldver-lust b) soziale Verstärk. c) Kontroll-Diätgr.	21	M	29 J bis 48 J	89 kg	6 Wo	a) − 3,54 kg b) − 2,22 kg c) 0	a) − 6,20 kg b) − 1,33 kg c) 0	−	−	4 Wo
Klein et al., 1972	Operante Techn. mit Tokens	5	−	−	−	12 Wo	ca. − 5,4 kg	− 4,90 kg	−	−	12 Wo
Mann, 1972	Verstärkungsver-träge	8	7 W 1 M	18 J bis 33 J	−	30 Wo abwechselnd Beh.- und Löschphasen	− 0,77 kg/Wo	−	2	−	−
Moore u. Crum, 1969	Operantes Kond.	1	W	24 J	76 kg	28 Wo	−15,88 kg	−	−	−	−
Stunkard, 1972	Therapeuten-Verstärkung	2	−	erw.	−	−	ca. − 9 kg	kein weiterer Gew.-Verlust	−	−	−
Upper u. Newton, 1971	Verhaltensmodif. mit Tokens	2	M M	−	119 kg 91 kg	27 Wo	−28,58 kg −14,06 kg	−	−	−	·

BELLACK, 1976	a) Selbstverstärkg. Briefkontakt b) Selbstbeobachtg. Steuerungstechn. Briefkontakt c) Selbstverstärkg. kein Kontakt d) Selbstbeobachtg. Steuerungstechn. kein Kontakt	38	W	23,5 J	69%	7 Wo	a) −3,29 kg b) −2,13 kg c) −3,19 kg d) −0,18 kg	a) −3,42 kg b) −1,69 kg c) −3,48 kg d) −1,63 kg	4	–	7 Wo
BELLACK et al., 1974a	Selbstbeobachtg. Steuerungstechn. a) vor dem Verhalten b) nach dem Verhalten c) keine derart. Techn. d) Warteliste	37	32 W 5 M	32 J	71 kg	6 Wo	a) −3,91%KG b) −1,98%KG c) −2,83%KG d) −0,61%KG	a) −5,49%KG b) −2,07%KG c) −4,27%KG d) −0,53%KG	–	–	6 Wo
FERSTER et al., 1962	Selbstbeobachtg. Steuerungstechn.	10	W	erw.	–	15 Wo	−6,8 kg	–	–	–	–
HALL et al., 1974	Selbstkontrolle a) einfache Form b) komplexe Form c) keine spez. Beh. d) keine Behandlg.	94 TOPS	W 20 M	14 J bis 43 J	43%	10 Wo	a) −6,60%KG b) −5,67%KG c) −0,47%KG d) +0,92%KG	a) −2,98%KG b) −3,30%KG c) +1,24%KG d) –	16	30	(3 Mon) 6 Mon
HANSON, 1976	a) Konventionelle Selbstkontrolle b) Programmiert. Text, hohe Kontaktrate c) Programmiert. Text, niedr. Kontaktrate d) unspez. Aufmerksamt. hohe Kontaktrate e) Kontrollgruppe	66	58 W 8 M	40 J	60%	10 Wo a, b, d: 1× wö- chentl.	a) −7,86%KG b) −5,56%KG c) −5,42%KG d) −0,88%KG e) −0,26%KG	a) −5,17%KG b) −4,15%KG c) −9,18%KG d) −1,34%KG e) –	14	14	(10 Wo) 1 J
HARRIS, 1969	Selbstgesteuertes Programm a) mit aversiv. Kond.	21	12 W 9 M	Stud.	mind. 6,8 kg	9–11 Wo	a) −3,67 kg b) −3,13 kg c) –	a) −5,03 kg b) −4,49 kg c) +1,63 kg	3	–	1 Mon

Tabelle 23. (Fortsetzung)

Autoren	Behandlung	n	Ge-schlecht	Alter ($\bar{X}$ od. Spanne)	% ÜG od. Gew. Beginn	Dauer der Behand-lung	Gewichtsverlust		Dropout		Zeit bis „follow-up"
							nach der Behandlung	Behandlungs-beginn bis „follow-up"	A	B	
	Selbstkontrolle										
	b) weitergeführte Selbststeuerung c) Kontrollgruppe										
Harris u. Hallbauer, 1973	a) Selbstkontrolle, Kontrakt b) Selbstkontrolle, Kontrakt, Übung c) Kontrollgruppe	ca. 50	35 W 11 M	14 50 J	–	12 Wo	a) −2,63 kg b) −3,18 kg c) −2,00 kg	a) −2,86 kg b) −3,95 kg c) +0,82 kg	6	9	7 Mon
Mahoney, 1974	a) Selbstbelohnung des Gewichts b) Selbstbelohnung des Verhaltens c) Selbstbeobachtg. Steuerungstechn. d) Kontrollgruppe	49	46 W 3 M	–	mind. 20%	6 Wo	a) −2,27 kg b) −3,76 kg c) −1,36 kg d) −1,13 kg	a) 40% b) 70% c) 38% d) 40% Gewicht ge-halten oder weiterabge-nommen	–	1	12 Mon
Mahoney et al., 1973	a) Selbstbelohnung b) Selbstbestrafg. c) Selbstbeobachtg. Steuerungstechn. d) Selbstverstärkg. e) Information, Kontrollgruppe	53	48 W 5 M	40 J	49%	4 Wo 2× wö-chentl.	a) −2,90 kg b) −1,68 kg c) −0,36 kg d) −2,36 kg e) −0,64 kg	a) −5,22 kg b) −3,31 kg c) −2,04 kg d) −5,44 kg e) −1,45 kg	–	29	4 Mon
Martin u. Sachs, 1973	Selbstkontrolle	1	W	55 J	82 kg	4,5 Wo	−6,80 kg	−8,16 kg	–	–	14 Mon

RICHTER, 1976	Brieftherapie	378	175 W 50 M	43 J	25%	20 Wo 4 Wo	(W) − 9,4 kg (M) −12,7 kg −10,1 kg	−9,1 kg	103 +50	86	4 Mon
STUART, 1967	Selbstkontrolle	10	W	21 J bis 43 J	–	4–5 Wo 3× wöchentl. dann 16–41 Sitzungen	–	−17,12 kg	2	–	11 Mon
STUART, 1971	a) Behandlungsgruppe b) Kontrollgruppe	6	W	27 J bis 41 J	78 kg bis 96 kg	15 Wo	–	a) −15,88 kg b) − 9,53 kg	–	–	a) 6 Mon b) 3 Mon
Methodenvergleich											
BELLACK et al., 1974b	a) Fremdkontrolle b) Selbstkontrolle (Brieftherapie) c) kein Kontakt	28	–	28 J	66 kg	8 Wo	a) −1,34 kg b) −1,51 kg c) +0,02 kg	–	8	–	–
HAGEN, 1974	Gruppenth. vs. Bibliotherapie a) Kontraktgruppe b) Broschüre + Kontr. c) Broschüre d) Kontrollgruppe	90	W	17 J bis 22 J	mind. 10% MLIC	10 Wo	a) −5,42 kg b) −6,80 kg c) −5,44 kg d) −0,82 kg	a) −5,57 kg b) −6,05 kg c) −4,76 kg d) −0,05 kg	1	–	4 Wo
HALL, 1972	a) Selbstkontrolle b) Therapeutenkontr.	14	W	26 J bis 57 J	59 kg bis 103 kg	10 Wo	a) −1,25 kg b) −3,26 kg Diff. nach 5 Wo	−0,04 kg/Wo	4	3	4 Wo
HALL et al., 1977	a) Kontrollgruppe b) Psychotherapie (aufdeckend) c) Selbstkontrolle + Fremdverstärkg. d) Selbstkontrolle	74 TOPS	W	43 J	56%	10 Wo	Diff. konn- te nicht erfaßt werd. Ausgangs- daten feh- len	Diff. nach Beh. bis Nachunters.: a) – b) −0,06 kg	6	–	(3 Mon) 6 Mon

Tabelle 23. (Fortsetzung)

Autoren	Behandlung	n	Ge-schlecht	Alter (X̄ od. Spanne)	% ÜG od. Gew. Beginn	Dauer der Behand-lung	Gewichtsverlust		Dropout		Zeit bis „follow-up"
							nach der Behandlung	Behandlungs-beginn bis „follow-up"	A	B	
	Methodenvergleich										
	e) Fremdverstärkung							c) −4,32 kg d) +1,25 kg e) −0,28 kg			
HARRIS u. BRUNER, 1971	(I) a) Kontraktgruppe b) Selbstkontrolle c) Aufmerksamkeit Placebo, Kontrollg	32	26 W 6 M	−	59 kg bis 136 kg	12 Wo	a) − 5,99 kg b) − 2,13 kg c) −	a) +5,13 kg b) −0,27 kg c) +4,26 kg	7+1	11	10 Mon
	(II) Bedingungen wie oben, nur b) + c) ausgeführt	18	W	−	59 kg bis 74 kg	16 Wo	b) − 0,79 kg c) − 0,83 kg	−	5	−	−
JEFFREY, 1974	a) Fremdkontrolle b) Selbstkontrolle Geld zurück c) Selbstkontrolle Geld nicht zurück	62	57 W 5 M	39 J	42%	7 Wo	a) −0,32 kg/ Wo b) −0,41 kg/ Wo c) −0,41 kg/ Wo	a) −0,15 kg/ Wo b) −0,41 kg/ Wo c) −0,41 kg/ Wo Wert für a) nur überschlagen	−	−	6 Wo
JEFFREY et al., 1973	(I) Selbstbeobachtg. Steuerungstechn. + Verstärkungs-vertrag + soziale Verstärkung	4	1 W 3 M	−	−	24 Wo	−12,25 kg	2 hielten Gew.-Verlust	−	−	24 Wo
	(II) a) Verhaltenstherap. b) „Willensstärke" c) Kontrollgruppe	43	35 W	−	−	18 Wo	a) − 7,43 kg b) − 2,31 kg c) − 0,77 kg	a) −7,43kg b) − c) −	−	−	12 Wo

Autor	Gruppen	n	Geschl.	Alter	Übergew.	Dauer	Gewichtsabnahme	Katamnese			Katamnesedauer
JOKUSCH, 1976 FERSTL et al., 1978	a) Kontaktgruppe b) Briefgruppe	45	37 W 8 M	33 J	86 kg	12 Wo	a) − 7,8 kg b) − 6,3 kg − 7,1 kg	a) −4,3 kg b) −5,6 kg	5	−	(17 Wo) (34 Wo) 24 Mon
LEVITZ, 1974	a) prof. VT b) nichtprof. VT c) Information d) normales TOPS-Programm	234 TOPS	W	45 J	42%	3 Mon	a) − 1,92 kg b) − 0,86 kg c) −0,11 kg d) +0,32 kg	a) −2,63 kg b) +0,01 kg c) +1,81 kg d) +1,27 kg	−	38% 41% 55% 67%	9 Mon
LONDON u. SCHREIBER, 1966	a) Medikamt. + Gruppe b) Placebo + Gruppe c) Gruppe d) Medikament e) Placebo f) keine Medikam.	240	159 W 81 M	37 J	mind. 20% MLIC	6 Mon	a) −8,53 kg b) −6,76 kg c) −6,40 kg −7,30 kg d) −4,54 kg e) −2,68 kg f) −4,45 kg −3,67 kg	−	a) 8 b) 10 c) 15 d) 26 e) 21 f) 31	−	−
MATSON, 1977	a) Selbstbeobachtg.- Steuerungstechn. b) soziale Verstärk.	1	W	44 J	79 kg	10 Wo + 19 Wo	a) −1,36 kg b) −17,69 kg	−23,05 kg	−	−	90 Wo
MC REYNOLDS, 1976	a) Verhaltenskontrol. b) Nahrungsmittel- Management c) Kontrollgruppe	54	W	37 J	39% MLIC	15 Wo	a) −7,30 kg b) −8,44 kg	a) −3,75 kg b) −6,95 kg	13 8		(3 Mon) (6 Mon) 18 Mon
PENICK et al., 1971	a) Verhaltenstherap. b) Gesprächstherap.	32	24 W 8 M	22 61 J	79% MLIC	12 Wo	kg a b >18 13% 0 >14 33% 0 > 9 53% 24%	kg a b >18 27% 12% >14 40% 18% > 9 53% 29%	−	−	3–6 Mon
REISS, 1975 REISS, 1977	(I) a) tägl. Kontrolle, Telefon	56	W	40 J	32% BROCA	8 Wo	a) −7,8 kg b) −8,4 kg	a) − 6,6 kg b) − 7,8 kg	21	20%	14 Mon

Tabelle 23. (Fortsetzung)

Autoren	Behandlung	n	Ge-schlecht	Alter (X̄ od. Spanne)	% ÜG od. Gew. Beginn	Dauer der Behand-lung	Gewichtsverlust		Dropout		Zeit bis „follow-up"
							nach der Behandlung	Behandlungs-beginn bis „follow-up"	A	B	
	Methodenvergleich										
	b) wöchent. Einzelg.						c) − 7,0 kg	c) −10,4 kg	+		
	c) keine Außenkontr.								18%		
(II)	a) Verdeckte Sensib.	140	W	38 J	32% BROCA	8 Wo	a) − 8,2 kg	a) − 6,8 kg	31%	12%	14 Mon
	b) Selbstsicherheits-training						b) − 8,6 kg	b) − 8,2 kg			
	c) Selbstverbal.						c) − 8,7 kg	c) − 6,7 kg			
	d) Kontrakt-Management						d) − 9,7 kg	c) − 9,2 kg			
ROMANCZYK, 1974	a) Kontrollgruppe	70	53 W	41 J	6,8 kg MLIC	4 Wo	a) +0,19 kg	a) −	9	6	(4 Wo) 13 Wo
	b) tägl. Gewichts-registrierg.						b) +0,04 kg	b) −			
	c) tägl. Gew.- u. kcal.-Registrg.						c) −2,40 kg	c) −			
	d) Verhaltensmod. + Reizkontroll-Instruktion						d) −2,72 kg	d) −4,46 kg			
	e) d)+c)						e) −3,63 kg	e) −5,94 kg			
ROMANCZYK et al., 1973	(I) a) Selbstbeobachtg. Steuerungstechn.	102	77 W 16 M	18 J bis 55 J	46% MLIC	4 Wo	(1) +0,19 kg	(1) −	9	50%	(2 Wo) 8 Wo
	b) symbol. Aversion						(2) +0,04 kg	(2) −			
	c) Entspannungstr.						(3) −2,40 kg	(3) −			
	d) Verhaltenstraining						(4) −3,86 kg	(4) −3,22 kg			
	e) Verstärkung/Geld						(5) −2,49 kg	(5) −2,89 kg			
	(1) Kontrollgruppe						(6) −3,71 kg	(6) −4,01 kg			
	(2) Selbstregistrierg.						(7) −2,91 kg	(7) −1,20 kg			
	(3) genauere "										
	(4) a)+b)										

	(5) a) +b)+c) (6) a)+b)+c)+d) (7) a)+b)+c)+d)+e) (II) (8) a)+b) (9) a)+b)+c)+e)	18 28	W	42 J	42% MLIC	4 Wo	(8) −2,51 kg (9) −3,65 kg	(8) −2,77 kg (9) −4,00 kg	7 10	2 17	(3 Wo) 12 Wo
ROZENSKY u. BELLACK, 1976	Individ. Selbstverstärkgsstil (SVS) bei: a) unterstützter Selbstkontrolle b) Fremdverstärkg., Kontrakte c) Selbstbeobachtg-Steuerungstechn.	37	32 W	36 J	78 kg	7 Wo	hohe nied. SVS SVS a) 4,6 3,4 kg b) 1,2 3,2 kg c) 2,2 kg	hohe nied. SVS SVS a) 4,2 3,2 kg b) 0,8 2,4 kg c) 1,8 kg	−	−	7 Wo
SCHUMAKER et al., 1976	Gutes/schlechtes Eßverhalten bei: a) Verhaltensth. b) Psychotherapie	19	18 W 1 M	−	−	6 Wo	gut schl. a) +0,1 2,7 kg b) 4,2 0,4 kg	−	4	−	−
WEISS, 1977	a) Kontrollgruppe b) Konventionelle Diät c) Konvent. Diät + Selbstverstärkg. d) Reizkontrolle e) Reizkontrolle + konvent. Diät	46	35 W 11 M	9,5 J bis 18 J	43%	12 Wo	−	a) +1,91 kg b) −0,32 kg c) −1,22 kg d) −0,86 kg e) −1,32 kg	9	−	ca. 1 J
WOLLERSHEIM, 1970	a) sozialer Druck b) unspezif. Ther. c) Fokaltherapie lerntheoret. d) Kontrollgruppe	79	W	18 J bis 36 J	mind. 10% MLIC	12 Wo	a) −2,45 kg b) −3,13 kg c) −4,69 kg d) +1,08 kg	a) −1,61 kg b) −2,96 kg c) −3,91 kg d) −	4%	3	8 Wo

Tabelle 23. (Fortsetzung)

Autoren	Behandlung	n	Ge-schlecht	Alter (X̄ od. Spanne)	% ÜG od. Gew. Beginn	Dauer der Behand-lung	Gewichtsverlust		Dropout		Zeit bis „follow-up"
							nach der Behandlung	Behandlungs-beginn bis „follow-up"	A	B	
	Hauptaspekt Nachuntersuchung										
ASHBY u. WILSON, 1977	Strukturierte Verstärkungs-Sitzungen zum Gew.-Halten a) alle 2 Wo b) 1× monatl. unspez. Sitzg. c) alle 2 Wo d) 1× monatl. e) Kontrollgruppe	75	W	40 J	mind. 10% MLIC	8 Wo Behand-lung dann a) b) c) d)	1. Durchführg. a) −4,42 kg b) −4,25 kg c) −5,02 kg d) −4,71 kg e) −5,33 kg 2. Durchführg. a) −3,57 kg b) −4,05 kg c) −3,89 kg d) −2,88 kg e) −3,59 kg	a) −1,96 kg b) −3,20 kg c) −3,60 kg d) −3,52 kg e) −2,30 kg a) −3,27 kg b) −5,54 kg c) −4,86 kg d) −3,86 kg e) −5,56 kg	7%	5%	(3 Mon) (6 Mon) (9 Mon) 12 Mon
HALL, 1973	a) Eigenkontrolle b) Fremdkontrolle	10	W TOPS	–	–	10 Wo	−3,3 kg	−0,64 kg	–	1	2 J
HALL et al., 1975	Bedingungen d. Nachbehandlung: a) weitere Kontakte Selbstbeobachtg. Steuerungstechn. b) Selbstbeobachtg. c) kein Kontakt	62	57 W	40 J	47% PHS	12 Wo dann 12 Wo Nachbeh.	Index-Angaben	20–40%ÜG: 6 40–60%ÜG: 2 60–80%ÜG: 3 80–100%ÜG: 2	19	22	3 Mon

Autor	Verfahren	N	Geschl.	Alter	Gewicht	Dauer	Gewichtsänderung	Ergebnis				
MANN, 1976	Verstärkungsver- trag + Kontrakt zum Gew.-Halten	1	M	27 J	98 kg	20 Wo, dann regel- mäßig Kontrolle	−13,61 kg	a) gehalten b) kurze Un- terbrechg. d. Kontr.: −11,3 kg	−	−	a) 60 Tage b) 80 Tage
	Andere Verfahren										
ASHWELL u. GARROW, 1975	Diät-Clubs in GB: a) „Slimming Magaz." „Slimming Clubs" (SM)	600/107	W	39 J	−	24 Wo	− 9,1 kg − 8,6 kg	% SM SIL WW − 2,9 4,3 0 0 23 4,3 2,9	−	44	Sample = 136
	b) „Silhouette Slimming Clubs" (SIL)	115		35 J		24 Wo	− 7,3 kg	+ 46 87 65 ++ 17 4,3 24			
	c) „Weight Watchers" (WW)	119		36 J		30 Wo	−11,8 kg	≥ 11 0 8,8 0 = gehalten > = mehr als zu Beginn			
BALCH u. ROSS, 1974	a) regelmäßige Teilnahme b) unregelmäßige Teilnahme c) nicht teilge- nommen	55	53 W 2 M	40 J	81 kg	9 Wo	a) −4,82 kg b) −1,24 kg c) −0,54 kg	a) 13 der 19 hielten d. Gew. o. nah- men weiter ab	10	−	6 Wo
BORNSTEIN u. SIPPRELLE, 1973	a) Kontrollgruppe b) nicht-spez. Gruppentherapie c) Entspannung d) induzierte Angst in der Gruppe	40	M+W	−	52% MLIC	8 Wo	ca.-Angaben: a) −1 kg b) −2,7 kg c) −2,7 kg d) −5,2 kg	ca.-Angaben: a) +0,7 kg b) −1 kg c) −1 kg d) −5,7 kg	−	−	(3 Mon) 6 Mon
BUCHANAN, 1973	Psychoanalyse	9	7 W 2 M	23 J bis 53 J	10% bis 102%	5 J	(1) −26%ÜG (2) −21%ÜG (3) −27%ÜG	−	−	−	−

Tabelle 23. (Fortsetzung)

Autoren	Behandlung	n	Ge-schlecht	Alter ($\bar{X}$ od. Spanne)	% ÜG od. Gew. Beginn	Dauer der Behand-lung	Gewichtsverlust		Dropout		Zeit bis „follow-up"
							nach der Behandlung	Behandlungs-beginn bis „follow-up"	A	B	
	Aversionstherapie										
							(4) −39%ÜG (5) bis (9) geringe Veränd.				
CHAPMAN, 1953	Gruppentherapie	10	W	–	14% – 132%	20 Wo	−8,07 kg	–	–	–	–
FREYBERGER u. KARK, 1958	Gruppentherapie	12	W	35 J – 55 J	–	10 Mon 20 Sitzung.	−7 kg	–	4	–	–
GRANT, 1951	unterstützende Gruppentherapie	102	94 W 8 M	45 J	10% bis 149%	16 Wo	65–100%ÜG:2 35–64%ÜG:10 5–34%ÜG:48 0–4%ÜG:3 + 5% : 7	5 Vpn 15 35 20 27	–	–	12 Mon
KOTKOV, 1953	unterstützende Gruppentherapie	54	24 W 2 M	22 J bis 71 J	4 158%	16 Wo	von + 0,91 kg bis −21,77 kg überwieg. −4,5	−6,21 kg	28	–	12 Mon
KURLANDER, 1953	unterstützende Gruppentherapie	120	W	–	mind. 10% MLIC	16 Wo	72 Vpn: −0,45 kg bis −21,77 kg	50–100% ÜG: 4 Vpn 10–100% ÜG: 29 Vpn	–	25	24 Mon
STUNKARD et al., 1970	Untersuchung von TOPS	485 TOPS	W	42 J	58%	16,5 Mon = $\bar{X}$	−6,8 kg	–	–	–	–
STUNKARD u. MC LAREN-HUME, 1959	Bericht einer Ernährungsklinik	100	97 W 3 M	45 J	44%	3 Mon	>9 kg:12 <9 kg: nicht erfolgreich	>9 kg: 2	39	–	2 J
MUSANTE, 1976	Diät-Rehabil.-Klinik	229	187 W 51 M	W: 38 J M: 43 J	83% 118%	10 Wo 8 Wo	< 9 kg: 43,2% > 9 kg: 53,7% >18 kg: 23,6%	–	–	–	–

tiert werden, daß hier eine endgültige und umfassende Behandlungsform für die Adipositas entwickelt worden ist.

Nicht nur unter sozialmedizinischem Aspekt, sondern auch unter
dem persönlichen Leidensdruck des „Dickseins" können die im
Durchschnitt erzielten Gewichtsabnahmen (spätestens bei den Nachkontrollen) nicht als zufriedenstellender Erfolg bewertet werden,
denn mittlere Gewichtsabnahmen für den jeweils verbleibenden Teil
der Behandlungsgruppe lagen grundsätzlich (deutlich) unter 10 kg.
Wahrscheinlich sinken diese Durchschnittswerte, wenn die entsprechenden Therapieabbrecher in die Auswertung einbezogen würden
(bzw. werden könnten). Natürlich beinhalten Mittelwertsangaben,
daß ein Teil der Patienten durchaus mehr, der andere Teil aber auch
entsprechend weniger abgenommen hat. Die generelle Effizienz einer Methode wird sich jedoch nur an diesen mittleren Angaben messen lassen.

Bei einer „wohlwollenden" Einstellung gegenüber den verhaltenstherapeutischen Konzepten bedürfen nach Durchsicht der Literatur
einige Gesichtspunkte einer kritischen Diskussion, nicht zuletzt, um
die wahrscheinliche Effektivität verhaltenstherapeutischer Maßnahmen besser beurteilen zu können.

Manchmal kann der Eindruck entstehen, als sei die Verhaltenstherapie als *Alternative* oder „Konkurrenzmodell" zu den diätetischen Reduktionsmaßnahmen gedacht. Während eine diätetische Behandlung
primär auf eine Verminderung des Körpergewichts ausgerichtet ist,
zielen verhaltenstherapeutische Maßnahmen vom theoretischen
Konzept her mehr auf eine Modifikation des Eßverhaltens. Unter
diesem Gesichtspunkt überrascht es, daß sehr viele verhaltenstherapeutisch orientierte Autoren das Resultat ihrer Behandlung ebenfalls
in Gewichtsabnahmen bestimmen.

Entsprechend den Ausführungen in Kap. 1.3 soll nochmals erwähnt
werden, daß Gewichtsreduktion und Gewichtsstabilität zwei unterschiedliche Probleme in der Adipositastherapie darstellen.

- Die Phase der Gewichtsreduktion zielt auf Beseitigung eines manifesten Symptoms ab. Dazu muß eine negative Energiebilanz durch
  diätetische Maßnahmen gesichert werden. Diese Periode ist also
  zeitlich begrenzt und gekennzeichnet durch eine nicht überdauernde Anwendung bestimmter Maßnahmen.

- Die Phase der Gewichtsstabilität dagegen basiert auf einer ausgeglichenen Energiebilanz, sie sollte zeitlich unbegrenzt sein. Daher kommen nur Maßnahmen in Betracht, die überdauernd angewendet werden können.

Sicher besteht Einigkeit darüber, daß das Symptom der Übergewichtigkeit *nur* mit einer Reduktionsdiät (von chirurgischen, medikamentösen u. ä. Maßnahmen abgesehen) beseitigt werden kann. Die nachfolgend erwünschte Gewichtskonstanz zu sichern, dürfte das eigentliche Ziel der Verhaltenstherapie sein. Unter diesem Aspekt fällt auf, daß sich grundsätzlich alle referierten Studien nur auf die Zeitspanne der Gewichtsabnahme beschränken, also auf jene Zeit, in der mit nicht üblichen und zeitlich begrenzten Maßnahmen das unerwünschte Symptom beseitigt werden soll.

Der Zeitabschnitt nach der Reduktion ist nicht Gegenstand einer Behandlung, zumeist sind die Patienten sich selbst überlassen und das Ergebnis ihrer eigenen Bemühungen wird als Resultat in den „follow-up"-Daten registriert.

Dagegen könnte argumentiert werden, daß auch eine Gewichtsreduktion nur als Folge des veränderten Eßverhaltens auftreten kann. Natürlich *verändert* eine Person, die für einige Tage eine „Eier-Diät" durchführt, ihr *Eßverhalten*, doch eigentlich sollte hier präziser von einer Veränderung der *Ernährungsweise* gesprochen werden.

Eßverhalten zielt eher auf eine Beschreibung ab, *wie* eine Person ißt; Ernährungsweise eher darauf, *was* eine Person ißt.

Eine Veränderung des Eßverhaltens in dieser Bedeutung muß nicht notwendig zu einer Gewichtsreduktion führen, dennoch kann sie eine Gewichtskonstanz sichern helfen, weil eine Person z. B. gelernt hat, ihren Appetit nicht mehr so sehr durch Umweltsignale beeinflussen zu lassen, wenn sie erfahren hat, wie Streßsituationen auch ohne Nahrungsaufnahme durchstanden werden können.

So kann beispielsweise bei latent adipösen Personen ein Eßverhalten beobachtet werden, welches Gewichtsstabilität begründet, nicht aber zu Gewichtsabnahmen führt.

Vielleicht haben sich manche verhaltenstherapeutische Studien von der Zielvorstellung der klassischen Reduktionsdiäten „verleiten" lassen, indem sie Gewichtsabnahmen gemessen und an ihnen die Effektivität der Techniken beurteilt haben.

Auf die Kritiken von MANN (1972), MAHONEY (1974) und FOREYT (1977) wurde schon hingewiesen, die sich fragen, warum Verhaltenstherapeuten so eifrig einen Gewichtsverlust mit belohnenden Konsequenzen verstärken, wo es ihnen doch erklärtermaßen um eine Modifikation des Eßverhaltens gehen müßte. Gerade dieses Vorgehen provoziert bei vielen Patienten geradezu den Ausstieg aus dem Verhaltenstraining, um mit drastischen Methoden einer veränderten Ernährungsweise (Fasten) eine Gewichtsabnahme zu erzwingen, da nur diese belohnende Konsequenzen erhält.

Zugunsten der verhaltenstherapeutischen Methoden, deren klinische Wirksamkeit zur Behandlung einer Reihe von Verhaltensauffälligkeiten belegt ist, soll daher betont werden, daß möglicherweise in vielen Untersuchungen die Effektivität am unzureichenden Kriterium des Gewichtsverlusts bestimmt wurde. Sicher wird unausgesprochen in vielen Untersuchungen davon ausgegangen, daß die Probanden innerhalb der Reduktionsphase zwar durch veränderte Ernährungsweise an Gewicht abnehmen und gleichzeitig ein neues Eßverhalten etablieren, welches in der Zeit danach die Gewichtskonstanz ermöglicht. Die vorliegenden Untersuchungen mit „follow-up"-Daten lassen jedoch erkennen, daß die Gewichtskonstanz durch eine solche relativ kurzfristige Behandlung nicht regelmäßig gewährleistet ist.

Die Zeitspanne der Gewichtsreduktion ist für ein solches Umlernen wahrscheinlich nicht ausreichend und auch für die späteren Perioden nicht repräsentativ, weil die Ernährungsweise zur Erzielung negativer Energiebilanz eine andere sein muß als zur Stabilisierung einer ausgeglichenen Bilanz. Als Schlußfolgerung bietet sich an:

- Reduktionsdiät zielt auf Gewichtsabnahme.
- Verhaltenstherapie zielt auf Gewichtskonstanz.
- Gewichtsverlust ist somit kein Gütekriterium für Verhaltenstherapie.
- Gewichtskonstanz ist andererseits kein Gütekriterium für Reduktionsdiät.

Eine wirksame Adipositastherapie muß auf Symptom*beseitigung* einerseits und auf Symptom*vermeidung* andererseits ausgerichtet sein. In diesem Zusammenhang soll deutlich herausgestellt werden, daß diese beiden Behandlungsziele nicht zeitlich nacheinander abgehandelt werden. Verhaltenstherapeutische Techniken können die Einhaltung einer Reduktionsdiät durchaus erleichtern. Außerdem sollte die Zeit der Gewichtsreduktion benutzt werden, erste Lernerfahrungen einzuleiten, deren Stellenwert dann nach Erreichung des Zielgewichts in der Behandlung deutlich hervorgehoben werden muß. Reduktionsdiät *und* verhaltenstherapeutische Maßnahmen werden also zur selben Zeit angewendet, lediglich der Behandlungsschwerpunkt liegt bei Beginn eher bei der Einhaltung der Reduktionsdiät, er verschiebt sich mit zunehmender Behandlung verstärkt auf das Erlernen bestimmter Verhaltensweisen, damit die Gewichtsstabilität gesichert wird.

Die Symptombeseitigung ist − zumindest von der physiologischen Seite her − ein weitgehend gelöstes Problem. Fragen der Motivierung der Patienten und die Probleme der Abbrecherquote bleiben allerdings offen.

Die Möglichkeiten zur Symptomvermeidung sind dagegen noch Gegenstand von Diskussionen. FERSTER et al. (1962) entwickelten das Konzept des typischen adipösen Eßstils, der verhaltenstherapeutisch zu modifizieren sei, so daß eine Annäherung an den typischen Eßstil der Schlanken erfolgt. Darin wurde eine Möglichkeit zur Symptomvermeidung gesehen.

Wie in Kap. 8.3 schon dargestellt, fehlt jedoch eine empirische Grundlage für die Annahme dieser beiden charakteristischen Eßstile. Wenn sich also schlanke und adipöse Personen in der Art, wie sie ihre Nahrung aufnahmen, nicht beobachtbar unterscheiden, stellt sich die Frage, warum dennoch verschiedene Untersuchungen, die (rückschauend beurteilt) auf einen fiktiven, „schlanken Eßstil" trainiert haben, Erfolg hatten.

Eine Analyse dieser Studien zeigt schnell, daß wahrscheinlich nicht das Lernen von bestimmten konkreten Eßverhaltensweisen, wie langsam kauen, kleine Bissen hinunterschlucken etc. die bestimmenden Einflußgrößen waren. Diese Verhaltensregeln, die dem Patienten immer wieder nahegebracht werden, deren Einhaltung er beobachten und häufig auch in Tabellen schriftlich festhalten muß, können genauso unter dem Begriff der „Einübung in Selbstkontrolle" verstanden werden.

Wenn ein Patient lernen soll, langsamer zu essen, so muß nicht unbedingt die wirksame Variable darin gesehen werden, daß der Patient *tatsächlich* lernt, langsamer zu essen, sondern daß er durch diese Regel immer wieder angehalten wird, sein Verhalten zu beobachten und zu bewerten.

Auf diese Weise lernt er allmählich eine bewußte, kognitive Überwachung seines Eßverhaltens, er verlernt in gewisser Weise sein *spontanes* Appetitverhalten, welches nicht nur durch interne Signale, sondern auch durch Umweltreize beeinflußt wird.

Ein streng nach Plan durchgeführter Lebensmitteleinkauf, eine Einschränkung der Vorräte im Haus, das immer wieder bewußt durchgeführte Trennen von Nahrungsaufnahme und anderen (Neben-)Tätigkeiten und die vielen Hinweise, die den Essensvorgang selbst betreffen (nur vorab einkalkulierte Mengen auf den Teller legen, sich auf den Geschmack konzentrieren, jeden Bissen häufig kauen), alles dies sind Vorgaben, die einerseits jene appetitauslösenden Umweltreize reduzieren und andererseits das spontane Eßverhalten zu einem bewußten Verhalten umgestalten.

Die Parallele zum Eßverhalten der latent adipösen Probanden drängt sich geradezu auf. Somit läßt sich heute das Ziel der verhaltenstherapeutischen Behandlungen nicht als eine Verhaltensmodifikation auf einen „schlanken Eßstil" hin, sondern eher als ein Training in Selbstkontrolltechniken zur bewußten Steuerung der Nahrungsaufnahme definieren, so wie es von latent adipösen Probanden durch Selbstinitiative erreicht worden ist. Vielleicht können die verhaltenstherapeutischen Maßnahmen weiter intensiviert werden, wenn die Trainingsinhalte noch stärker und explizit auf dieses Ziel hin abgestellt werden.

Selbstkontrolle, definierbar als die Möglichkeit einer Person, sich bei konflikthaften Konsequenzen zugunsten der langfristig positiven Konsequenz zu entscheiden unter Inkaufnahme kurzfristig negativer Verstärker, ist ein Aspekt, der in der heutigen Gesellschaft eine zunehmende größere Bedeutung gewonnen hat. Denn die Notwendigkeit, zwischen konflikthaften Konsequenzverhältnissen entscheiden zu können oder zu müssen, setzt voraus, daß kurzfristig wirksame positive Konsequenzen häufig erreichbar sind. Gerade auf dem Nahrungsmittelbereich ist dies seit Ende des Zweiten Weltkriegs in ständig ansteigendem Ausmaß der Fall. Aber auch die Probleme des Umweltschutzes und des Energieverbrauchs sind als konflikthafte Konsequenzverhältnisse definierbar. Ebenso verlangt eine akademische Ausbildung zumeist von den Betroffenen, sich zugunsten der langfristig belohnenden Konsequenz zu entscheiden und dabei kurzfristige Einschränkungen zugunsten der zu erwartenden positiven Konsequenz hinzunehmen.

Sehr wahrscheinlich ist keine Lösung zu erwarten, wenn an den „guten Willen" oder eine „gestärkte Willenskraft" appelliert wird. Die geringe Wirksamkeit dieser oft eindrücklich formulierten Hinweise wurde tausendfach nach Therapeut-Patient-Gesprächen bestätigt.

Außer diesen Gesichtspunkten zur Zieldefinition einer psychologischen Behandlung der Adipositas bleiben natürlich besonders die Probleme der Motivierung von Patienten, eine Behandlung überhaupt zu beginnen, und die Probleme der oft sehr großen Abbrecherraten offen. Forschungsarbeiten zur Frage, mit welchen Mitteln adipöse Personen zu einer Gewichtsreduktion motiviert werden können, so daß sie bereit sind, ein langfristig angelegtes Programm zu beginnen, liegen nicht vor. Obgleich dieses Problem heute mindestens so wichtig erscheint wie die Erprobung effektiver Behandlungsmethoden, kann dazu noch nichts ausgesagt werden.

Ebenfalls sind erste Forschungsansätze, über testpsychologische Verfahren *vor* der Therapie aussagekräftige Prädiktoren für die Behandlungsprognose zu definieren, zunächst gescheitert. Im Zweigruppenvergleich zwischen erfolgreichen und nicht erfolgreichen Patienten lassen sich keine Einflußgrößen feststellen, die als typisch für eine der beiden Gruppen gelten können (RODIN et al., 1977; PUDEL, MÜHLE, WILLMS, 1980).

Das Problem der Abbrecherquote, das anders formuliert die Frage nach der *Kontinuität der Motivation* während einer einmal begonnenen Behandlung stellt, wird im folgenden, dem praxisorientierten Beitrag berührt.

9.4 Praktische Hinweise für die Therapie

Der Kreis derer, die in ihrer praktischen Arbeit mit dem Problem der Adipositas konfrontiert werden, ist groß. Diätassistenten, Verbraucherberater, Ernährungsberater, Ernährungswissenschaftler, praktische Ärzte, Internisten und Psychotherapeuten stehen häufig vor der Frage, wie sie im Einzelfall informierend, beratend oder behandelnd wirkungsvoll eingreifen können. Neben diesen Berufsgruppen sehen sich weitere Institutionen mit dem Problem der Adipositas indirekt konfrontiert: Die Krankenkassen und Rentenversicherungen, die die Folgen der Adipositas als ökonomischen Faktor in ihren Statistiken erkennen.

Schließlich dann, von der mehr entgegengesetzten Seite, hat die pharmazeutische und die diätetische Lebensmittelindustrie Zugang zu diesem Problem, indem Medikamente oder diätetische Lebensmittel als Hilfen zur Reduktion des Gewichts angeboten werden. Hingewiesen werden kann noch auf den Zeitschriften- und Buchmarkt, der sich auch zu einem nicht unerheblichen Teil den Problemen der „Dicken" widmet.

Trotz dieser breiten Aktivitäten, die bundesweit durch unterstützende Kampagnen des Bundesministeriums für Familie, Jugend und Gesundheit, der Bundeszentrale für gesundheitliche Aufklärung unterstützt werden, ist das Adipositasproblem sicher noch nicht eingedämmt, vielleicht noch nicht einmal eingegrenzt. Für den unvoreingenommenen Beobachter muß auffallen, daß von den verschiedenen Institutionen die Adipositas auf unterschiedlichste Weise „behandelt" wird. Die Frage muß gestellt werden, warum es kein verbindliches Konzept gibt.

So werden auf der einen Seite adipöse Patienten stationär mit Null-Diät behandelt, und jedes zunächst verlorene Kilogramm Körpergewicht ‚kostet' zwischen 500 und 1000 DM; so werden auf der anderen Seite Informationsschriften mit Kalorienfahrplan und Wiegeplan für einen Preis von wenigen Pfennigen an die Adipösen verteilt, in der Hoffnung, einen Erfolg zu erzielen. Dieser Widerspruch, der sich allein durch den Aufwand der finanziellen Mittel für den Einzelfall deutlich ergibt, scheint eine gewisse Ratlosigkeit zu dokumentieren.

Im folgenden soll ein praxisorientiertes Konzept vorgestellt werden, welches weder die enormen Kosten der Null-Diät beansprucht, andererseits aber auch nicht so „preiswert" durchzuführen ist, wie der Versand von schriftlichen Ratschlägen zum Abnehmen.

9.4.1 Welches Konzept ist zur Zeit realistisch?

Ausgehend von der Annahme, daß der Adipositas eine Störung der Appetit- und Sättigungsregulation zugrunde liegt, und bisher keine

Möglichkeiten erforscht oder gar empirisch überprüft sind, wie diese Regulationsstörungen ursächlich behoben werden können (falls sie einmal manifest sind), bleibt das vorläufige Ziel der Therapie, den adipösen Patienten zunächst abnehmen zu lassen, ihn während dieser Zeit und vor allem danach in Trainingsprogrammen mit jenen Kompensationstechniken vertraut zu machen, die von latent adipösen Personen bekannt sind.

Für die Erziehung von Kindern in Elternhaus und Schule sind aus diesem Konzept allerdings Richtlinien ableitbar, die im Sinne präventiver Maßnahmen eine Entstehung von Störungen des Eßverhaltens verhindern können. Dieser Aspekt muß — ebenfalls wie die Probleme der kindlichen Adipositas und deren Therapie — hier ausgeklammert bleiben.

In Kap. 1.5 wurde diskutiert, daß es wahrscheinlich unrealistisch ist anzunehmen, jeder adipöse Patient könne das „Tabellen-Normalgewicht" erreichen. Das Ziel der Gewichtsabnahme sollte daher individuell festgesetzt und jede Gewichtsabnahme dann als Erfolg betrachtet werden, wenn sie langfristig gehalten werden kann.

- *Erstes Ziel:* Größtmögliche, aber individuell festgelegte Gewichtsabnahme unter dem Gesichtspunkt langfristiger Erhaltung.
- *Zweites Ziel:* Gewichtskonstanz durch Erlernen von Techniken, die zu einem kontrollierten Eßverhalten beitragen.

9.4.2 Wer soll Adipositastherapie durchführen?

Wenngleich sich verhaltenstherapeutische Methoden als wirksam erwiesen haben, muß der Kreis der potentiellen Therapeuten nicht auf ausgebildete *Verhaltens*therapeuten beschränkt bleiben. Diese Techniken, soweit sie wirkungsvoll sind, beschränken sich auf Maßnahmen, die durchaus erlernt werden können, sie beschränken sich auf mehr organisatorische Bedingungen, die durch ihre vielfältige Wiederholung eine Kontrolle des eigenen Eßverhaltens erlernen lassen. Die Therapieschritte, die von Verhaltenstherapeuten erarbeitet wurden, liegen schriftlich vor. Der Therapeut sollte die wesentlichen ernährungs*psychologischen* Informationen besitzen, um den Sinn dieser Verhaltensregeln zu erkennen. Die in diesem Buch dargestellten Resultate der Forschung sowie die wichtigsten Lernprinzipien sollten dieses Verständnis fördern.

Programme mit den angesprochenen Verhaltensregeln (STUART, DAVIS, 1972) sind inzwischen auch im deutschen Sprachraum vorgelegt worden (HAUTZINGER, 1978; MOHL et al., 1977; WANDER, 1976; KAPPUS, 1979a).

In diesen für den Patienten bestimmten Unterlagen ist aber kaum eine Begründung der Verhaltensregeln und deren theoretischer Hintergrund abgehandelt. Eine Adipositastherapie kann also jemand durchführen, der sich mit dem verhaltenswissenschaftlichen Hintergrund und den wesentlichen Prinzipien der Reduktionsdiät vertraut gemacht hat. Wichtig erscheint, daß die erreichbaren Erfolge realistisch gesehen werden, damit vorschnelle Resignation verhindert wird. Wesentlich ist weiter, daß ein potentieller Therapeut nicht die Übergewichtigkeit als das Problem des *Patienten* ansieht, welches jener „schuldhaft" (wegen Willensschwäche oder ähnlicher diskriminierender Persönlichkeitseigenschaften) selbst verursacht hat, sondern daß die psychologische Situation erkannt wird, in der der Übergewichtige steht. Der potentielle Therapeut sollte weiter erkannt haben, daß Verhaltenstherapie sich nicht darin erschöpft, den adipösen Patienten mit Ratschlägen zu versorgen, die auf ein bestimmtes Verhalten abzielen. Er sollte vielmehr in Kenntnis der wesentlichen Lernprinzipien wissen, mit welchen methodischen Hilfen er den Patienten unterstützen kann, damit die Verhaltensregeln auch tatsächlich verhaltensbestimmend werden können.

Selbstverständlich muß sein, daß jeder nicht-ärztliche Therapeut die geplanten Maßnahmen für seine Patienten vor und während der Behandlung mit deren Ärzten abspricht und eine laufende ärztliche Überwachung sicherstellt.

9.4.3 Wie sollte Adipositastherapie durchgeführt werden?

Generell bietet sich an, eine Behandlung von adipösen Personen in Gruppen, die sich wöchentlich treffen, durchzuführen. Einerseits ist diese Organisationsform bei Patienten beliebter, andererseits bietet die Gruppe (6 bis maximal 12 Teilnehmer) eine Fülle sozialpsychologischer Vorteile, die den Therapieerfolg fördern:

- Die Erfahrung, daß andere Personen ähnliche Probleme haben.
- Austausch von gegenseitiger Erfahrung und Korrektur der eigenen Meinung.
- Relativierung persönlicher Erfolge und Mißerfolge am Gruppendurchschnitt.
- Verstärktes Engagement zur Behandlung durch Gruppenzugehörigkeit.
- Geringere Zentrierung auf den Therapeuten.
- Verhaltensbestimmende Aspekte der Gruppennorm (sozialer Druck).
- Möglich: Persönliche Bekanntschaften außerhalb der Therapiesitzung.
- Möglich: Planung weiterer Gruppenaktivitäten außerhalb der Therapiesitzung.
- Möglich: Interventionen der Gruppenmitglieder bei „Therapieabbrechern".
- Möglich: Entlastung des Therapeuten durch Überführung in eine Selbsthilfegruppe.

Die wöchentlichen Treffen sind besonders unter dem Aspekt der Kontingenzverhältnisse zu sehen: Wenn in Sitzungen regelmäßig das Gewicht bestimmt wird, liegen belohnende oder bestrafende Konsequenzen in relativ kleiner Distanz. Mit 14tägigen Treffen werden höhere Abbrecherquoten und geringere Therapieerfolge erzielt.

9.4.4 Welche Diät während der Reduktionsphase?

Diese Frage ist zunächst einfach zu beantworten. Natürlich eine solche Diät, die der Patient ohne subjektiv empfundene Einschränkungen längere Zeit durchhalten kann. Und: Eine solche Diät, bei der schon begonnen werden kann, das Eßverhalten in geeigneter Weise umzulernen. Damit scheiden alle einseitigen Kostformen aus, da sie eine unübliche Ernährungsweise nahelegen, die zwangsläufig nach kürzerer Zeit wieder modifiziert werden muß.

Geeignet sind alle Formen der kalorienreduzierten Mischkost, die auf die subjektiven Geschmacks- und Ernährungspräferenzen des Patienten Rücksicht nehmen. Dieser Gesichtspunkt erscheint wichtiger als jener kleine Vorteil, der sich aus physiologischen Gründen für eine bestimmte Diät ergeben würde. Ein Patient, der kohlenhydrathaltige Nahrungsmittel bevorzugt, sollte sich eine mehr kohlenhydratbetonte Kost zusammenstellen. Ein Patient, der eher fettreiche Nahrungsmittel bevorzugt, sollte eine fettbetonte Kost erhalten. Das abendliche Bier eines adipösen Patienten und der Kuchen während des wöchentlichen Kaffeekränzchens einer adipösen Patientin sollten — wenn auch in ihrer Quantität reduziert und im Ernährungsplan miterfaßt — nicht gestrichen werden. Gerade der Gedanke, daß bestimmte Nahrungsmittel in manchen Situationen eine psychosoziale Funktion haben, sollte deutlich gesehen werden, nicht zuletzt auch im Hinblick auf die Tendenz des Therapieabbruchs, wenn durch Streichung dieser Nahrungsmittel auch ein psychosozialer Verstärker entfällt.

Die klinische Erfahrung zeigt, daß sich viele Patienten spontan bestimmte Nahrungsmittel – zumeist solche, die sie gerne essen – während der Diät verbieten. Sie operieren mit Gebots- und Verbotslisten, wobei z. B. Magerquark, Mineralwasser, Salat oder Gurken auf der Gebotsliste, Schokolade, Wein, Kuchen oder Brötchen auf der Verbotsliste stehen. Damit bringt sich der Patient selbst in eine Überforderungssituation, die kurz über lang dazu führt, daß das Bedürfnis nach den verbotenen Nahrungsmitteln so gesteigert wird, daß die Zielvorstellung nicht eingehalten werden kann. Dann resultiert zumeist ein unkontrolliertes Essen, gestützt durch die Einstellung „Jetzt ist es auch egal". Im Sinne der Verhaltensformung (vergl. Kap. 9.2.2d) sollte die Reduktion gerngegessener, aber hochkalorischer Nahrungsmittel allmählich erfolgen. Zunächst jedenfalls ist es günstiger, wenn gerade diese Nahrungsmittel auch während des Diätbeginns weitergegessen werden. Einsparungen können im Anfang auch viel einfacher bei jenen Speisen und Getränken vorgenommen werden, die nicht zu den Lieblingsgerichten des Patienten zählen. Doch diese Methode muß ausführlich besprochen werden, da sie der landläufigen Einstellung von einer *Diät* zu widersprechen scheint.

Der Patient wird sich also selbst einen Ernährungsplan — unterstützt durch den Therapeuten und die Gruppe — zusammenstellen, der kalorienreduziert ist. Dabei taucht die Frage auf, welche Empfehlungen hier zur Kalorienzahl gegeben werden können.

Eine feste Kaloriengrenze, z. B. eine 1000 kcal-Diät, hat sich häufig als ungünstig erwiesen:

- Eine feste Grenze berücksichtigt nicht die interindividuellen Unterschiede des Energieumsatzes.
- Eine Kontrolle über die Einhaltung dieser Kaloriengrenze ist problematisch.

9.4.5 Wie kann die Einhaltung der Diät vereinfacht werden?

Diese Frage geht davon aus, daß die Einhaltung einer Diät die erwünschte Gewichtsabnahme zwangsläufig mit sich bringt. Doch dies ist in der Regel aus mancherlei Gründen nicht immer der Fall. Ein Patient kann völlig überzeugt und nachhaltig versichern, genau 1000 kcal täglich aufgenommen zu haben — doch sein Gewicht ist sogar leicht angestiegen. Solche Situationen streben sehr häufig auf einen Patient-Therapeut-Konflikt zu, wenn der Therapeut nun versucht, anhand „physiologischer Fakten" den Wahrheitsgehalt der Patientenaussage zu erschüttern. Möglicherweise hat dieser wirklich falsch in den Tabellen nachgesehen, hat sich verrechnet oder manche Nahrungsmittel einfach vergessen aufzuschreiben. Doch er weiß es nicht und kann es auch deshalb nicht glauben. Darüber hinaus kann nicht davon ausgegangen werden, daß alle Patienten bei einer festen Kaloriengrenze eine vergleichbare Gewichtsabnahme haben. Konstitutionelle Unterschiede und Differenzen in der körperlichen Aktivität führen zu interindividuell unterschiedlichen Reduktionsquoten.
Daher hat sich die Methode bewährt, die nicht auf die *Einhaltung der Diät*, sondern auf die Erreichung des *geplanten Gewichtsverlusts* abhebt. Die Angaben des Patienten über eine durchschnittliche Kalorienaufnahme brauchen auch dann nicht mehr in Frage gestellt zu werden. Allein der festgestellte Gewichtsverlust bzw. -anstieg ist *das* Kriterium, welches bestimmt, ob in der kommenden Woche weniger, gleichviel oder mehr gegessen werden muß.

Dabei hat sich aus didaktischen Gründen bewährt, die Kalorienzufuhr nicht in Kalorieneinheiten zu registrieren. Einerseits hat der Patient mit vierstelligen Additionsaufgaben zu tun (eigentlich müßte er inzwischen auf Joule „umgestiegen" sein und mit fünfstelligen Zahlen operieren), andererseits täuschen Kalorienangaben eine Genauigkeit vor, die durch die Angaben in konventionellen Tabellen nicht gewährleistet ist. Besonders auch für Patienten, denen Kalorienrech-

nen bisher nicht vertraut war, ist ein vereinfachtes System entwickelt
worden: Die Kontrolle der Energiezufuhr über *Bausteine.*

Da für eine Reduktionsdiät die gesamte Energieaufnahme (gleich ob
durch Fette, Kohlenhydrate, Eiweiß oder Alkohol) ausschlaggebend
ist, wird der Energiegehalt von Nahrungsmitteln durch *Energiebausteine* (1 Baustein entspricht 100 kcal [418 kJ]) symbolisiert. Diese
Energiebausteine können Tabellen entnommen werden (KAPPUS,
1979a) oder – um ein Erlernen des Energiegehalts von Nahrungsmitteln zu unterstützen – vom Patienten selber in Tabellen eingezeichnet oder durch Aufkleber direkt auf der Verpackung von Nahrungsmitteln angebracht werden. Es ist unter lernpsychologischem
Gesichtspunkt recht eindrucksvoll, wenn z.B. auf einer Tafel Schokolade 6 rote Energiebausteine kleben (die Farbe rot wurde hier im
Sinne ihrer üblichen Verwendung als Warnfarbe gewählt).

Unberücksichtigt von der Nährstoffrelation in einem Lebensmittel
bezeichnen Energiebausteine also nur die Gesamtenergie. Daneben
werden völlig entsprechend noch *Eiweißbausteine* (1 Baustein entspricht 10 g Eiweiß) verwendet, die ebenfalls in Tabellen gelistet sind
und/oder eingezeichnet oder geklebt werden.

Die Aufgabe des Patienten besteht nun darin, täglich eine einfache
Summe seiner Energiebausteine und Eiweißbausteine zu bilden, wo-
bei die einfache Regel heißt: Soviel *Eiweiß*bausteine und sowenig
*Energie*bausteine wie möglich.

Die Bilanz der Bausteine wird täglich notiert, die Richtzahl der Bausteine für die nächste Behandlungswoche richtet sich nach der Gewichtsentwicklung der vergangenen Woche. Die Anzahl der Eiweißbausteine ist auf mindestens 6 festgelegt; zu Beginn werden für weibliche (männliche) Patienten 10 (15) Energiebausteine empfohlen,
jedoch mit dem Hinweis, daß dies „nur ein Anhaltspunkt" ist. Wenn
in der kommenden Woche der Patient berichtet, durchschnittlich 11
Energiebausteine aufgenommen zu haben, sein Gewicht aber stagniert, wird die Planung für die kommende Woche z. B. auf 8 Bausteine festgelegt. Diskussionen darüber, ob er *wirklich* nur 11 Energiebausteine aufgenommen hat, entfallen nun. Vielleicht hat er sein
Frühstücksbrot mit Margarine und Wurst als einen Energiebaustein
gezählt — es ist unerheblich, er wird es weiter als einen Energiebaustein zählen, jedoch läuft jetzt seine Tagesanzahl auf 8, er muß an
anderer Stelle einsparen.

Energiebausteine sind damit (auch wenn sie zunächst etwa 100 kcal entsprechen) zu mehr oder weniger „arbitrary units" (willkürliche Einheiten) geworden, die eine ständige, wöchentliche Anpassung der Energieaufnahme an die Gewichtsentwicklung erlauben.

Es sollte nochmals deutlich gesagt werden (nicht zuletzt wegen der Kritik mancher „kalorienbewußter" Ernährungswissenschaftler), daß es sich hierbei um ein pädagogisches Konzept handelt, welches — ganz sicher für kalorienunerfahrene Patienten — eine größere Praktikabilität besitzt, ein mehr beiläufiges assoziatives Erlernen des Energiegehaltes der Nahrungsmittel ermöglicht, beschriebene Konflikte zu vermeiden hilft und in seiner Genauigkeit für die Praxis sicher ausreicht.

9.4.6 Wie lange soll behandelt werden?

Unabhängig von der gesamten Behandlungszeit muß schon vorab geplant und mit dem Patienten besprochen sein, daß die Behandlung in eine *Reduktionsphase* und eine *Stabilisierungsphase* geteilt wird, wobei die Stabilisierungsphase mindestens doppelt so lange dauern sollte wie die Periode der Gewichtsabnahme.

Für die Gewichtsreduktion werden sicher 3 Monate angesetzt werden müssen, daraus ergeben sich 6 Monate Nachbehandlung, also insgesamt 9 Monate Gesamtbehandlung. Dies erscheint als eine sehr lange Zeit, doch bisherige Resultate weisen immer wieder darauf hin, daß ohne intensive unterstützende Nachbehandlung nicht mit langfristigen Erfolgen zu rechnen ist.

9.4.7 Wieviel soll abgenommen werden?

FORD et al. (1977) haben zu dieser Frage 235 adipöse Frauen befragt und festgestellt, daß nur 27% der Patienten, die zum ersten Mal ein Behandlungsprogramm beginnen, realistische Vorstellungen über die möglichen wöchentlichen Gewichtsabnahmen haben. Die Autoren bemerken, daß aufgrund unrealistischer Vorstellungen die Patienten eine Therapie abbrechen, obschon sie realistische Erfolge hatten, die sie selbst aufgrund ihrer Erwartungen als Mißerfolge bewerteten. Auch auf die Anzeigentexte der „Schlankheitsindustrie" muß hier verwiesen werden, die mit durchweg unrealistischen Gewichtsverlusten, die selbst durch eine Null-Diät nicht erzielbar wären, die Erwartungen der Patienten aufrechterhalten (oder vielleicht sogar begründet haben).

Das Anspruchsniveau scheint somit eine sehr wichtige Größe zu sein, die auch die Abbrecherquote determiniert. Daher sollte zu Beginn einer Behandlung immer eine ausführliche Besprechung des möglichen Gewichtsverlusts erfolgen, die zu einer realistischen Einstellung führt, die zwischen 0,5 und maximal 1 kg Gewichtsabnahme in der Woche liegt.

Bei dem oben angegebenen Zeitrahmen von drei Monaten für die Reduktionsphase ist im Durchschnitt von einem Gewichtsverlust von 10 kg für eine Behandlungsperiode auszugehen. Zahlreiche Verlaufsbeobachtungen bestätigen diese Grenzzahl als sinnvolle Zielgröße, da zumeist nach einer 10 kg Gewichtsreduktion die Schwierigkeiten wesentlich zunehmen (Plateaubildung trotz verminderter Energiezufuhr, erheblich reduzierte Geschwindigkeit der Gewichtsabnahme, etc.). Es scheint zweckmäßiger zu sein, nach 10 kg zunächst mit dem Stabilisierungsprogramm zu beginnen, als die Reduktion weiter fortzusetzen. Danach dann kann mit einer neuen Behandlungsperiode begonnen werden, falls der Patient weiterhin motiviert ist.

Auf Dauer können größere Gewichtsabnahmen mit einer kalorienreduzierten Mischkost, die die notwendige Eiweißmenge garantiert, nicht erzielt werden, es sei denn, der Patient kann seinen Energieumsatz durch intensivierte körperliche Bewegung erheblich steigern. Es hat sich aus pädagogischen Gründen als wirksam erwiesen, den Patienten mit der Formel „1 kg Fettgewebe entspricht 6000–7000 kcal" vertraut zu machen, damit er selbst rechnerisch nachvollziehen kann, welche Gewichts*abnahmen*, aber auch welche Gewichts*zunahmen* in einer Woche theoretisch überhaupt möglich sind.

9.4.8 Welche Rahmenbedingungen sind geeignet?

Wenn Patienten zu einer Behandlung unter dem langfristigen Aspekt bereit sind, sie die Teilnahme an einer Gruppe akzeptiert haben, dann sollte von ihnen zunächst eine *Kaution* erhoben werden, deren

Rückerstattung an regelmäßige Teilnahme gebunden ist. Diese Maßnahme im Sinne der Fremdverstärkung hat sich als außerordentlich wirksam erwiesen, da die anfängliche Motivation, die gerade nach wenigen Sitzungen in eine gewisse „Behandlungsmüdigkeit" umschlagen kann, durch diese Rahmenbedingung aufgefangen wird. Somit wird diese Zeit überbrückt, bis dann durch Gruppenprozesse und größere Abnahmeerfolge eine mehr langfristig ausgerichtete Motivation gebildet wird.

HAGEN et al. (1976) bildeten 3 Behandlungsgruppen zu je 14 Patienten, die 20 bzw. 5 Dollar bzw. keine Kaution hinterlegen mußten. In der 20 Dollar-Gruppe schied 1 Patient, in der 5 Dollar-Gruppe schieden 6 und in der letzten Gruppe schieden 9 Patienten aus. Aufschlußreich waren auch die durchschnittlich erzielten Gewichtsabnahmen. Die *verbleibenden* Patienten in der Gruppe ohne Kaution nahmen doppelt so viel ab wie jene Patienten, die 20 Dollar Kaution zahlen mußten. Dies belegt deutlich, wie „gute" Resultate durch hohe Dropout-Quoten gefördert werden.

Der Therapeut sollte sich mehr in der Funktion eines Moderators für das Gruppengeschehen sehen. Er sollte die organisatorischen Voraussetzungen (Raum beschaffen, Waage bereitstellen, Gewichtskurven anlegen etc.) übernehmen und für spezielle Fragen zur Verfügung stehen, für die er, je nach seinem persönlichen Fachgebiet, auch andere Personen einladen kann (Mediziner, Ernährungsberater, Kosmetikerin, Gymnastiklehrerin etc.).

In jeder Gruppensitzung werden alle Patienten gewogen, das Gewicht auf Tabellen eingetragen und die Bedingungen angesprochen, die zu dem Gewichtsverlust bzw. -anstieg beigetragen haben.

Es hat sich bewährt, nur jeweils den in der letzten Woche erzielten Gewichtsverlust in der Gruppe zu „publizieren". So werden für alle Gruppenmitglieder vergleichbare Bedingungen geschaffen.

Über die mehr inhaltlichen Bedingungen dieser Gruppensitzungen informieren die schon zitierten Veröffentlichungen, die als Arbeitsmaterial für den Patienten zur Verfügung gestellt werden.

Zu den wichtigsten Maßnahmen zählen dabei:

- Protokollphase über die Kalorienaufnahme und die begleitenden Situationen (Verhaltensanalyse und Selbstbeobachtung).
- Fragebogen zur Festellung der Motivation des Patienten (Ziel: sich selbst klarwerden, warum man das Gewicht reduzieren will).

- Festlegung des erreichbaren Zielgewichts (unter besonderer Berücksichtigung eines möglicherweise überhöhten Anspruchsniveaus) und der Behandlungsdauer.
- Planung der Energieaufnahme für jeweils eine Woche im voraus.
- Besprechung der Verhaltensregeln und ihrer verhaltenswissenschaftlichen *Grundlage* (wie z. B. Einkaufsplanung, Vorratshaltung, Nahrungszubereitung, Eßverhalten, Bewegungssteigerung, Belohnungsprogramme etc.).
- Diskussion über die Erfahrungen mit diesen Verhaltensregeln.
- Besprechung der problematischen Situationen (Essen am Arbeitsplatz, Einladungen, Urlaub etc.).
- Planung von Gegenmaßnahmen (Vorschläge werden in den Programmen gemacht und durch die Gruppe ergänzt).
- Gegenseitiger Erfahrungsaustausch und Unterstützung bei individuellen Problemen (z. B. Gewichtsstagnation).
- Organisation von Gruppenunternehmungen (Ausflüge, Einladungen von Referenten, gemeinsames Schwimmen, Kosmetikkurse, Gymnastikkurse, weitere Veranstaltungen nach Angeboten der örtlichen Volkshochschulen etc.).

Während der Stabilisierungsphase haben dann besonders gruppenbezogene Aktivitäten einen Vorrang. Fester Bestandteil der Gruppensitzungen sollten aber zunächst (für etwa 20 min) Gespräche über die Verhaltensregeln sein. Diese werden immer wieder thematisiert, ihre Einhaltung besprochen, zusätzliche Regeln erdacht, damit die dadurch erzeugte kontrollierende Überwachung des eigenen Eßverhaltens zu einem gewohnheitsmäßigen Verhalten wird.
Darüber hinaus können und sollten gerade in der Phase der Gewichtsstabilisierung auch Themen angesprochen werden, die keinen unmittelbaren Bezug zum Essen haben. Erfahrungsgemäß ist die Phase der Gewichtsreduktion zunächst deutlich durch den gegenseitigen Austausch von Kochrezepten und Ernährungstips gekennzeichnet, was im Hinblick auf die Gewichtsreduktion auch erwünscht ist. In der nachfolgenden Phase der Gewichtsstabilisierung sollte dagegen mehr unter dem Gesichtspunkt des veränderten Eßverhaltens über die sozialen Bedingungen des Essens gesprochen werden. Besonders eignen sich auch hier mehr allgemeine Themen (familiäre Aspekte, Freizeitverhalten, Fernsehsendungen, Tagesthemen etc.),

die die Gruppensitzungen mehr zu einem sozialen „Ereignis" gestalten. Eine fortgesetzte Diskussion von Rezeptvorschlägen und Küchentechniken kann sich durchaus als therapiehemmend erweisen, da sie „appetitfördernd" wirken und ein „richtiges Essen" nach der Therapiesitzung provozieren.

9.4.9 *Gibt es typische psychologische Probleme?*

Zu den typischen Problemen zählt die fluktuierende Motivation der Gruppenteilnehmer, die zwischen Resignation und einem gewissen Übereifer schwanken kann. Dies wird jedoch durch die Gruppe schon relativ ausgeglichen. Resignation und Begeisterung sind in der Regel eine direkte Folge der Gewichtsentwicklung. Hier sollte bedacht werden, daß die belohnenden Konsequenzen, die vom Therapeuten veranlaßt werden, nicht zu eng an die Gewichtsabnahme gekoppelt sind. Das Erscheinen zur Gruppensitzung (trotz einer Gewichtszunahme); der berichtete Verzicht auf mehrere Gläser Wein bei einer Einladung (auch wenn 2 oder drei getrunken wurden); die Angabe eines Patienten, nun keine Süßigkeiten mehr im Haus zu haben (auch wenn kaum abgenommen wurde in dieser Woche); dies sind wichtige Momente, die vom Therapeuten deutlich verstärkt werden sollten, da hierdurch im Sinne der Verhaltensformung (vgl. Kap. 9.2.2 d) die Tendenz zum erwünschten Verhalten bekräftigt werden kann.

Ein zweites typisches Problem stellt sich dadurch, daß sehr viele der adipösen Personen den selbst erreichten Erfolg sich selbst aber nicht zuschreiben, obschon sie jeden Mißerfolg ihrem eigenen Versagen anlasten. So wird zumeist eine Gewichtsabnahme auf die Leistung des Therapeuten, der Gruppe oder auf die Methode zurückgeführt. Doch im Konzept der Selbstkontrolle ist es von besonderer Bedeutung, daß Selbstbelohnung (als verstärkende Konsequenz des erwünschten Verhaltens) möglich ist. Der Therapeut sollte daher diesen Gesichtspunkt ständig bedenken und in den Gruppensitzungen darauf hinwirken, daß Erfolge von den Patienten selbst als ihr eigener Beitrag, als ihr eigener Erfolg zur Beseitigung ihres Problems nicht nur gesehen, sondern auch erlebt werden.

In einigen, wenngleich seltenen Fällen kann sich durch die Gewichtsreduktion (obgleich sie erklärtermaßen erwünscht ist) dadurch eine problematische Situation ergeben, wenn positive Konsequenzen entfallen, die an das Symptom geknüpft waren. Das Symptom „Dicksein" hatte einen „Nutzen", der jetzt allmählich entfällt. So wird in wenigen Fällen erkennbar, daß z. B. der Ehemann die Bemühungen seiner Frau, an Gewicht abzunehmen, durch hochkalorische Mitbringsel unterläuft. Eine schlanke, attraktive Frau mindert sein emotionales Stabilitätsbestreben in der Ehe.

Aber auch für den Patienten selber kann das „Dicksein" in einem ambivalenten Konflikt gelegentlich mit einem „Nutzen" verbunden sein — im Sinne des sekundären „Krankheitsgewinns". In diesen Fällen bieten sich gesprächstherapeutische Maßnahmen im Einzelgespräch oder mit dem Partner zusammen an.

Das letzte typische Problem stellt sich für den Therapeuten, der immer wieder feststellen wird, daß in keiner Gruppe *alle* Patienten ihr Zielgewicht erreichen, ja, daß selbst unter diesen Behandlungsbedingungen der eine oder andere Patient an Gewicht leicht zunimmt.

Da heute keine Kriterien zur Hand sind, die verläßlich eine Prognose abgeben, welcher Patient mit Erfolg behandelt werden kann (PUDEL, MÜHLE, WILLMS, 1980), so muß diese Frage durch die Behandlung selber entschieden werden. Daher ist eine intensive Zuwendung zu jenen Patienten notwendig, die sich selbst zumeist als „Therapieversager" erleben. Diese Patienten, die den Mißerfolg so ganz durch ihre eigene Person erklären (nicht zuletzt auch darum, weil andere ja erfolgreich abnehmen konnten), benötigen ausführliche Gespräche darüber, daß es heute noch keine Behandlungsmethode gibt, die für alle eine Erfolgsgarantie bietet. Es sollte ihnen wirklich klargemacht werden, daß sie nicht selbst den Mißerfolg verursacht haben, sondern daß diese gewählte Behandlungstechnik nicht zum gewünschten Erfolg führen konnte.

In diesem Problem wird auch eines der vorrangigen Forschungsziele der nächsten Jahre gesehen. Die Fülle an beschriebenen Behandlungsmethoden ist sicher ausreichend, jedoch fehlen letztlich empirisch überprüfte Kriterien, die eine wirkungsvolle Zuordnung von bestimmten Patienten zu speziellen Behandlungsmethoden erlauben.

9.4.10 Was erreicht eine solche Behandlung?

Statt einer theoretischen Hochrechnung, die zwangsläufig zu optimistisch ausfallen muß, soll kurz eine empirische Studie angesprochen werden, die genau nach den dargestellten Gesichtspunkten durchgeführt wurde:

- Behandlung durch *angelernte Fachkräfte* (Psychologiestudentinnen ohne Therapiepraxis).
- Behandlungsrichtlinien durch schriftliche Unterlagen.
- 3monatige Phase der Gewichtsreduktion (selbstgewählte Mischkost, Kontrolle über Bausteinsystem, Kaution).
- 6monatige Stabilisierungsphase (Weiterführung des Verhaltenstrainings, Gruppenaktivitäten).

177 adipöse Patientinnen, die sich aufgrund einer Zeitungsmeldung zur Teilnahme entschieden hatten, wurden ausnahmslos in die Auswertung einbezogen. „Therapieabbrecher" wurden nicht definiert; Patienten, die sehr unregelmäßig kamen oder auch zu irgendeinem Zeitpunkt ausschieden, wurden mit ihrem zuletzt festgestellten Ge-

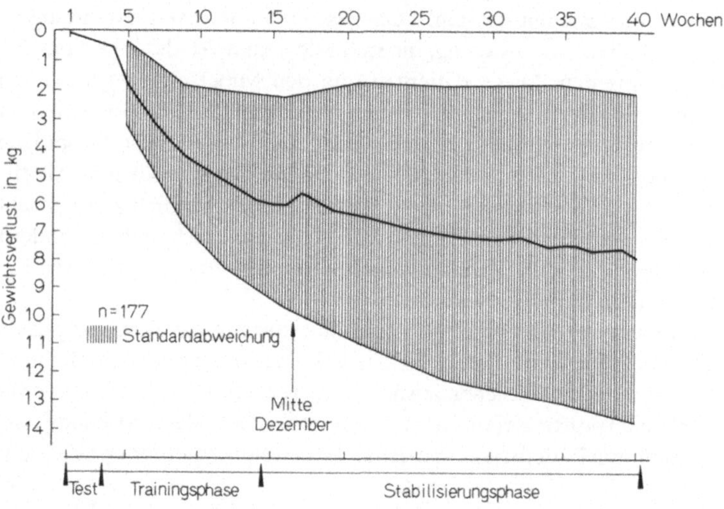

Abb. 24. Durchschnittliche Gewichtsabnahmen und Streubereich bei 177 Patienten während einer 40wöchigen Behandlungszeit

212

wicht „verrechnet". Daher ist das mitgeteilte Ergebnis nicht durch
eine bestimmte Definition des Therapieabbruchs beeinflußt, sondern
bezieht sich auf die Effektivität, die erreichbar ist, ausgehend von der
Anzahl, die sich zunächst überhaupt angemeldet hat.

Abb. 24 zeigt den Gewichtsverlauf der gesamten Gruppe über die
9monatige Behandlungszeit. In Abb. 25 ist der Gewichtsverlauf für
2 Gruppen getrennt dargestellt.

In Gruppe 1 sind vornehmlich auch jene Patienten enthalten, die in
anderen Untersuchungen als Therapieabbrecher definiert worden
wären. Bei den Daten der Gruppe 2 fällt auf, daß bei Patienten, die
zunächst mehr als 10 kg an Gewicht abnehmen konnten, auch während der Stabilisierungsphase, die ganz wesentlich auf Verhaltensänderungen ausgerichtet ist, eine kontinuierliche, wenn auch geringere,
Gewichtsabnahme stattgefunden hat. Bei Gruppe 1 wird eine Stagnation des Gewichts nach anfänglicher Abnahme des Gewichts
deutlich.

Eine Nachkontrolle der Patienten wurde 15 Monate nach Behandlungsbeginn vorgenommen. Es konnten alle Patienten der Gruppe 2
und 82% der Patienten aus Gruppe 1 ausfindig gemacht und besucht

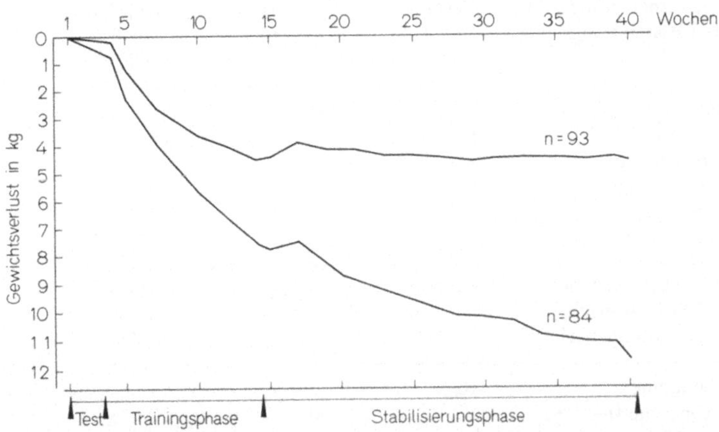

Abb. 25. Durchschnittliche Gewichtsabnahmen von Patienten, die während
der Trainingsphase weniger als 10 kg abnehmen konnten im Vergleich mit
Patienten, die mehr als 10 kg abnahmen oder ihr Normalgewicht (BROCA)
erreichten

werden. Tabelle 24 zeigt die bei den Hausbesuchen festgestellten Gewichte im Vergleich zu den Gewichtsreduktionen bei Ende der Behandlung.

Bezogen auf alle ursprünglichen Anmeldungen hat etwa die Hälfte aller Patienten (dauerhaft) mehr als 6 kg abnehmen können. 16% hatten zum Zeitpunkt der Nachkontrolle (15 Monate später) an Gewicht zugenommen, 37% hatten keinen bis sehr geringen Erfolg.

In Abbildung 24 fällt auf, daß trotz eines intensiven Behandlungsprogramms Bedingungen außerhalb der Therapie nicht ohne Einfluß bleiben. Die durch die Weihnachtszeit geförderte Gewichtszunahme ist deutlich erkennbar.

Weiter stellt sich die enorme Variabilität in den erzielten Gewichts-

Tabelle 24. Aufstellung der erzielten Gewichtsveränderung bei 177 adipösen Patienten bei Behandlungsende und 15 Monate nach Behandlungsbeginn. Bei 9,6% der Patienten konnte keine Nachkontrolle vorgenommen werden. Gruppe 1 erfaßt Patienten, die bei Ende der aktiven Behandlungsphase weniger als 10 kg abgenommen hatten. In Gruppe 2 sind solche Patienten erfaßt, die entweder mehr als 10 kg Gewichtsreduktion oder ihr Normalgewicht (nach BROCA) erreicht hatten. Es sind alle die Patienten einbezogen, die sich angemeldet hatten. „Therapieabbrecher" wurden nicht definiert.

Gewichtsveränderung bei Behandlungsende	Gesamt n = 177 (in %)	Gruppe 1 n = 93 (in %)	Gruppe 2 n = 84 (in %)
Zunahme	5	10	0
Abnahme 0–5,9 kg	36	55	14
6–10,9 kg	33	35	31
11–15,9 kg	16	0	35
16–20,9 kg	7	0	14
über 21 kg	3	0	6

Gewichtsveränderung 15 Monate nach Behandlungsbeginn	Gesamt n = 160 (in %)	Gruppe 1 n = 76 (in %)	Gruppe 2 n = 84 (in %)
Zunahme	16	26	7
Abnahme 0–5,9 kg	36	46	29
6–10,9 kg	30	25	34
11–15,9 kg	11	3	18
16–20,9 kg	3	0	5
über 21 kg	4	0	7

abnahmen (schraffierter Bereich) als Problem, insofern, als alle Probanden mit vergleichbaren Zielvorstellungen (0,5 bis höchstens 1 kg wöchentliche Gewichtsabnahme) konfrontiert waren. Mit regressionsanalytischer Technik wurde versucht, Variablen zu definieren, die als Erklärungsgrößen für diese große Streuung der Gewichtsverluste benutzt werden können.

Interessanterweise ergab sich eine klinisch bedeutsame Beziehung *nur* zwischen *Gewichtsverlust* und der *Teilnahmefrequenz* an den Gruppensitzungen; die unterschiedliche Teilnahmefrequenz (Dropouts) „erklärte" bis zu 50% der unterschiedlichen Gewichtsabnahmen. Die kausale Interpretation ist jedoch schwierig: Wurde viel abgenommen, weil häufig teilgenommen, oder gilt der umgekehrte Schluß? Wahrscheinlich liegt hier eine Wechselwirkung zugrunde. Doch eines zeigt dieser Befund deutlich: Wer nicht häufig an den Sitzungen teilnimmt oder gar zwischenzeitlich abbricht, erzielt einen geringeren Gewichtsverlust.

Das hier beschriebene Modell einer 9monatigen, umfassenden Adipositasbehandlung mit Reduktion- und Stabilisierungsphase, verhaltenstherapeutischen Elementen, der vereinfachten Energiekontrolle über Bausteine bei nicht standardisiert vorgegebener Diät ist bis 1982 bereits an mehr als 4000 Klienten im Bundesland Niedersachsen erprobt worden. In Veränderung der genannten Rahmenbedingungen werden die Behandlungsgruppen allerdings nicht durch professionelle Therapeuten betreut, sondern sie sind nach dem Modell von Selbsthilfegruppen (KAPPUS, 1981) organisiert.

Die Wirksamkeit dieses Behandlungsprogramms hat die meisten Krankenkassen motiviert, die Kosten zu übernehmen. Bei einer Abbrecherquote von unter 10% (was wahrscheinlich auf das Element der Selbsthilfe zurückzuführen ist, die eine stärkere Eigenbeteiligung und Einbindung in die Gruppe nahelegt) werden Gewichtsabnahmen bei maximal 50% der Teilnehmer von 10 Kilogramm erreicht. Aufgrund der 6monatigen Stabilisierungsphase zeigen Nachkontrollen nur geringe Gewichtszunahmen. Eine praxisnahe Beschreibung dieser Behandlungsmaßnahmen findet sich bei KAPPUS (1979b).

Für Patienten mit hochgradiger Adipositas oder vertieften psychischen Problemen, die durch die Übergewichtigkeit bedingt sind, wurde mit relativ gutem Erfolg ein Behandlungsmodell auf interdisziplinärer Basis entwickelt (KAHLKE, GROMUS, KOCH, 1981).

Diese Tendenzen einer mehr zielgruppenspezifischen Behandlungstechnik werden in Zukunft sicher helfen können, die Behandlung des Übergewichts zu verbessern. Gegenwärtig sollen und können die vorgelegten Resultate aber nicht als Hinweis verstanden werden, als sei das Problem der Adipositastherapie gelöst – ganz im Gegenteil. Sie zeigen aber, daß unter realistischen Voraussetzungen ein Ergebnis erzielbar ist, welches die therapeutische Mühe und die notwendigen Kosten lohnt. Wenn STUNKARD (1958) vor Jahren schrieb: „Die meisten Adipösen kommen nicht in Behandlung, und von denen, die kommen, nehmen die wenigsten ab, und von denen, die abgenommen haben, haben die meisten bald ihr Ausgangsgewicht wieder erreicht", so sollte diese Auffassung 20 Jahre später doch leicht modifiziert werden. Sicher gilt auch heute, daß viele adipöse Personen nicht zur Behandlung kommen. Dieses Problem der Motivation besteht unvermindert (PUDEL, 1981). Hier sollte ein Schwerpunkt weiterer Forschung liegen. Doch von den Personen, die zur Behandlung kommen, kann ein größerer Teil an Gewicht abnehmen, und der überwiegende Teil dieser Personen wird dieses reduzierte Gewicht auch über längere Zeit beibehalten können.

10 Literatur

ABRAHMS, J. E., ALLEN, G. J.: Comparative effectiveness of situational programming, financial pay-offs and group pressure in weight reduction. Behav. Ther. **5**, 391 (1974).

ABRAMSON, E. E.: A review of behavioral approaches to weight control. Behav. Res. Ther. **11**, 547 (1973).

ABRAMSON, E. E., WUNDERLICH, R. A.: Anxiety, fear and eating: A test of the psychosomatic concept of obesity. J. abnorm. Psychol. **79**, 317 (1972).

ALLON, N.: Fat is a dirty word: Fat as a sociological and social problem. In: HOWARD, A. (ed.): Recent Advances in Obesity Research, Vol. I. Proc. 1st Int. Congr. Obesity. London: Newman, 1975.

ALLPORT, G. W.: Entstehung und Umgestaltung der Motive. In: THOMAE, H. (Hrsg.): Die Motivation menschlichen Handelns. Köln–Berlin: Kiepenheuer & Witsch, 1966.

ANLIKER, J., MAYER, J.: An operant conditioning technique for the studying feeding and fasting in normal and obese mice. J. appl. Physiol. **8**, 667 (1956).

ANTONS-BRANDI, V.: Einstellungen zum Körpergewicht. Z. psychosomat. Med. **18**, 81 (1972).

APLEY, J., McKEITH, R.: The child and his symptoms, a psychosomatic approach. Oxford: Blackwell 1962.

ASHBY, W. A., WILSON, G. T.: Behaviour therapy for obesity: Booster sessions and long-term maintenance of weight loss. Behav. Res. Ther. **15**, 451 (1977).

ASHWELL, M., GARROW, J. S.: A survey of three control organisations in the UK. Nutrition **29**, 347 (1975).

ATKINSON, R. M., RINGUETTE, E. L.: A survey of biographical and psychological features in extraordinary fatness. Psychosomat. Med. **29**, 121 (1967).

BALCH, P., ROSS, A. W.: A behaviorally oriented didactic-group treatment of obesity: An exploratory study. J. Behav. Ther. exp. Psychiat. **5**, 239 (1974).

BANDURA, A.: Behavioral modification through modeling procedures. In: KRASNER, L., ULLMANN, L. P. (eds.): Research in Behavior Modification. New York: Holt, Rinehart, Winston 1965.

BASLER, H.-D., SCHWOON, D. R.: Methoden der Verhaltenstherapie bei Adipösen. Med. Klin. **68**, 1722 (1973).

BASTIAANS, J.: Psychiatrische Bemerkungen zu Problemen der Fettsucht und Magersucht. Psyche **16**, 615 (1962/63).

BELLACK, A. S.: A comparison of self-reinforcement and self-monitoring in a weight reduction program. Behav. Ther. **7**, 68 (1976).

BELLACK, A., ROZENSKY, R., SCHWARTZ, J.: Self-monitoring as an adjunct to a behavioral weight reduction program. Behav. Ther. **5**, 523 (1974a).

BELLACK, A. S., SCHWARTZ, J., ROSENSKY, R.: The contribution of external control to self-control in a weight reduction program. J. Behav. Ther. exp. Psychiat. **5**, 245 (1974b).

BERCHTOLD, P., BERGER, M., GREISER, E., DOHSE, M., IRMSCHER, K., GRIES, F. A., ZIMMERMANN, H.: Cardiovascular risk factors in gross obesity. Int. J. Obesity **1**, 219 (1977).

BERGER, M., BERCHTOLD, P.: Das sogenannte Idealgewicht. Dtsch. Med. Wschr. **103**, 1495 (1978).

BERGER, M., BERCHTOLD, P., GRIES, F. A., ZIMMERMANN, H.: Indications for the treatment of obesity. *In:* BJÖRNTORP, P. et al. (eds.): Recent Advances of Obesity Research: III, Libbey: London 1981.

BERGER, M., GRANZ, M., BERCHTOLD, P., KRÜSKEMPER, G. M., ZIMMERMANN, H.: Verlaufsuntersuchungen zum Langzeit-Effekt der Nulldiät. Dtsch. med. Wschr. **101**, 601 (1976).

BERNARD, J. L.: Rapid treatment of gross obesity by operant techniques. Psychol. Rep. **23**, 663 (1968).

BLOHMKE, M., DEPNER, R., KOSCHORRECK, B., STELZER, O.: Übergewichtigkeit bei berufstätigen Frauen in Abhängigkeit ausgewählter biologischer und sozialer Faktoren. Arbeitsmed., Sozialmed., Arbeitshygiene **7**, 190 (1969).

BLUNDELL, J. E. et al.: The CNS and Feeding. Group Report. In: SILVERSTONE, T. (ed.): Appetite and Food Intake. Berlin: Dahlem Konferenzen. 1976.

BOLLES, R. C.: Stress-induced overeating? A response to Robbins and Fray. Appetite **1**, 229 (1980).

BOLTE, R., GLEISS, J.: Fettsucht im Kindesalter. Kinder-Ärztl. Prax. **3**, 123 (1969).

BOOTH, D. A.: Satiety and appetite are conditioned reactions. Psychosom. Med. **39**, 76 (1977).

BORNSTEIN, P. H., SIPPRELLE, C. N.: Group treatment of obesity by induced anxiety. Behav. Res. Ther. **11**, 339 (1973).

BRANDON, S.: Eating disorders in a child population. Acta paed. Psychiat. **35**, 317 (1968).

BRANDON, S.: An epidemiological study of eating disturbances. J. Psychosomat. Res. **14**, 253 (1970).

BRAY, G. A.: The myth of diet in the treatment of obesity. Amer. J. clin. Nutr. **23**, 1141 (1970).

BRAY, G. A.: Peripheral metabolic factors in the regulation of feeding. In: SILVERSTONE, T. (ed.): Appetite and Food Intake. Berlin: Dahlem Konferenzen. 1976.

BRIGHTWELL, D. R.: One year follow-up of obese subjects treated with behavior therapy. Dis. nerv. Syst. **37**, 593 (1976).

BRIGHTWELL, D. R., CLANCY, J.: Self-training of new eating behavior for weight reduction. Dis. nerv. Syst. **37**, 85 (1976).

BRILLAT-SAVARIN, J. A.: The Physiology of Taste. (Transl. from French by FISHER, M. F.) New York: Knopf 1971.

BROBECK, J. R.: Food intake as a mechanism of temperature regulation. Yale J. biol. Med. **20**, 545 (1948).

BROBECK, J. R.: Food and temperature. Rec. Progr. Horm. Res. **16**, 439 (1960).

BROWNELL, K. D., STUNKARD, A. J., ALBAUM, J. M.: Evaluation and modification of exercise patterns in the natural environment. Am. J. Psychiat. **137**, 12 (1980).

BROZEK, J.: Book review: Build and blood pressure study. Hum. Biol. **32**, 320 (1960).

BRUCH, H.: Obesity in childhood. Amer. J. Dis. Childh. **59**, 739 (1940).

BRUCH, H.: Obesity in childhood and personality development. Amer. J. Orthopsychiat. **11**, 467 (1941).

BRUCH, H.: Psychiatric aspects of obesity in children. Amer. J. Psychiat. **99**, 752 (1943).

BRUCH, H.: The Importance of Overweight. New York: Norton 1957.

BRUCH, H.: Conceptual confusion in eating disorders. J. nerv. ment. Dis. **133**, 46 (1961a).

BRUCH, H.: Transformation of oral impulses in eating disorders: A conceptual approach. Psychiat. Quart. **35**, 458 (1961b).

BRUCH, H.: Thin-fat people. J. Amer. med. Wom. Ass. **28**, 187 (1973a).

BRUCH, H.: Eating Disorders. New York: Basic Books (1973b).

BUCHANAN, J.: Five years psychoanalytic study of obesity. Amer. J. Psychoanal. **33**, 30 (1973).

BULLEN, B. A., MONELLO, L. F., COHEN, H., MAYER, J.: Attitudes towards physical activity, food and family in obese and nonobese adolescents. Amer. J. clin. Nutr. **12**, 1 (1963).

BULLEN, B. A., REED, R. B., MAYER, J.: Physical activity of obese and nonobese adolescent girls appraise by motion picture sampling. Amer. J. clin. Nutr. **14**, 211 (1964).

BUNGARD, W., LÜCK, H. E.: Forschungsartefakte und nicht-reaktive Meßverfahren. Stuttgart: Teubner 1974.

BURNIGHT, R. G., MARDEN, P. G.: Social correlates of weight in an aging population. Milbänk Man. Fd. Quart. **45**, 75 (1967).

CABANAC, M.: Physiological role of pleasure. Science **173**, 1103 (1971).

CABANAC, M., DUCLEAUX, R.: Obesity: Absence of satiety aversion to sucrose. Science **168**, 469 (1970).

CABANAC, M., DUCLEAUX, R., SPECTOR, N.: Sensory feedback in regulation of body weight: Is there a ponderostat? Nature **229**, 125 (1971).

CABANAC, M., MINARE, Y., ADAIR, E.: Influence of internal factors on the pleasantness of gustative sweet sensation. Comm. Behav. Biol. Part A, **1**, 77 (1968).

CAHNMAN, W. J.: The stigma of overweight – six autobiographies (unveröffentl. Manuskript.). Rutgers University 1975.

CAMPBELL, R. G., HASHIM, S. A., VAN ITALLIE, T. B.: Studies of food-intake regulation in man. Responses to variations in nutritive density in lean and obese subjects. New Engl. J. Med. **285**, 1402 (1971).

CANNON, W. B.: Bodily Changes in Pain, Hunger, Fear, and Rage. New York: Appleton 1929.

CARLSON, A.: The Control of Hunger in Health and Disease. Chicago: University Press of Chicago 1916.

CATTELL, R. B.: Handbook for the 16-P-F-Questionnaire. Inst. Pers. Abil. Test., Champaign 1970.

CAUTELA, J. R.: Treatment of compulsive behavior by covert sensitization. Psychol. Rec. **16**, 33 (1966).

CHAPMAN, A. L.: An experiment with group conferences for weight reduction. Pub. Hth. Rep. **68**, 439 (1953).

CIOFFI, L. A., SPERNANZA, A.: Physiological and psychological components of the body weight control system in the obese. Bibl. nutr. Dieta **17**, 154 (1972).

CLOTZ, B., PUDEL, V.: Das Konzept der Externalität: Definition, Befunde, Erklärungswert. In: KAPPUS, W., PUDEL, V., et al. (Hrsg.): Möglichkeiten und Grenzen der Veränderung des Ernährungsverhaltens. Göttingen: AGEV 1981.

CONRAD, E. H.: The effect of social rejection upon hunger, food craving, food consumption and drive reduction value of eating of obese vs. normal individuals. Diss. Abstr. **30**, 4787 (1969).

DÄMMICH, E.: Die Bedeutung der vorgegebenen sichtbaren Nahrungsportion als Stopsignal für die spontane Nahrungsaufnahme. Unveröffentl. Diplom-Arbeit, Psychol. Inst., Göttingen 1977.

DAVIS, C. M.: Self-selection of diet by newly weaned infants. Amer. J. Dis. Childh. **36**, 651 (1928).

DECKE, E.: Effects of taste on the eating behavior of obese and normal persons. In: SCHACHTER, S.: Emotion, Obesity, and Crime. New York: Acad. Press 1971.

DECKE, E.: Unveröffentl. Daten, zitiert nach RODIN, J., 1975 (b).

DEUTSCHE GESELLSCHAFT FÜR ERNÄHRUNG (Hrsg.): Ernährungsbericht 1980. Frankfurt: DGE 1980.

DEUTSCHE GESELLSCHAFT FÜR ERNÄHRUNG (Hrsg.): Materialien zum Ernährungsbericht 1980. Frankfurt: DGE 1980.

DEUTSCHE GESELLSCHAFT FÜR ERNÄHRUNG (Hrsg.): Ernährungsbericht 1976. Frankfurt: DGE 1976.

DIAMENT, C., WILSON, G. T.: An experimental investigation of the effects of covert sensitization in an analogue eating situation. Behav. Ther. **6**, 499 (1975).

DIEHL, J.: Die Methodik der Ernährungsverhaltensforschung als mögliche Ursache für widersprüchliche Befunde. *In:* KAPPUS, W., PUDEL, V. et al. (Hrsg.): Möglichkeiten und Grenzen der Veränderung des Ernährungsverhaltens. Göttingen: AGEV 1981.

DINOFF, M., RICKARD, H. C., COLWICK, J.: Weight reduction through successive contracts. Amer. J. Orthopsychiat. **42**, 110 (1972).

DODD, D. K., STALLING, R. B., BEDELL, J.: Grocery purchases as a function of obesity and assumed food deprivation. Int. J. Obesity **1**, 43 (1977).

DRENICK, E. J.: The prognosis of conventional treatment in severe obesity. In: BJÖRNTORP et al. (eds.): Recent Advances in Obesity Research: III, Libbey: London 1981.

DRENICK, E. J., JOHNSEN, D.: Weight reduction by fasting and semistarvation in morbid obesity: long-term follow-up. Int. J. Obesity **2**, 123 (1978).

DYER, A. R., STAMLER, J., BERKSON, D. M., LINDBERG, H. A.: Relationship of relative weight and body mass index to 14-year mortality in the Chicago people Gas Company Study. J. Chronic Dis. **28**, 109 (1979).

ENGELHARDT, A.: Metabolische Aspekte der Fettsucht. Dtsch. med. Wschr. **97**, 161 (1972).

EVANS, F. A.: Treatment of obesity with low calorie diets: Reports of 121 additional cases. Int. Clin. **3**, 19 (1938).

EYSENCK, H.-J.: The Structure of Human Personality. London: Paul 1960.

EYSENCK, H.-J., RACHMAN, S.: The Causes and Cures of Neurosis. London: Routledge, Kegan, Paul 1965.

FAHRENBERG, J., SELG, H.: Das Freiburger Persönlichkeitsinventar: FPI. Göttingen: Hogrefe 1970.

FEINSTEIN, R., DOLE, V. P., SCHWARTZ, I. L.: The use of a formula diet for weight reduction of obese out-patients. Ann. intern. Med. **48**, 330 (1958).

FELLOWS, H. H.: Studies of relatively normal obese individuals during and after dietary restrictions. Amer. J. med. Sci. **181**, 301 (1931).

FERSTER, C. B., NURNBERGER, J. I., LEVITT, E. E.: The control of eating. J. Mathetics **1**, 87 (1962).

FERSTL, R., DE JONG, R., BRENGELMANN, J. C.: Verhaltenstherapie des Übergewichts. Schriftenreihe des Bundesministers für Jugend, Familie und Gesundheit. Stuttgart: Kohlhammer 1978.

FERSTL, R., JOKUSCH, U., BRENGELMANN, J. C.: Die verhaltenstherapeutische Behandlung des Übergewichts. Int. J. Hlth. Educ. **18**, 119 (1975).

FERSTL, R., KRAEMER, S. (Hrsg.): Abhängigkeiten. Fortschr. klin. Psychol. **9**, 1 (1976).

FORD, M. J., SCORGIE, R. E., MUNRO, J. F.: Anticipated rate of weight loss during dieting. Int. J. Obesity **1**, 239 (1977).

FOREYT, J. P. (ed.): Behavioral Treatments of Obesity. Oxford–New York–Toronto: Pergamon Press 1977.

FOREYT, J. P., HAGEN, R. L.: Covert sensitization: Conditioning or suggestion. J. abnorm. Psychol. **82**, 17 (1973).

FOREYT, J. P., KENNEDY, W. A.: Treatment of overweight by aversion therapy. Behav. Res. Ther. **9**, 29 (1971).

FOREYT, J. P., PARKS, J. T.: Behavioral controls for achieving weight loss in the severely retarded. J. Behav. Ther. exp. Psychiat. **6**, 27 (1975).

Foxx, R. M.: Social reinforcement of weight reduction: A case report on an obese retarted adolescent. Mental Retard. **10**, 21 (1972).

Freed, S. C.: Psychic factors in the development of obesity. J. Amer. med. Ass. **133**, 369 (1947).

Freyberger, H., Kark, B.: Gruppentherapie bei Fettsuchtskranken. Münch. med. Wschr. **100**, 268 (1958).

Frohwirth, R.: Introduction, p. 71. In: Foreyt, J. P. (ed.): Behavioral Treatments of Obesity. Oxford–New York–Toronto: Pergamon Press 1977.

Fuller, J. L.: Genetic aspects of regulation of food intake. Advanc. Psychosomat. Med. **7**, 2 (1972).

Garn, S. M.: The origins of obesity. Amer. J. Dis. Childh. **130**, 465 (1976).

Garn, S. M., Clark, D. C.: Trends in fatness and the origins of obesity. Pediatrics **57**, 443 (1976).

Garrow, J. S.: Energy Balance and Obesity in Man. Amsterdam–London: North-Holland 1974.

Garrow, J. S.: Infant feeding and obesity of adults. Bibl. Nutr. Dieta **26**, 29 (1978).

Garrow, J. S.: Thermogenesis and obesity in man. *In:* Björntorp, P. et al. (eds.): Recent Advances in Obesity Research: III, Libbey: London 1981.

Gates, J. C., Huenemann, R. L., Brand, R. L.: Food choice of obese and non-obese persons. J. Amer. diet. Ass. **67**, 339 (1975).

Gaul, G. J., Craighead, W. E., Mahoney, M. J.: Relation between eating rates and obesity. J. Consult. clin. Psychol. **43**, 339 (1975).

Gerson, A. C., Martin, D. G., Hawryluk, G. A.: Field-dependence in two different populations of obese and normal weight subjects. In: Howard, A. (ed.): Recent Advances in Obesity Research Vol. I. London: Newman 1975.

Glass, D. C., Lavin, D. E., Henchy, T., Gordon, A., Mayhew, P., Donohoe, P.: Obesity and persuasibility. J. Person. **37**, 407 (1969).

Glucksman, M. L.: Psychiatric observations on obesity. Advanc. Psychosomat. Med. **7**, 194 (1972).

Glucksman, M. L., Hirsch, J.: The response of obese patients to weight reduction: III. The perception of body size. Psychosomat. Med. **31**, 1 (1969).

Goldblatt, P. B., Moore, M. E., Stunkard, A. J.: Social factors in obesity. J. Amer. med. Ass. **192**, 1–39 (1965).

Goldman, R., Jaffa, M., Schachter, S.: Yom Kippur, Air France, dormitory food, and the eating behavior of obese and normal persons. J. Pers. Soc. Psychol. **10**, 117 (1968).

Gordon, T., Kannel, W. B.: Obesity and cardiovascular disease: the Framingham Study. Clin. Endocrind. Metab. **5**, 367 (1976).

Gormanous, G. K., Lowe, W. C.: Locus of control and obesity. Psychol. Rep. **37**, 30 (1975).

Gottschaldt, K.: Über den Einfluß der Erfahrung auf die Wahrnehmung, I. Psychol. Forsch. **8**, 261 (1926).

222

GOTTSCHALDT, K.: Über Personaphänomene. Intern. Z. Psychol. **157**, 163 (1954).

GRANDE, F.: Assessment of body fat in man. In: BRAY, G. A. (ed.): Obesity in Perspective. Department of Publ. Health, Education and Welfare. Washington: NIH (Pub. No. 75–708) 1974.

GRANT, M.: The group approach for weight control. Group Psychother. **4**, 156 (1951).

GRAY, H., KALLENBACH, D. C.: Obesity treatment: Results on 212 outpatients. J. Amer. diet. Ass. **15**, 239 (1939).

GRIES, F. A., BERCHTOLD, P., BERGER, M.: Adipositas. Berlin–Heidelberg–New York: Springer 1976.

GRINKER, J.: Behavioral and metabolic consequences of weight reduction. J. Amer. diet. Ass. **62**, 30 (1973).

GURR, M. I., KIRTLAND, J., PHILLIP, M., ROBINSON, M. P.: The consequences of early overnutrition for fat cell size and number: The pig as an experimental model for human obesity. Int. J. Obesity **1**, 151 (1977).

GUTEZEIT, G.: Die Einflußnahme psychischer Faktoren auf die Nahrungsaufnahme des Kindes. Referat DGE-Tagung, Frankfurt 1970.

HAGEN, R. L.: Group therapy versus bibliotherapy in weight reduction. Behav. Ther. **5**, 222 (1974).

HAGEN, R. L., FOREYT, J. P., DURHAM, T. W.: The dropout problem: Reducing attrition in obesity research. Behav. Ther. **7**, 463 (1976).

HALL, S. M.: Self-control and therapist control in the behavioral treatment of overweight women. Behav. Res. Ther. **10**, 59 (1972).

HALL, S. M.: Behavioral treatment of obesity: A two-year follow-up. Behav. Res. Ther. **11**, 647 (1973).

HALL, S. M., HALL, R. G., BORDON, B. L., HANSON, R. W.: Follow-up strategies in the behavioral treatment of overweight. Behav. Res. Ther. **13**, 167 (1975).

HALL, S. M., HALL, R. G., DE BOER, G., O'KULITCH, P.: Self and external management compared with psychotherapy in the control of obesity. Behav. Res. Ther. **15**, 89 (1977).

HALL, S. M., HALL, R. G., HANSON, R. W., BORDON, B. L.: Permanence of two self-managed treatments of overweight in university and community populations. J. Consult. clin. Psychol. **42**, 781 (1974).

HAMBURGER, W. W.: Emotional aspects of obesity. Med. Clin. N. Amer. **35**, 483 (1951).

HAMBURGER, W. W.: Psychological aspects of obesity. Bull. N.Y. Acad. Med. **33**, 771 (1957).

HANSON, R. W., BORDON, B. L., HALL, S. M., HALL, R. G.: Use of programmed instruction in the teaching self-management skills to overweight adults. Behav. Ther. **7**, 366 (1976).

HARMATZ, M. G., LAPUC, P.: Behavior modification of overeating in a psychiatric population. J. Consult. clin. Psychol. **32**, 583 (1968).

HARRIS, M. B.: Self-directed program for weight control: A pilot study. J. abnorm. Psychol. **74**, 263 (1969).

HARRIS, M. B., BRUNER, C. G.: A comparison of a self-control and a contract procedure for weight control. Behav. Res. Ther. **9**, 347 (1971).

HARRIS, M. B., HALLBAUER, E. S.: Self-directed weight control through eating and exercise. Behav. Res. Ther. **11**, 523 (1973).

HARTWIG, R.: Zum Einfluß der Energiedichte auf das subjektive Sättigungsgefühl. Göttingen: Med. Diss. in Vorbereitung.

HARVEY, H. L., SIMMONS, W. D.: Weight reduction: A study of the group method. Amer. J. med. Sci. **227**, 521 (1954).

HASHIM, S. A., VAN ITALLIE, T. B.: An automatically monitored food dispensing apparatus for the study of food intake in man. Fed. Proc. **23**, 82 (1964).

HASHIM, S. A., VAN ITALLIE, T. B.: Studies in normal and obese subjects with a monitored food dispensing device. Ann. N.Y. Acad. Sci. **131**, 654 (1965).

HATHAWAY, S. R., McKINLEY, J. C.: MMPI-Saarbrücken. Handbuch zur deutschen Ausgabe. Stuttgart-Bern: Huber 1963.

HAUTZINGER, M.: Beratung und Behandlung von Adipositas durch ein verhaltenstherapeutisches Programm. Med. Mschr. **31**, 397 (1977).

HAUTZINGER, M.: Verhaltenstraining bei Übergewicht, Salzburg: Müller 1978.

HAUTZINGER, M.: Klassische Verhaltenstherapie und ergänzende Maßnahmen zur Behandlung von Übergewicht. In: KAPPUS, W., PUDEL, V. et al. (Hrsg.): Möglichkeiten und Grenzen der Veränderung des Ernährungsverhaltens. Göttingen: AGEV 1981.

HECKHAUSEN, H.: Die Interaktion der Sozialisationsvariablen in der Genese des Leistungsmotivs. In: GRAUMANN, C. F. (Hrsg.): Handbuch der Psychologie, Bd. 7: Sozialpsychologie. Göttingen: Hogrefe 1972.

HELM, J.: Über Gestalttheorie und Persönlichkeitspsychologie. In: LERSCH, P., THOMAE, H. (Hrsg.): Handbuch der Psychologie, Bd. 4: Persönlichkeitsforschung und Persönlichkeitstheorie. Göttingen: Hogrefe 1960.

HELMS, W.: Zur Psychogenese der manifesten Adipositas auf der Grundlage der Persönlichkeitsstruktur latent adipöser Probanden. Unveröffentl. Diplom-Arbeit, Psychol. Inst. Göttingen, 1978.

HERMAN, C. P., MACK, D.: Restrained and unrestrained eating. J. Person. **43**, 647 (1976).

HERMAN, C. P., POLIVY, J.: Anxiety, restrained and eating behavior. J. abnorm. Psychol. **84**, 666 (1975).

HERMAN, C. P., POLIVY, J.: Stress-induced eating and eating induced stress (reduction?). Appetite **1**, 135 (1980).

HERRMANN, T.: Lehrbuch der empirischen Persönlichkeitsforschung. Göttingen: Hogrefe 1972.

HILL, S. W., McCUTCHEON, N. B.: Eating responses of obese and non-obese humans during dinner meals. Psychosomat. Med. **37**, 395 (1975).

HORAN, J. J., JOHNSON, R. G.: Coverant conditioning through a self-management application of the Premack principle: Its effect on weight reduction. Behav. Ther. exp. Psychiat. **2**, 243 (1971).

HORAN, J. J., BAKER, S. B., HOFFMAN, A. M., SHUTE, R. E.: Weight loss through variations in the coverant control paradigm. J. Consult. clin. Psychol. **43**, 68 (1975).

HOWARD, A., BRAY, G. A.: The age of obesity. Int. J. Obesity **1**, 1 (1977).

HUENEMANN, R. L., SHAPIRO, L. R., HAMPTON, M. C., MITCHELL, B. W.: A longitudinal study of gross body composition and body confirmation and their association with food and activity in a teen-age population. Amer. J. clin. Nutr. **18**, 325 (1966).

HUNT, E. E.: Epidemiological considerations. Advanc. Psychosomat. Med. **7**, 148 (1972).

HUNT, J. N., CASH, R., NEWLAND, P.: Energy density of food, gastric emptying and obesity. Lancet **8**, 905 (1975).

HUNT, J. N., STUBBS, D. F.: The volume and energy content of meals as determinants of gastric emptying. J. Physiol. **245**, 209 (1975).

INGRAM, D. H.: Psychoanalytic treatment of the obese person. Amer. J. Psychoanal. **36**, 127 (1976).

IVERSEN, T., JUEL-NIELSEN, N., QUAADE, F.: Psychogenetic obesity in children with special reference to Hilde Bruch's theory. Acta paediat. Scand. **41**, 574 (1952).

JACOBS, H., SHARMA, K.: Taste vs. calories: Sensory and metabolic signals in the control of food intake. Ann. N.Y. Acad. Sci. **157**, 1084 (1969).

JANDA, L. H., RIMM, D. C.: Covert sensitization in the treatment of obesity. J. abnorm. Psychol. **80**, 34 (1972).

JANKE, W.: Methoden der Induktion von Aktiviertheit. In: SCHÖNPFLUG, W. (Hrsg.): Methoden der Aktivierungsforschung. Stuttgart–Bern: Huber 1969.

JEFFREY, D. B.: A comparison of the effects of external control and self-control on the modification and maintenance of weight. J. abnorm. Psychol. **83**, 404 (1974).

JEFFREY, D. B.: Introduction, p. 299. In: FOREYT, J. P. (ed.): Behavioral Treatments in Obesity. Oxford–New York–Toronto: Pergamon Press 1977.

JEFFREY, D. B., CHRISTENSEN, E. R., PAPPAS, J. P.: Developing a behavioral program and therapist manual for the treatment of obesity. J. Amer. Coll. Hlth. Ass. **21**, 455 (1973).

JOKUSCH, U.: Bewertung einer Selbstkontrolltherapie des Übergewichts aufgrund langfristiger Nachkontrollen (unveröffent. Manuskript). München: Inst. Therapieforschung 1976.

JORDAN, H. A.: Voluntary intragastric feeding: Oral and gastric contributions to food intake and hunger in man. J. Comp. Physiol. Psychol. **68**, 498 (1969).

JORDAN, H. A.: Weight regulation in man – physiological and psychological factors. Obesity Bariat. Med. **2**, 42 (1973).

JORDAN, H. A., WIELAND, W. F., ZEBLEY, S. P., STELLAR, E., STUNKARD, A. J.: Direct measurement of food intake in man: A method for the objective study of eating behavior. Psychosomat. Med. **28**, 836 (1966).

JUNG, C. G.: Psychologische Typen. Zürich: Rascher 1921.

JUNG, F.: Appetitverhalten von Vorschulkindern unter experimenteller Kontrolle. Prax. Kinderpsychol. **22**, 167 (1973).

JUNG, F.: Untersuchungen zur Nahrungsaufnahme von Kindern und Neugeborenen unter besonderer Berücksichtigung psychischer Aktivierung. Math.-Nat. Diss., Univ. Göttingen 1975.

JUNG, J., PUDEL, V.: Zur Auswirkung von psychischer Aktivierung auf die Nahrungsaufnahme von Kindern. Prax. Kinderpsychol. **26**, 85 (1977).

KAHLKE, W., GROMUS, B., KOCH, U.: Erfahrungen mit dem Modell einer interdisziplinären Gruppentherapie bei Übergewicht. In: KAPPUS, W., PUDEL, V. et al. (Hrsg.): Möglichkeiten und Grenzen der Veränderung des Ernährungsverhaltens. Göttingen: AGEV 1981.

KALISH, R. A.: Psychosocial aspects of nutritional behavior; a comparative study. Proc. 7th Int. Congr. Gerontol. Wash. **2**, 70 1969.

KANFER, F. H.: The maintenance of behaviour by self-generated stimuli and reinforcement. In: JACOBS, A., SACHS, L. B. (eds.): Psychology of Private Events. New York – London: Academic Press 1971.

KANFER, F. H., PHILLIPS, J. S.: Lerntheoretische Grundlagen der Verhaltenstherapie. München: Kindler 1975.

KAPLAN, H. I., KAPLAN, H. S.: The psychosomatic concept of obesity. J. nerv. Ment. Dis. **125**, 181 (1957).

KARP, S. A., PARDES, H.: Psychological differentiation (field dependence) in women. Psychosomat. Med. **27**, 238 (1965).

KAPPUS, W.: Ich nehme ab. Deutsche Gesellschaft für Ernährung (Hrsg.). Frankfurt: DGE 1979a.

KAPPUS, W.: Gemeinsam geht es besser. ASG-Kleine Reihe Nr. 19 Göttingen: ASG 1979b.

KAPPUS, W.: Zur Durchführung und Effektivität von Selbsthilfegruppen zur Veränderung des Ernährungsverhaltens. In: KAPPUS, W., PUDEL, V. et al. (Hrsg.): Möglichkeiten und Grenzen der Veränderung des Ernährungsverhaltens. Göttingen: AGEV 1981.

KATHER, H., SIMON, B.: Ist Fettsucht eine Frage der Energieverwertung? Med. Klin. **75**, 734 (1980).

KATZ, D.: Hunger und Appetit. Leipzig: Barth 1932.

KEKWICK, A., PAWAN, G. L.: Calorie intake in relation to body weight changes in the obese. Lancet **II**, 155 (1956).

KENNEDY, W. A., FOREYT, J. P.: Control of eating behavior in an obese patient by avoidance conditioning. Psychol. Rep. **22**, 571 (1968).

KEYES, A., BROZEK, J., HERSCHEL, A., MICKELSON, D., TAYLOR, H.: The Biology of Human Starvation. Minneapolis: University of Minnesota Press 1950.

KEYS, J.: Obesity and heart disease. J. chron. Dis. **1**, 456 (1955).

KINDERMANN, F. W. K.: Experimentelle Untersuchungen zur kurzfristigen Sättigungskontrolle beim Menschen. Diss., Univ. Düsseldorf 1976.

KISSILEFF, H. R., KLINGSBERG, G., VAN ITALIE, T. B.: A universal eating monitor for continous recording of solid or liquid consumption in man. Amer. J. Physiol. **238**, 14 (1980).

KLAR, H.: Zur Prophylaxe der psychisch bedingten Fettsucht. Med. Welt **3**, 150 (1965).

KLEIN, B., STEELE, R. L., SIMON, W. E., PRIMAVERA, L. H.: Reinforcement and weight loss in schizophrenics. Psychol. Rep. **30**, 581 (1972).

KOTKOV, B.: Experiences in group psychotherapy with the obese. Psychosomat. Med. **15**, 243 (1953).

KOTKOV, B., GOODMAN, M.: The draw-a-person test of obese women. J. clin. Psychol. **9**, 362 (1953).

KOTKOV, B., MURAWSKI, B.: A Rorschach study of the personality structure of obese women. J. clin. Psychol. **8**, 391 (1952).

KRAUTH, J., LIENERT, G. A.: Die Konfigurationsfrequenzanalyse und ihre Anwendung in Psychologie und Medizin. Freiburg – München: Alber 1973.

KROTKIEWSKI, M., SJÖSTRÖM, L., BJÖRNTORP, P., CARLGREN, G., GARELLICK, G., SMITH, U.: Adipose tissue cellularity in relation to prognosis for weight reduction. Int. J. Obesity **1**, 417 (1977).

KRÜSKEMPER, G. M., SCHLEGEL, S.: Die Persönlichkeitsstruktur (MMPI) adipöser Frauen und ihre Bedeutung für die Initialphase der diätetischen Gewichtsreduktion. Inn. Med. **4**, 17 (1977).

KRUMBACHER, K., MEYER, J.-E.: Das Appetitverhalten des Gesunden unter emotionalem Streß. Z. Psychosomat. Med. **9**, 89 (1963).

KÜBLER, W.: Behandlung der Fettsucht im Kindesalter. Bibl. Nutr. Dieta **26**, 36 (1978).

KUNZ, K.: Wechselwirkungen zwischen Außenreizen, internen Regelmechanismen und Verhalten. In: KAPPUS, W., PUDEL, V. et al. (Hrsg.): Möglichkeiten und Grenzen der Veränderung des Ernährungsverhaltens. Göttingen: AGEV 1981.

KURLANDER, A. B.: Group therapy in reducing. J. Amer. Diet. Ass. **62**, 22 (1973).

LEITZMANN, C.: Biologische Grundlagen der Regulation von Hunger und Sättigung und ihr Einfluß auf die Nahrungsaufnahme. In: KAPPUS, W., PUDEL, V. et al. (Hrsg.): Möglichkeiten und Grenzen der Veränderung des Ernährungsverhaltens. Göttingen: AGEV 1981.

LE MAGNEN, J.: Interactions of glucostatic and lipostatic mechanisms in the regulatory control of feeding. In: Hunger – Basic Mechanisms and Clinical Implications. NOVIN, D., WYRWICKA, W., BRAY, G. (eds.). New York: Raven Press 1976.

LECKIE, E. V., WITHERS, R. F.: Obesity and depression. J. Psychosomat. Res. **11**, 107 (1967).

LEON, G. R.: Emotional arousal eating patterns, and body image as differential factors associated with varying success in maintenance a weight loss. J. Consult. clin. Psychol. **40**, 474 (1973).

LEON, G. R.: Current directions in the treatment of obesity. Psychol. Bull. **83**, 557 (1976).

LEON, G. R., ROTH, L.: Obesity: psychological causes, correlations and speculations. Psychol. Bull. **84**, 117 (1977).

LEVITZ, L. S., STUNKARD, A. J.: A therapeutic coalition for obesity: Behavior modification and patient self-help. Amer. J. Psychiat. **131**, 423 (1974).

LEWIN, K.: A Dynamical Theory of Personality. New York–London: McGraw Hill 1935.

LIEBERMEISTER, H.: Prognose der Fettsucht. Lebensvers. Med. **25**, 80 (1973).

LINTON, P. H., CONLEY, M., KUECHENMEISTER, C., McCLUSKY, H.: Satiety and obesity. Amer. J. clin. Nutr. **25**, 368 (1972).

LONDON, A., SCHREIBER, E. D.: A controlled study of the effects of group discussions and an anorexiant in outpatient treatment of obesity. Ann. intern. Med. **65**, 80 (1966).

MAHONEY, M. J.: Self-reward and self-monitoring techniques for weight control. Behav. Ther. **5**, 48 (1974).

MAHONEY, M. J.: The obese eating style: bites, beliefs, and behavior modification. Addict. Behav. **1**, 47 (1975a).

MAHONEY, M. J.: Fat fiction. Behav. Ther. **6**, 416 (1975b).

MAHONEY, M. J.: Kognitive Verhaltenstherapie. München: Pfeiffer 1977.

MAHONEY, M. J., MOURA, N. G., WADE, T. C.: Relative efficacy of self-reward, self-punishment, and self-monitoring techniques for weight loss. J. Consult. clin. Psychol. **40**, 404 (1973).

MAISCH, H.: Theoretical remarks on pathogenesis of misperception of hunger in obese children. In: Regulation of Hunger and Satiety. 7th Congr. Nutr. (Hamburg) **2**, 54 (1966).

MALETZKY, B. M.: „Assisted" covert sensitization: a preliminary report. Behav. Ther. **4**, 117 (1973).

MANN, G. V.: The influence of obesity on health. New Engl. J. Med. **291**, 178 + 226 (1974).

MANN, R. A.: The behavior-therapeutic use of contingency contracting to control an adult behavior problem: Weight control. J. app. Behav. Analys. **5**, 99 (1972).

MANN, R. A.: The use of contingency contracting to facilitate durability of behavior change: Weight loss maintenance. Addict. Behav. **1**, 245 (1976).

MANNO, B., MARSTON, A. R.: Weight reduction as a function of negative covert reinforcement (sensitization) versus positive covert reinforcement. Behav. Res. Ther. **10**, 201 (1972).

MARCH, H.: Untersuchungen zum hyperphagen Reaktionstypus. Z. Psychosomat. Med. **15**, 272 (1969).

MARSTON, A. R., LONDON, P., COOPER, L., COHEN, N.: In vivo observation of the eating behavior of obese and non-obese subjects. In: HOWARD, A. (ed.): Recent Advances in Obesity Research, Vol. I. London: Newman 1975.

MARTIN, D. G., HAWRYLUK, G. A., GERSON, A.: Obesity, conditionability, and perceived locus of control. In: HOWARD, A. (ed.): Recent Advances in Obesity Research, Vol. I. London: Newman 1975.

MARTIN, J. E., SACHS, D. A.: The effects of a self-control weight loss program on an obese woman. J. Behav. Ther. exp. Psychiat. **4**, 155 (1973).

MASON, E.: Obesity in pet dogs. Vet. Rec. **86**, 612 (1970).

MATSON, J. L.: Social reinforcement by the spouse in weight control: A case study. J. Behav. Ther. exp. Psychiat. **8**, 327 (1977).

MAYER, J.: Glucostatic mechanism of regulation of food intake. New Engl. J. Med. **249**, 13 (1953).

MAYER, J.: Regulation of energy intake and the body weight: The glucostatic theory and the lipostatic hypothesis. Ann. N.Y. Acad. Sci. **63**, 15 (1955).

MAYER, J., MONELLO, L. F., SELTER, C. C.: Hunger and satiety sensations in man. Postgrad. Med. **37**, 97 (1965).

McFARLAND, D. J.: Feedback Mechanisms in Animal Behavior. London–New York: Acad. Press. 1971.

McKENNA, R. J.: Some effects of anxiety level and food cues on the eating behavior of obese and normal weight subjects. A comparison of the Schachterian and the psychosomatic conceptions. J. Pers. Soc. Psychol. **22**, 311 (1972).

McLEAN BAIRD, J., SILVERSTONE, T., GRIMSHAW, J. J., ASHWELL, M.: Prevalence of obesity in a London borough. In: HOWARD, A. (ed.): Recent Advances in Obesity Research, Vol. I. London: Newman, 1975.

McREYNOLDS, W. T.: Behavior therapy for obesity. Nebraska State Med. J. **61**, 196 (1976).

MENDELSON, M., WEINBERG, N., STUNKARD, A. J.: Obesity in man: A clinical study of twenty-five cases. Ann. intern. Med. **54**, 660 (1961).

METZDORFF, M.: Untersuchungen zu Schachters Hypothese. Psychol. Dipl.-Arb. Univ. Göttingen 1973.

MEYER, J.-E., PUDEL, V.: Experimental studies on food intake in obese and normal weight subjects. J. Psychosomat. Res. **16**, 305 (1972).

MEYER, J.-E., PUDEL, V.: Die Fettsucht als Störung des Appetitverhaltens. II. Psychosoziale und psychodynamische Aspekte der Fettsucht. Dtsch. med. Wschr. **99**, 648 (1974).

MEYER, J.-E., PUDEL, V.: Experimental feeding in man: A behavioral approach to obesity. Psychosomat. Med. **39**, 153 (1977).

MEYER, J.-E., PUDEL, V., HUSZARIK-FELGENDREHER, M.: Zum Eßverhalten im höheren Lebensalter. Experimentelle Studien an gesunden und dementen alten Menschen. Nervenarzt **51**, 493 (1980).

MEYER, J.-E., TUCHELT-GALLWITZ, A.: Psychiatrisch-psychologische Untersuchungen an weiblichen Fettsüchtigen. Z. Psychosomat. Med. **13**, 73 (1967).

MEYER, J.-E., TUCHELT-GALLWITZ, A.: A study on social image, body image and the problem of psychogenetic factors in obesity. Compreh. Psychiat. **9**, 148 (1968).

MEYER, V., CHESSER, E. S.: Verhaltenstherapie in der klinischen Psychiatrie. Stuttgart: Thieme 1971.

MEYER, V., CRISP, A. H.: Aversion therapy in two cases of obesity. Behav. Res. Ther. **2**, 143 (1964).

MEYERS, A. W., STUNKARD, A. J., COLL, M.: Food accessibility and food choice. Arch. Gen. Psychiat. **37**, 1133 (1980).

MOHL, H.: I. d. R. – Bilanz einer Kampagne. Mat. Med. Nordm. **30**, 42 (1978).

MOHL, H., INZINGER, M., RICHTER, M.: Iß das Richtige. München: Mosaik 1977.

MOORE, C. H., CRUM, B. C.: Weight reduction in a chronic schizophrenic by means of operant conditioning procedures: A case study. Behav. Res. Ther. **7**, 129 (1969).

MOORE, M. E., STUNKARD, A. J., SROLE, L.: Obesity, social class and mental illness. J. Amer. med. Ass. **181**, 138 (1962).

MORGANSTERN, K. P.: Cigarette smoke as a noxious stimulus in self-managed aversion therapy for compulsive eating: Technique and case illustration. Behav. Ther. **5**, 255 (1974).

MUNVES, E. D.: Dietetic interview or group discussion-decision in reducing? J. Amer. Diet. Ass. **29**, 1197 (1953).

MURRAY, D.C., HARRINGTON, L.G.: Covert aversive sensitization in the treatment of obesity. Psychol. Rep. **30**, 560 (1972).

NISBETT, R.E.: Determinants of food intake in human obesity. Science **159**, 1254 (1968a).

NISBETT, R. E.: Taste, deprivation and weight determinants of eating behavior, J. Pers. Soc. Psychol. **10**, 107 (1968b).

NISBETT, R. E.: Hunger, obesity, and the ventromedial hypothalamus. Psychol. Rev. **79**, 433 (1972).

NISBETT, R. E., KANOUSE, D. E.: Obesity, food deprivation and supermarket shopping behavior. J. Pers. Soc. Psychol. **12**, 289 (1969).

NISBETT, R. E., STORMS, M. D.: Cognitive and social determinants of food intake. In: NISBETT, R. E., LONDON, H. S. (eds.): Cognitive Alteration of Feeling States. Detroit: Aldine 1971.

NÜSSEL, E., BUCHHOLZ, L., BERGDOLT, H., EBSCHNER, H. J.: Übergewicht und Risikofaktoren bei 30–60jährigen Männern und Frauen. Ern. Umschau **24**, 366 (1977).

OBERWITTLER, W., SCHULTE, H., PARAVASSILIOV, K.: Vergleich verschiedener Indices zur Beurteilung des relativen Körpergewichts. Med. Welt **25**, 1269 (1974).

OETTING, M.: Die Regulation menschlicher Nahrungsaufnahme unter intern-externer Reizdiskrepanz. Math.-Nat. Diss., Univ. Göttingen 1977.

ORNE, M. T.: On the social psychology of the psychological experiment. Amer. Psychol. **17**, 776 (1962).

OSSERMAN, K. E., DOLGER, H. O.: Obesity in diabetes: A study of therapy with anorexigenic drugs. Ann. intern. Med. **34**, 72 (1951).

PAUL, T.: Klassifikation von Adipösen mittels multivariater Verfahren. Dipl.-Arb. Psychol. Inst. Univ. Göttingen 1980.

PAVLOV, I.: Conditioned Reflexes. London: Oxford Univ. Press 1927.

Penick, S. B., Filion, R., Fox, S., Stunkard, A. J.: Behavior modification in the treatment of obesity. Psychosomat. Med. **33**, 49 (1971).

Pflanz, M.: Medizinisch-soziologische Aspekte der Fettsucht. Psyche **16**, 575 (1962/63).

Pflanz, M.: Soziologische Beziehung des Übergewichts. Vortrag 6. 12. 1977, Göttingen.

Pliner, P.: Effect of external cues on the thinking behavior of obese and normal subjects. J. abnorm. Psychol. **82**, 233 (1973).

Pliner, P.: On the generalizability of the externality hypothesis. In: Schachter, S., Rodin, J. (eds.): Obese humans and rats. Washington D. C.: Erlbaum-Halstead 1974.

Pohle-Hauss, H., Schramml, W. J.: Familiensituation bei fettsüchtigen Kindern. Z. klin. Psychother. **20**, 249 (1972).

Price, J., Grinker, J.: Effects of degree of obesity, food deprivation, and palatability on eating behavior of humans. J. Comp. Physiol. Psychol. **85**, 265 (1973).

Price, J., Sheposh, J. P., Tiano, F. E.: A direct test of Schachter's internal-external theory of obesity in a naturalistic setting. In: Howard, A. (ed.): Recent Advances in Obesity Research, Vol. I, London: Newman 1975.

Pudel, V.: Food-Dispenser – eine Methodik zur Untersuchung des ‚spontanen' Appetitverhaltens. Z. Ernährungswiss. **10**, 382 (1971a).

Pudel, V.: Experimentelle Untersuchungen über das menschliche Appetitverhalten unter Streß. Z. Psychosomat. Med. **17**, 347 (1971b).

Pudel, V.: Appetitverhalten unter experimenteller Kontrolle. Math.-Nat. Diss., Univ. Göttingen 1972.

Pudel, V.: Der Einfluß vorgetäuschter Kalorien auf das Sättigungsgefühl Übergewichtiger. Z. exp. angew. Psychol. **20**, 653 (1973).

Pudel, V.: Das Check-List-Protokoll als einfache Methode zur Erfassung der Ernährungsgewohnheiten Adipöser. Intern. Z. Vit. Ernähr. Forsch. **44**, 246 (1974).

Pudel, V.: Experimental feeding in man. In: Silverstone, T. (ed.): Appetite and Food Intake. Berlin: Dahlem Konferenzen 1976 (a).

Pudel, V.: Ernährungspsychologische Grundlagen des menschlichen Appetitverhaltens – mit besonderem Bezug zum Lebensalter und zur einfachen Adipositas. Habil. Univ. Göttingen 1976 (b).

Pudel, V.: Adipositas – Bilanzproblem oder Verhaltensstörung. Akt. Ernährungsmed. **2**, 47 (1976c).

Pudel, V.: Human feeding in the laboratory. In: Bray, G. (ed.): Advances in Obesity Research, Vol. II. London: Newman 1978.

Pudel, V.: Zur Wirksamkeit einer Fernsehkampagne auf das Gewichtsverhalten der deutschen Bevölkerung. Ern.-Umschau **10**, 360 (1979).

Pudel, V.: Psychotherapeutische und verhaltenstherapeutische Maßnahmen bei Adipositas. Akt. Endokr. Stoffw. **3**, 12 (1982)

Pudel, V., Jung, F.: Psychologische und psychosoziale Faktoren bei der Genese der kindlichen Adipositas. Mschr. Kinderheilk. **123**, 255 (1975a).

Pudel, V., Meyer, J.-E.: Die Fettsucht als Störung des Appetitverhaltens. I. Experimentelle Untersuchungen der Appetit- und Sättigungsregulation. Dtsch. med. Wschr. **99**, 618 (1974).

Pudel, V., Metzdorff, M., Oetting, M.: Zur Persönlichkeit Adipöser in psychologischen Tests unter Berücksichtigung latent Fettsüchtiger. Z. Psychosomat. Med. **21**, 345 (1975b).

Pudel, V., Oetting, M.: Eating in the laboratory: Behavioral aspects of the positive energy balance. Int. J. Obesity **1**, 369 (1977).

Pudel, V., Meyer, J.-E.: Zur Pathogenese und Therapie der Adipositas. Nervenarzt **52**, 250 (1981).

Pudel, V., Mühle, U., Willms, B.: Prädikatoren für erfolgreiche Adipositastherapie. Akt. Ern. Med. **5**, 171 (1980).

Pudel, V., Richter, M.: Psychosoziale Bewertung der Ernährung. Eine Repräsentativ-Erhebung in der Bundesrepublik Deutschland. Forschungsbericht an das Bundesministerium für Jugend, Familie und Gesundheit 1980.

Quaade, F.: On psychogenetic obesity in children. Acta paed. Scand. **42**, 191 (1953).

Rado, S.: The psychoanalysis of pharmacothymia. Psychoanal. Quart. **2**, 1 (1933).

Reiss, M.: Determinanten und Verhaltenstherapie bei Übergewicht. Habil. Univ. Münster 1975.

Reiss, M.: Langfristige Erfahrungen mit einem verhaltenstherapeutischen Programm zur Veränderung von Eßgewohnheiten. Ernähr.-Umschau **24**, 47 (1977).

Richter, M.: Die Behandlung des Übergewichts mit Hilfe der Selbstkontrollmethode. Forschungsbericht. München: Inst. Therapieforschung 1976.

Ries, W.: Fettsucht. Leipzig: Barth 1970.

Riesman, D.: The lonely crowd. New Haven: Yale Univ. Press 1952.

Robbins, T. W., Fray, P. J.: Stress-induced eating: fact, fiction or misunderstanding? Appetite **1**, 103 (1980).

Rodgers, S., Burnet, R., Goss, A., Phillips, P., Goldney, R., Kimber, C., Thomas, D., Harding, P., Wise, P.: Jaw wiring in treatment of obesity. Lancet **I**, 1221 (1977).

Rodin, J.: Causes and consequences of time perception differences in overweight and normalweight people. J. Pers. Soc. Psychol. **31**, 898 (1975a).

Rodin, J.: Obesity and external responsiveness. In: Howard, A. (ed.): Recent Advances in Obesity Research, Vol. I. London: Newman 1975 (b).

Rodin, J.: The relationship between external responsiveness and the development and maintenance of obesity. In: Novin, D., Wyrwicka, W., Bray, G. (eds.): Hunger – Basic Mechanisms and Clinical Implications. New York: Raven Press 1976 (a).

Rodin, J.: The role of perception of internal and external signals on the regulation of feeding in overweight and nonobese individuals. In: Silver-

Stone, T. (ed.): Appetite and Food Intake. Berlin: Dahlem Konferenzen 1976 (b).

Rodin, J., Slochower, J.: Externality in the nonobese: Effects of environmental responsiveness on weight. J. Pers. Soc. Psychol. **33**, 338 (1976).

Rodin, J., Bray, G. A., Atkinson, R. L., Dahms, W. T., Greenway, F. L., Hamilton, K., Molitch, M.: Predictors of successful weight loss in an outpatient obesity clinic. Int. J. Obesity **1**, 79 (1977).

Romanczyk, R. G.: Self-monitoring in the treatment of obesity: Parameters of reactivity. Behav. Ther. **5**, 531 (1974).

Romanczyk, R. G., Tracey, D. A., Wilson, G. T., Thorpe, G. L.: Behavioral techniques in the treatment of obesity: A comparative analysis. Behav. Res. Ther. **11**, 629 (1973).

Rosenthal, R.: Experimenter Effects in Behavioral Research. New York: Appleton-Century-Crofts 1966.

Rotter, J. B.: Generalized expectancies for internal versus external control of reinforcement. Psychol. Monogr. **80**, 1 (1966).

Rowland, N., Marques, D. M.: Stress-induced eating: misinterpretation? Appetite **1**, 225 (1980).

Rozensky, R. H., Bellack, A. S.: Individual differences in self-reinforcement style and performance in self- and therapist-controlled weight reduction programs. Behav. Res. Ther. **14**, 357 (1976).

Sachs, L. B., Ingram, G. L.: Covert sensitization as a treatment for weight control. Psychol. Rep. **30**, 971 (1972).

Schachter, S.: The interaction of cognitive and physiological determinants of emotional state. In: Berkowitz, L. (ed.): Advances in Experimental Social Psychology. New York: Acad. Press 1964.

Schachter, S.: Emotion, Obesity, and Crime. New York: Acad. Press 1971 (a).

Schachter, S.: Some extraordinary facts about humans and rats. Amer. Psychol. **26**, 129 (1971 b).

Schachter, S., Goldman, R., Gordon, A.: Effects of fear, food deprivation and obesity on eating. J. Pers. Soc. Psychol. **10**, 91 (1968 a).

Schachter, S., Gross, L. P.: Manipulated time and eating behavior. J. Pers. Soc. Psychol. **10**, 98 (1968 b).

Schmalbach, K.: Eine Familie, „in der man mit 40 Jahren dick wird". Schweiz. Arch. Neurol. Psychiat. **72**, 258 (1973).

Schulte, D.: Feldabhängigkeit in der Wahrnehmung. Psychol. Univers. **27**, Meisenheim: Hain 1974.

Schumaker, J. F., Wagner, M. K.: External-cue responsivity as a function of age of onset of obesity. J. Amer. Diet. Ass. **70**, 275 (1977).

Schumaker, J. F., Wagner, M. K., Grodnitzky, B. H., Lockwood, G. E.: Eating behaviors and the effectiveness of behavioral training and psychotherapy approaches to weight reduction. Obesity Bariat. Med. **5**, 136 (1976).

Seltzer, C. C.: Some re-evaluations of the build and blood pressure study, 1959, as related to ponderal index, somatotype and mortality. New Engl. J. Med. **274**, 254 (1966).

SELVINI, M. P.: Die Bildung des Körperbewußtseins: Die Ernährung des Kindes als Lernprozeß. Psychother. Psychosom. **15**, 293 (1967).

SHAW, J. C.: The influence of food type and method of presentation on human ingestive behavior. Doct. diss., Univ. Pennsylvania 1973.

SHIPMAN, W. G.: Body image distortion in obese women. Abstract. Psychosomat. Med. **29**, 540 (1967).

SHIPMAN, W. G.: Early experiences associated with later obesity. Chicago: Ann. Meet. Midwest. Psychol. Ass. 1968.

SHOROVON, J. H., RICHARDSON, J. S.: Sudden obesity and psychological trauma. Brit. med. J. Nr. 4634, 951 (1949).

SILVERSTONE, T.: Psychosocial aspects of obesity. Proc. roy. Soc. Med. **4**, 371 (1968).

SILVERSTONE, T.: Appetite and Food Intake. Berlin: Dahlem Konferenzen 1976.

SILVERSTONE, T.: Techniques for evaluating antiobesity drugs in man. *In:* BÖRNTROP, P. et al. (eds.): Recent Advances in Obesity Research: III, Libbey: London 1981.

SILVERSTONE, T., GORDON, R. P., STUNKARD, A. J.: Social factors in obesity in London. Practitioner **202**, 682 (1969).

SIMS, E., GOLDMAN, R., GLUCK, C., HARTON, E., KELLEHER, P., ROWE, D.: Experimental obesity in man. Trans. Ass. Amer. Phys. **81**, 153 (1968).

SINGH, D.: Role of response habits and cognitive factors in determination of behavior of obese humans. J. Pers. Soc. Psychol. **27**, 220 (1973).

SJÖSTRÖM, L.: Can the relapsing patient be identified? *In:* BJÖRNTORP, P. et al. (eds.): Recent Advances in Obesity Research: III, Libbey: London 1981.

SNOW, D. L., HELD, M. L.: Relation between locus of control and the MMPI with obese female adolescents. J. clin. Psychol. **29**, 24 (1973).

Society of Actuaries: Build and Blood Pressure Study 1959. Chicago 1959.

SORLIE, P., GORDON, T., KANNEL, W. B.: Body build and mortality: the Framingham Study. J. Am. Med. Ass. **243**, 1828 (1980).

SPENCE, K. W., SPENCE, J. T.: Relation of eyelid conditioning to manifest anxiety, extraversion, and rigidity. J. abnorm. Soc. Psychol. **68**, 144 (1964).

SPIEGEL, T.: Caloric regulation of food intake in man. J. Comp. Physiol. Psychol. **84**, 24 (1973).

SPITZER, L., MARCUS, J., RODIN, J.: Arousal-induced eating: a response to Robbins and Fray. Appetite **1**, 343 (1980).

SROLE, L., LANGNER, T. S., MICHAEL, S. T., OPLER, M. K., RENNIE, T. A.: Mental health in the metropolis: The Midtown Manhattan Study. New York: McGraw-Hill 1962.

STAUDER, K. H.: Studien zur Psychologie und Psychotherapie der Fettsüchtigen. Psyche **12**, 641 (1959).

STOLLAK, G. E.: Weight loss obtained under different experimental procedures. Psychotherapy: Therapy, Research and Practice **4**, 61 (1967).

STUART, R. B.: Behavioral control of overeating. Behav. Res. Ther. **5**, 357 (1967).

STUART, R. B.: A three-dimensional program for the treatment of obesity. Behav. Res. Ther. **9**, 177 (1971).

STUART, R. B., DAVIS, B.: Slim Chance in a Fat World. Behavioral control of overeating. Illinois: Champaign 1972.

STUNKARD, A. J.: The management of obesity. N.Y. State J. Med. **58**, 79 (1958).

STUNKARD, A. J.: Obesity and the denial of hunger. Psychosomat. Med. **21**, 281 (1959a).

STUNKARD, A. J.: Eating patterns and obesity. Psychiat. Quart. **33**, 284 (1959b).

STUNKARD, A. J.: New therapies for the eating disorders: Behavior modification of obesity and anorexia nervosa. Arch. gen. Psychiat. **26**, 391 (1972).

STUNKARD, A. J.: Studies on TOPS: A self-help group for obesity. In: BRAY, G. A. (ed.): Obesity in Perspective. Department of Publ. Health, Education and Welfare. Washington: NIH (Pub. No. 75–708) 1974.

STUNKARD, A. J.: Obesity and the social environment. In: HOWARD, A. (ed.): Recent Advances in Obesity Research, Vol. I. London: Newman 1975.

STUNKARD, A. J.: Satiety is a conditioned reflex. Psychosom. Med. **37**, 383 (1975).

STUNKARD, A. J., D'AQUILI, E., FOX, S., FILION, R. D.: Influence of social class on obesity and thinness of children. J. Amer. med. Ass. **221**, 579 (1972).

STUNKARD, A. J., BURT, V.: Obesity and the body image: II. Age onset disturbances in the body image. Amer. J. Psychiat. **123**, 1443 (1967).

STUNKARD, A. J., KAPLAN, D.: Eating in public places: A review of reports of the direct observation of eating behavior. Int. J. Obesity **1**, 89 (1977).

STUNKARD, A. J., KOCH, C.: The interpretation of gastric motility: I. Apparent bias in the reports of hunger by obese persons. Arch. gen. Psychiat. **11**, 74 (1964).

STUNKARD, A. J., LEVINE, H., FOX, S.: The management of obesity: Patient self-help and medical treatment. Arch. intern. Med. **125**, 1067 (1970).

STUNKARD, A. J., McLAREN-HUME, M.: The results of treatment for obesity. A.M.A. Arch. intern. Med. **103**, 79 (1959).

STUNKARD, A. J., MENDELSON, M.: Obesity and the body image: I. Characteristics of disturbances in the body image of some obese persons. Amer. J. Psychiat. **123**, 1296 (1967).

STUNKARD, A. J., PENICK, S. B.: Behavior modification in the treatment of obesity. Arch. Gen. Psychiat. **36**, 801 (1979).

STUNKARD, A. J., COLL, M., LUNDQUIST, S., MEYERS, A.: Obesity and eating style. Arch. Gen. Psychiat. **37**, 1127 (1980).

SUCZEK, R. F.: The personality of obese woman. Amer. J. clin. Nutr. **5**, 197 (1957).

THORPE, J. G., SCHMIDT, E., BROWN, P. T., CASTELL, D.: Aversion-relief therapy: A new method for general application. Behav. Res. Ther. **2**, 71 (1964).

TOLKSDORF, U.: Ethnische und regionale Determinanten im Ernährungsverhalten. *In:* KAPPUS, W., PUDEL, V. et al. (Hrsg.): Möglichkeiten und Grenzen der Veränderung des Ernährungsverhaltens. Göttingen: AGEV 1981.

TOLSTRUP, K.: On psychogenetic obesity in children. Acta paed. Scand. **42**, 289 (1953).

TOM, G., RUCKER, M.: Fat, full and happy: Effects of food deprivation, external cues and obesity on preference ratings, consumption and buying intentions. J. Pers. Soc. Psychol. **32**, 761 (1975).

TYLER, V. O., STRAUGHAN, J. H.: Coverant control and breath holding as techniques for the treatment of obesity. Psychol. Rec. **20**, 473 (1970).

UPPER, D., NEWTON, J. G.: A weight-reduction program for schizophrenic patients on a token economy unit: Two case studies. J. Behav. Ther. exp. Psychiat. **2**, 113 (1971).

VAN ITALLIE, T. B., CAMPBELL, R. C.: Multidisciplinary approach to the problem of obesity. J. Amer. Diet. Ass. **61**, 385 (1972).

VANN, D. H.: Components of attitudes toward the obese including presumed responsability for the condition. Proc. 78th Ann. Conv. Amer. Psychiat. Ass. p. 695 (1970).

VEITL, V.: Das Prinzip der Energiebilanz: Messung von inter- und intraindividuellen Unterschieden im Energieumsatz und ihre Bedeutung für die Überernährung. *In:* KAPPUS, W., PUDEL, V. et al. (Hrsg.): Möglichkeiten und Grenzen der Veränderung des Ernährungsverhaltens. Göttingen: AGEV 1981.

Verband Deutscher Rentenversicherungsträger: Fettsucht in sozial-medizinischer Sicht. Schriftenreihe zur Fortbildung. Frankfurt: Kristandt 1972.

VOLKMAR, F. R., STUNKARD, A. J., WOLLSTON, J., BAILEY, R. A.: High attrition rates in commercial weight reduction programs. Arch. Intern. Med. **141**, 426 (1981).

WAGNER, M., HEWITT, M. I.: Oral satiety in the obese and non-obese. J. Amer. Diet. Ass. **67**, 344 (1975).

WALIKE, B. C., JORDAN, H. A., STELLAR, E.: Preloading and the regulation of food intake in man. J. Comp. Physiol. Psychol. **68**, 327 (1969).

WALLIS, H.: Psychosomatische Behandlungskonzepte der Adipositas im Kindesalter. Mschr. Kinderheilk. **123**, 264 (1975).

Wander GmbH (Hrsg.): Ernährungstraining. Frankfurt: Wander GmbH 1976.

WARNER, K. E., BALAGURA, S.: Intramural eating patterns of obese and non-obese humans. J. Comp. Physiol. Psychol. **81**, 778 (1975).

WEIL, W. B.: Current controversies in childhood obesity. J. Pediat. **91**, 175 (1977).

WEINBERG, N., MENDELSON, M., STUNKARD, A. J.: A failure to find distinctive personality features in a group of obese men. Amer. J. Psychiat. **117**, 1035 (1961).

WEISS, A. R.: A behavioral approach to the treatment of adolescent obesity. Behav. Ther. **8**, 720 (1977).

WEISS, E., ENGLISH, O. S.: Psychosomatic Medicine. Philadelphia–London: Saunders 1947.

WERKMAN, S. L., GREENBERG, E. S.: Personality and interest patterns in obese adolecent girls. Psychosomat. Med. **19**, 72 (1967).

WIJESINGHE, B.: Massed electrical aversion treatment of compulsive eating. J. Behav. Ther. exp. Psychiat. **4**, 133 (1973).

WIRTH, B.: Experimentelle Untersuchung zur menschlichen Sättigungsregulation. Hum.-Biol. Diss., Univ. Marburg 1980.

WITKIN, H. A.: Individual differences in ease of perception of embedded figures. J. Personal. **19**, 1 (1950).

WITKIN, H. A.: Development of the body concept and psychological differentiation. In: WAGNER, S., WERNER, H. (eds.): The Body Percept. New York: Randon House 1965.

WOLLERSHEIM, J. P.: Effectiveness of group therapy based upon learning principles in the treatment of overweight women. J. abnorm. Psychol. **76**, 462 (1970).

WOOLEY, O. W.: Long-term food regulation in the obese and non-obese. Psychosomat. Med. **33**, 436 (1971).

WOOLEY, S. C., WOOLEY, O. W.: Salivation to the sight and thought of food: A new measure of appetite. Psychosomat. Med. **35**, 136 (1973).

WOOLEY, O. W., WOOLEY, S. C., DUNHAM, R. B.: Can calories be perceived and do they affect hunger in obese and nonobese humans. J. Comp. Physiol. Psychol. **80**, 250 (1972a).

WOOLEY, O. W., WOOLEY, S. C., DUNHAM, R. B.: Calories and sweet taste: Effects on sucrose preference in the obese and nonobese. Physiol. Behav. **9**, 765 (1972b).

WOOLEY, O. W., WOOLEY, S. C., TURNER, K.: The effects of rate of consumption on appetite in the obese and nonobese. In: HOWARD, A. (ed.): Recent Advances in Obesity Research. Vol. I. London: Newman 1975 (a).

WOOLEY, O. W., WOOLEY, S. C., WILLIAMS, B. S.: Appetite measure made more sensitive. Abstract. Proc. 2nd Int. Congr. Obesity. Washington D. C. 1978 (a).

WOOLEY, O. W., WOOLEY, S. C., WILLIAMS, B. S.: Restraint of appetite and sensivity to calories. Abstract. Proc. 2nd. Int. Congr. Obesity. Washington D. C. 1978 (b).

WOOLEY, O. W., WOOLEY, S. C., WOODS, W. A.: Effects of calories on appetite for palatable food in obese and nonobese humans. J. Comp. Physiol. Psychol. **89**, 619 (1975b).

WOOLEY, S. C.: Physiologic versus cognitive factors in short term food regulation in the obese and nonobese. Psychosomat. Med. **34**, 62 (1972).

WOOLEY, S. C. et al.: Psychological aspects of feeding. Group report. In: SILVERSTONE, T. (ed.): Appetite and Food Intake. Dahlem Konferenzen. Berlin: Abakon 1976.

WOOLEY, S. C.; TENNENBAUM, D., WOOLEY, O. W.: A naturalistic observation of the influence of palatability of food choices of obese and non-obese. Psychosomat. Med. in press (1978c).

WOOLEY, S. C., WOOLEY, O. W., DUNHAM, R.: Appetitive salivary responses: A study of obese-normal differences. In: HOWARD, A. (ed.): Recent Advances in Obesity Research, Vol. I. London: Newman 1975 (c).

YOUNG, C. M., MOORE, N. S., BERRESFORD, K., EINSET, B. M., WALDNER, B. G.: The problem of the obese patient. J. Amer. Diet. Ass. **31**, 1111 (1955).

11 Sachverzeichnis

R. Ferstl

Determinanten und Therapie des Eßverhaltens

Theorie der Sättigung, Verhaltensdeterminanten des Essens und Therapien des Eßverhaltens

1980. 46 Abbildungen, 17 Tabellen. XII, 140 Seiten
DM 36,–
ISBN 3-540-09915-8

Inhaltsübersicht: Einleitung. – Physiologische Grundlagen der Hungerregulation. – Die Ponderostatentheorie. – Geschmacksaersion. – Nahrung als reaktionsauslösender und verstärkender Reiz beim Menschen. – Nahrung und Nahrungsaufnahme als Verstärker. – Externalität – Internalität – ein Erklärungsversuch. – Die Entwicklung verhaltenstherapeutischer Ansätze zur Behandlung des Übergewichts: Fremdkontrollverfahren. – Die Theorie der Selbstkontrolle. – Selbstkontrolle als Methode der Eßverhaltensveränderung. – Der Aufbau eines Verhaltenstherapieprogramms zur Selbstkontrolle von Eßgewohnheiten. – Psychologische und Verhaltensdeterminanten des Therapieerfolgs. – Zusammenfassung. – Literatur. – Sachverzeichnis.

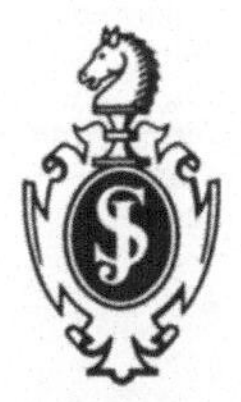

Springer-Verlag
Berlin
Heidelberg
NewYork

Die physiologischen Mechanismen der Hungerregulation sind die biologische Basis für die Konstanterhaltung des Körpergewichts. Die Veränderungen des Eßverhaltens sowie die Dysfunktionen der psychophysiologischen Sättigungsfunktion sind in der Literatur ausführlich beschrieben. Im ersten Teil des Buches wird ein Überblick über die zentralnervösen und peripheren sowie über die psychologischen Theorien der Sättigung gegeben. Es folgt eine Einführung in die experimentellen Befunde zu Unterschieden zwischen Eßverhalten Übergewichtiger und Normalgewichtiger sowie in die gängigsten verhaltenstherapeutischen Behandlungstechniken und deren Ergebnisse. Anhand von Ergebnissen experimenteller Therapiestudien wird schließlich die Möglichkeit diskutiert, aufgrund einzelner Verhaltensparameter eine Vorhersage des Therapieerfolges zu treffen.

K.-H. Bässler, W. Fekl, K. Lang

Grundbegriffe der Ernährungslehre

(Basistext Medizin) 3., überarbeitete und
erweiterte Auflage. 1979. 16 Abbildungen,
68 Tabellen. XVI, 200 Seiten
(Heidelberger Taschenbücher, Band 119)
DM 24,80
ISBN 3-540-09388-5

„Insgesamt verdient das Lehrbuch Beachtung
dank der klaren und übersichtlichen Darstellung der teilweise recht komplexen Zusammenhänge. Es regt den sachverständigen
Leser zu intensiverem Studium der einzelnen
Stoffabschnitte in der Spezialliteratur an und
ist für den Studenten der Ernährungswissen-
schaft, der Lebensmittelchemie und der
Pharmazie in gleicher Weise empfehlenswert
wie für den Mediziner."
Ernährungsumschau

„Als Vermittler von Grundbegriffen geht das
Kompendium dabei weniger auf die Grundlagen chemischer Reaktionsabläufe ein als auf
die Zusammenschau physiologischer Vorgänge unter Berücksichtigung praxisnaher
Bezogenheit. Die Monographie ist sehr über-
sichtlich gegliedert und mit vielen dem Verständnis dienenden Tabellen ausgestattet.
Unnötiger theoretischer Ballast stört die
Lektüre dieses Buches nicht."
Der Anaesthesist

Inhaltsübersicht: Einführung. – Verdauung
und Resorption. – Quantitative Aspekte der
Ernährung. – Qualitativer Aspekt der
Nahrung. – Different wirkende natürliche
Bestandteile der Nahrung und Zusatzstoffe. –
Veränderungen der Lebensmittel durch Zubereitung und Verarbeitung. – Diätetik und besondere Ernährungsformen. – Zukunftspro-
bleme der Ernährung. – Sachverzeichnis.

H. Daweke, J. Haase, K. Irmscher

Diätkatalog

Diätspeisepläne, Indikation und klinische
Grundlagen
Unter Mitarbeit von F. A. Gries, D. Prüstel,
G. Strohmeyer
2., neubearbeitete Auflage. 1980.
(Kliniktaschenbücher)
DM 29,80
ISBN 3-540-09596-9
Mengenpreis: Ab 20 Exemplaren 20%
Nachlaß pro Exemplar

Außer für diätbedürftige Patienten sind Fragen der Diätetik, der Ernährungsberatung und
der Aufstellung von Kostplänen in Kranken-
häusern oder Sanatorien auch für Ärzte,
Ökotrophologen, Diätassistentinnen und
Pflegekräfte von Bedeutung.
Im vorliegenden Buch sind die in der Klinik
am häufigsten angewandten Diäten zusam-
mengefaßt. 10 Abschnitte beinhalten die
hauptsächlichsten ernährungswissenschaft-
lich anerkannten Diätformen, gegliedert nach
Indikation, klinischer Grundlage sowie dem
Prinzip der jeweiligen Diät, einschließlich Vor-
schlägen für postoperative Kostformen und
Sonderernährung. Der Benutzer kann sich an
Hand der vorliegenden Pläne in Kürze verge-
genwärtigen, welche Lebensmittel zur
optimalen Nährstoffversorgung für eine bestimmte Diät erforderlich sind. Über 50 der
detaillierten Diät- und Tagesspeisepläne können mit Leichtigkeit abgewandelt werden.

Inhaltsübersicht: Reduktionskost. – Diäten
bei Diabetes mellitus. – Diäten bei Hyperlipo-
proteinämien. – Diäten bei Hyperurikämie. –
Eiweiß- und elektrolyt-definierte Diäten. –
Diäten bei Magen-, Darm-, Pankreas, Galle-
und Lebererkrankungen. – Sonderernährung
und flüssige Ernährung. – Diagnostische
Diäten. – Tabellen. – Literatur. – Sachverzeichnis.

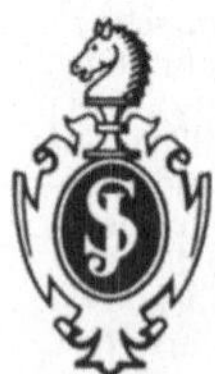

Springer-Verlag Berlin Heidelberg New York